Froböse · Hamm

Vital ab 50

Prof. Dr. Sportwiss. Ingo Froböse
Prof. Dr. troph. Michael Hamm

Vital ab 50

Ihr Ernährungs- und Bewegungsprogramm

233 Abbildungen

S. Hirzel Verlag Stuttgart

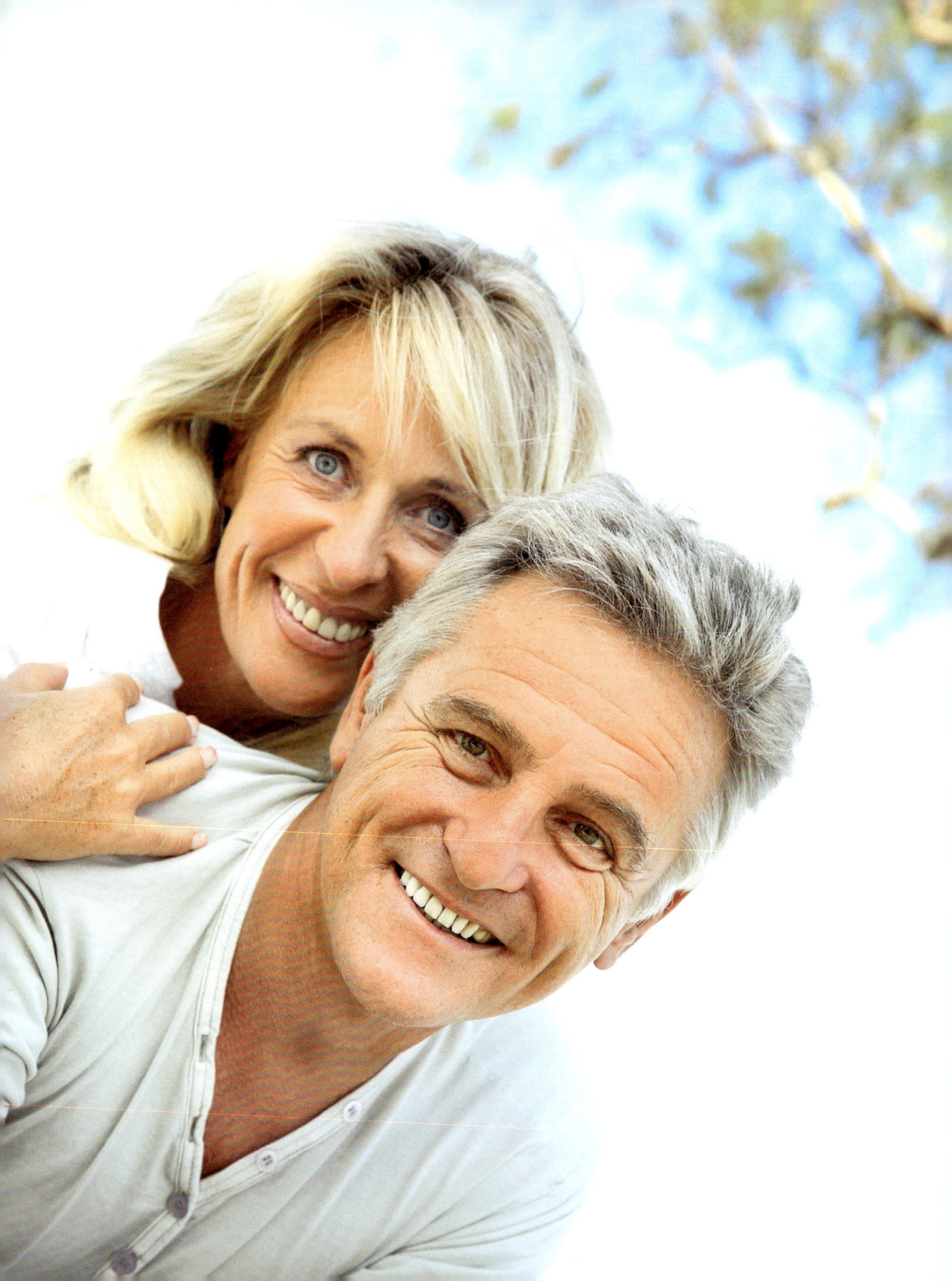

ZUM THEMA

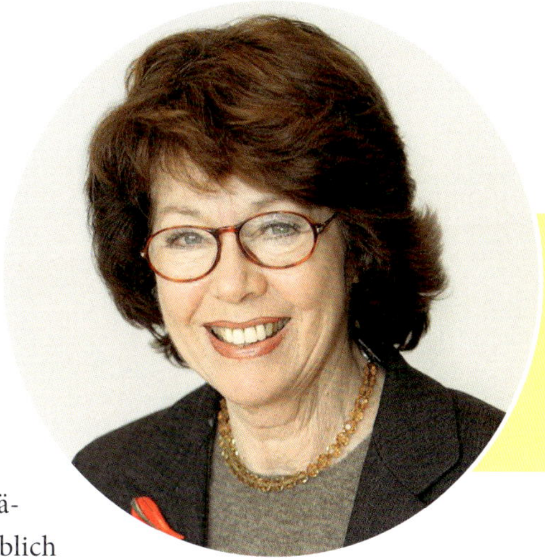

Ein Vorwort von Dr. med. Marianne Koch

Wann wird man eigentlich älter? Mit 30 Jahren? Mit 50? Mit 70? Oder noch später? Kommt darauf an, sagen die Wissenschaftler und weisen nach, dass die Art und Weise, wie wir leben, einen ganz großen Einfluss auf Jugendlichkeit und Vitalität in späteren Jahren hat. Ich denke, wir wollen nicht unsterblich sein. Aber jung bleiben, mit einem jungen Herzen, junger Haut, Energie, Fantasie und Lebenslust bis ins hohe Alter, das wollen wir schon.

Jung bleiben wir aber nicht, wenn wir Botox in die Falten spritzen und den Busen hochzurren lassen, denn das heißt, nur die äußere Hülle straffen, statt den ganzen Menschen in Schwung zu halten. Auch nicht, wenn wir gefährliche Anti-Aging-Hormone schlucken. Wir bleiben jung, wenn wir auf eine hochwertige Ernährung achten, uns viel bewegen, uns gerne mit Menschen, jungen und alten, auseinandersetzen und die grauen Zellen nicht einschlafen lassen.

Mit diesem Ratgeber haben Sie nun ein hervorragendes Buch zur Hand, das es Ihnen mit gut verständlichen Texten und Bildern leicht macht, auf natürliche Weise Körper und Geist fit zu halten. Viel Vergnügen beim Lesen und bei der Umsetzung ins wirkliche Leben!

Herzlich
Ihre
Marianne Koch

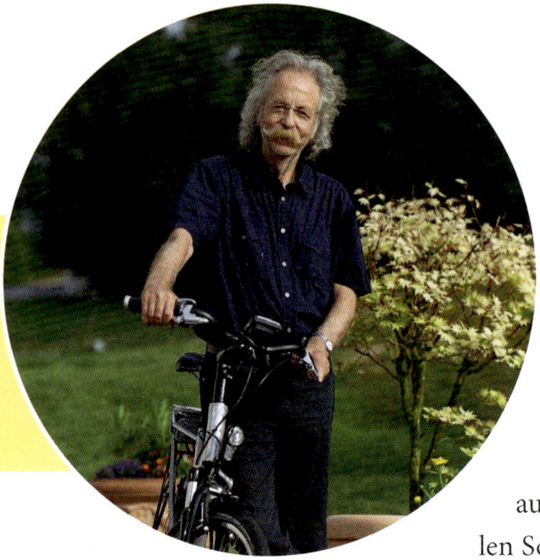

Jean Pütz, Wissenschaftsjournalist und Autor zahlreicher Sachbücher und Ratgeber, wurde vor allem als langjähriger Moderator der Fernsehsendung „Hobbythek" bekannt.

„VITAL FOREVER" oder Fitness ist keine Frage des Alters

„Inzwischen 77 Jahre und ein bisschen weise" oder „Wie kann ich dem biologischen Alter ein Schnippchen schlagen?" von Jean Pütz

Ich bin 1936 geboren, also vor dem Zweiten Weltkrieg, der meine Kindheit entscheidend beeinflusst hat. Trotz grausiger Erlebnisse, die jedem Menschen erspart bleiben sollten, hatte das Ganze auch etwas Gutes. Ich landete nicht in einem materiellen Schlaraffenland, wie so viele Kinder von heute. Hinzu kam, dass mich alle Kinderkrankheiten befielen, die man sich denken kann. Die Einstiegsvoraussetzungen für ein gesundes Leben waren damals also denkbar schlecht. Mein Abwehrsystem musste aber ganz in Ordnung gewesen sein, und ich verdanke ihm wahrscheinlich 50 Prozent meines heutigen gesundheitlichen Wohlergehens. Die andere Hälfte ergänzte ich durch „Wissen, warum". So bin ich zunächst Anhänger einer ganzheitlichen Betrachtungsweise geworden. Dabei scheint sich bei mir im Gehirn, unserer Schaltzentrale, ein spezieller Sensor gebildet zu haben, der mir stets signalisiert, was mir zuträglich ist und was nicht. Im Laufe der Zeit schmeckten mir die üblichen, vor Kalorien strotzenden Nahrungs- oder Genussmittel immer weniger, selbst wenn sie prestigeträchtig waren, wie z. B. Gänseleberpasteten, Edeltorten und Drei-Sternekoch-Gerichte. Auch übermäßiger Fleischgenuss liegt mir fern. Das gilt ebenso für Kaviar und Konsorten, die ich allerdings aus hygienischen und ökologischen Gründen ablehne. Trotzdem bin ich kein Asket, im Gegenteil, ich messe der „Lust an sich" eine große persönliche Bedeutung bei, weil sie mich jederzeit in vielerlei Hinsicht motiviert, allerdings mit zwei wesentlichen Einschränkungen: nicht auf Kosten von anderen und nur so viel Lust, dass ich sie auch in der mittelbaren und unmittelbaren Zukunft genießen kann.

Übrigens: Das größte Risiko, dem man sich aussetzen kann, ist das Rauchen. Aber das muss jeder mit sich selbst ausmachen. Die Weltgesundheitsorganisation WHO nennt auch das Übergewicht als ein „in der Regel vermeidbares Risiko". Viele adipöse Kinder leiden heute bereits unter Altersdiabetes. Und die älteren Herrschaften erst recht, denn im Alter benötigt der Körper erheblich weniger Nahrungsmittel als ein Organismus, der sich im Aufbau befindet. Die Folge: Nur wenige Menschen über 60 haben Normalgewicht. Wir essen zu kalorienreich und auch zu schnell. Dieser Umstand sorgt dafür, dass unser Magen selten Zeit hat, das bremsende Signal „satt" dem Gehirn zu melden. So ist die Gefahr stets präsent, dass wir viel zu viel in uns hineinstopfen. Jedes Gramm zu viel speichert der Körper jedoch in Form von Fett – das ist zwar gut für schlechte Zeiten, die aber fast nie eintreten. Verhaltensforscher haben festgestellt, dass für die jeweiligen Portionsgrößen bei der Nahrungsaufnahme eher gesellschaftlich verankerte Traditionen maßgebend sind. Wenn uns also falsche Essgewohnheiten fehlleiten, dann sollten wir öfter unser Gehirn einschalten. Auch der Bewegungsmangel unserer Zeit muss bei der Negativbilanz unbedingt dazugerechnet werden. Ich war mal Handwerker, Elektromechanikergeselle, damals hatten wir kaum Maschinen, selbst in Betonwände mussten wir Kabelschlitze nachträglich stemmen. Allein schon deshalb bestand keine Gefahr, Übergewicht anzusetzen. Das ist mit Büroarbeit beim besten Willen nicht zu machen. Meine und die Antwort vieler vernunftbegabter Zeitgenossen: Sport, wenn möglich mit Spaß kombiniert, allerdings nicht mit zu viel Ehrgeiz. Zwei- bis dreimal wöchentlich eine Stunde trainieren genügt in der Regel, um den Kreislauf auf Vordermann zu bringen.

Zur körperlichen Wellness gehört auch das seelische Wohlbefinden. Feiern Sie die Feste, wie sie fallen. Spaß und Freude halten ebenso jung, und damit ist oft auch Bewegung, inklusive geistige, verknüpft. Gleiches gilt für Sport in Gesellschaft, z. B. in Sport- oder Tanzvereinen. Bleiben Sie aber vor allem Optimist, auch das ist eine Weisheit des Alters.

Diesen Artikel habe ich mit 68 Jahren geschrieben, inzwischen habe ich das 77. Lebensjahr erreicht. Da ich im Bergischen Land wohne, habe ich das normale Fahrrad gegen ein E-Fahrrad ausgetauscht, was mir die Bergauf-Fahrt wesentlich schmackhafter macht und trotzdem Anforderung stellt. Außerdem hat mir meine Frau ein mittlerweile dreijähriges Töchterchen geschenkt, was sich als Jungbrunnen herausgestellt hat.

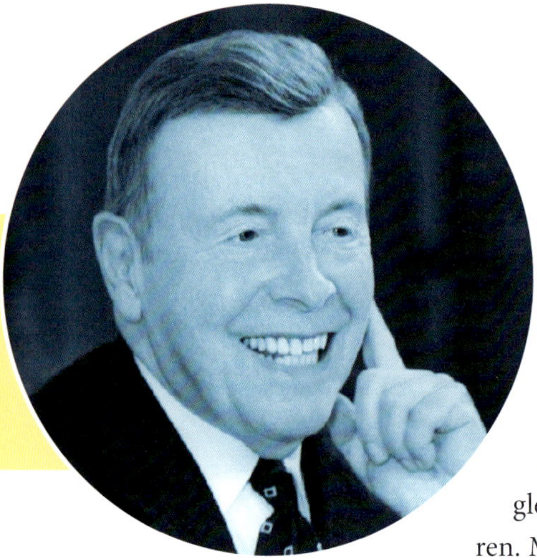

„Mein Weg ins 89. Lebensjahr"

von Univ.-Prof. mult. Dr. med. Dr. h.c. mult. Wildor Hollmann

Vom selbst erhobenen Forschungsresultat zur eigenen Anwendung – das war der Weg. In den 1950er-Jahren erkannten wir im Rahmen unserer Forschungstätigkeit erstmals, welche überlegene körperliche Leistungsfähigkeit ältere und alte Menschen hatten, die Ausdauersport betrieben, im Vergleich zu Gleichaltrigen, die nicht körperlich aktiv waren. Mithilfe jeweils neuartiger Apparaturen und Verfahren haben wir dann in den 1960er- und 1970er-Jahren untersucht, wie unterschiedliche Trainings- und Sportformen die Alterungsvorgänge des Menschen beeinflussen. Das Ergebnis: Ausdauersport (Gehen, langsamer Dauerlauf, Treppensteigen, Radfahren, Schwimmen u. a.) beugt alterungsbedingten Funktions- und Strukturverlusten von Herz, Kreislauf, Atmung und Stoffwechsel in Größenordnungen bis zu 50 Prozent vor.

Krafttraining der Skelettmuskulatur hält den altersbedingten Muskelabbau und die Strukturverluste an Wirbelsäule und Gelenken auf. Daraus zog ich meine persönlichen Konsequenzen:

- Im 43. Lebensjahr habe ich mit dem Tennisspielen begonnen – zweimal zwei Stunden wöchentlich, außerdem jede Treppe als Trainingsmittel benutzt, bis zu zehnminütigem täglichem Krafttraining mit isometrischen Übungen.
- Man muss ein Leben lang möglichst konstant ein normales Körpergewicht erhalten. Deshalb stehe ich täglich morgens auf der Waage und esse, je nach Resultat, dann auch mal mehr, mal weniger (Prinzip „Wehret den Anfängen der Gewichtszunahme").
- Seit dem 50. Lebensjahr gehe ich zweimal jährlich zur Vorsorgeuntersuchung und lasse alle bekannten Risikofaktoren (Blutdruck, Blutzucker, Blutfette u. a.) testen.

- Meine heute noch durchschnittlich 70-stündige Arbeitswoche beinhaltet hauptsächlich geistige Aktivität im Sinne mathematisch-naturwissenschaftlich-medizinischer Fragestellungen. Wir wissen wiederum, u. a. durch Forschungsergebnisse unserer Arbeitsgruppe, dass für den Erhalt hoher geistiger Leistungsfähigkeit im Alter die körperliche Bewegung (z. B. dreimal wöchentlich 30 Minuten Spazierengehen) mindestens genauso wichtig ist wie das Lösen geistiger Aufgaben.
- Selbstverständliches: nicht rauchen, maximal 20 Gramm Alkohol täglich, hingegen Kaffee, Tee, Kakao und Schokolade ohne feste Begrenzung.
- Seit meinen vierjährigen Kriegs- und Gefangenschaftserlebnissen gibt es für mich keinen Stress, sondern nur Herausforderung, der durch ruhiges und sachliches Nachdenken begegnet werden muss. Hierbei hilft ein Schuss Religiosität.

Zusammenfassend sollten fünf Hauptpunkte zur Gesundheits- und Leistungserhaltung bis in ein hohes Alter beachtet werden:

- Körperliche Bewegung
- Geistige Aktivität
- Soziale Kontakte
- Positive Denkweise
- Vorsorgeuntersuchungen

Univ.-Prof. mult. Dr. med. Dr. h. c. mult. Wildor Hollmann
war Ordinarius für Kardiologie und Sportmedizin in Köln und
ist Ehrenpräsident des Weltverbandes für Sportmedizin und
der Deutschen Gesellschaft für Sportmedizin und Prävention.

Inhalt

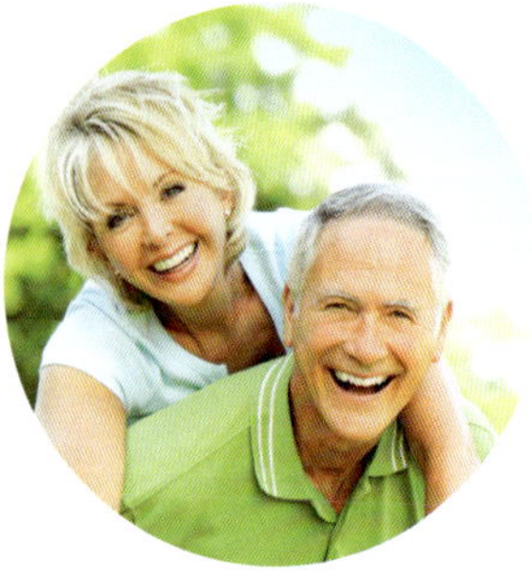

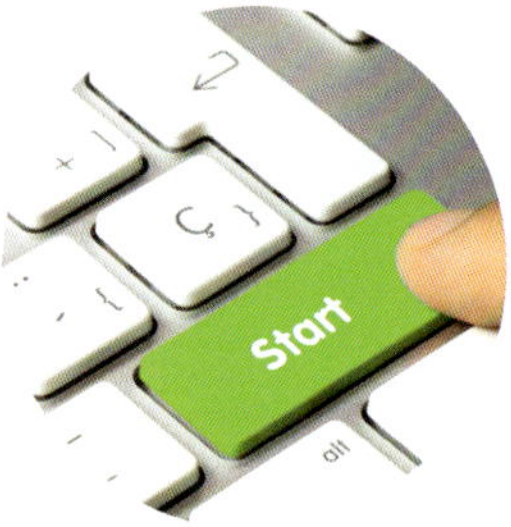

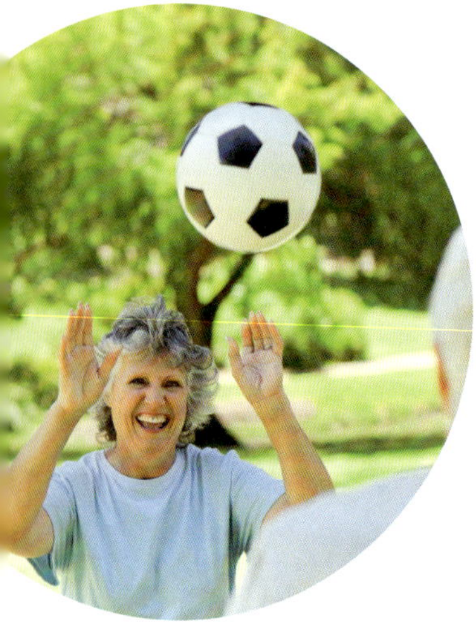

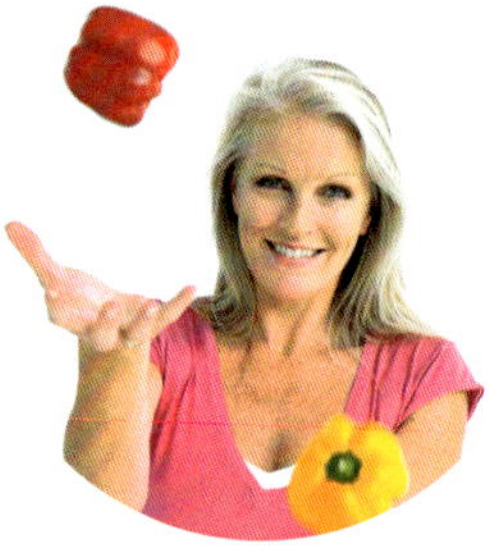

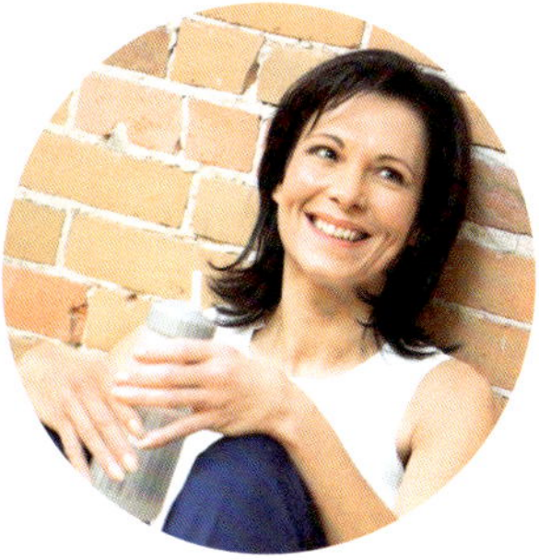

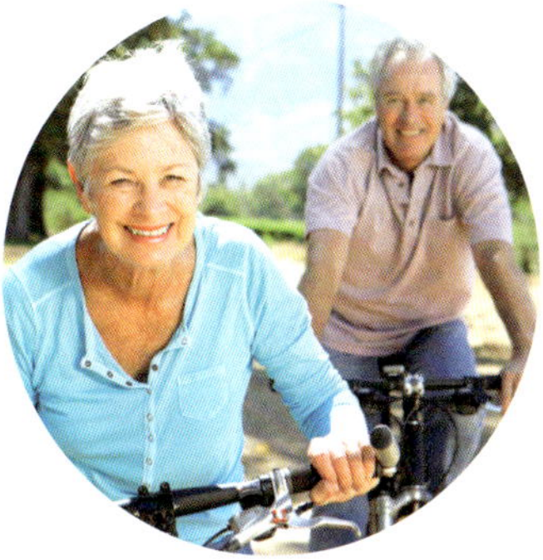

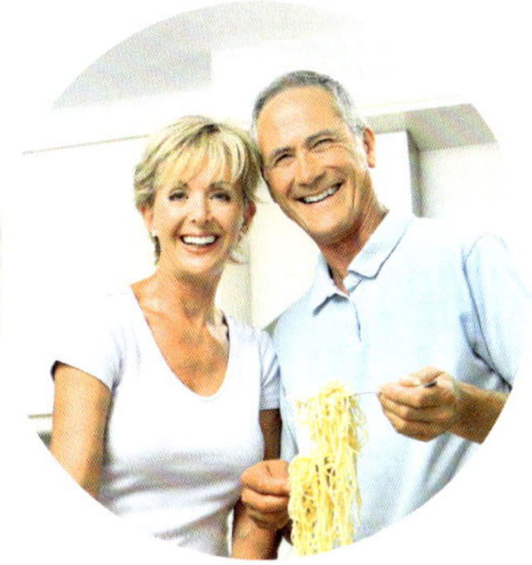

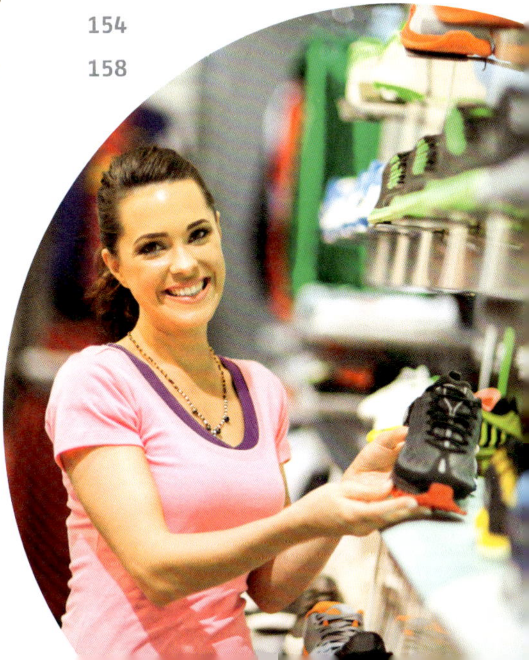

Die Vitalitätsformel

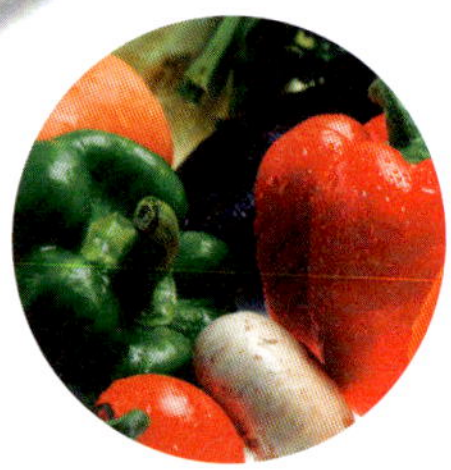

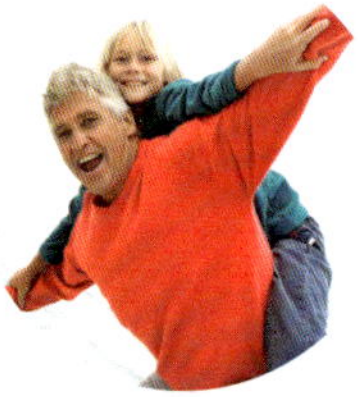

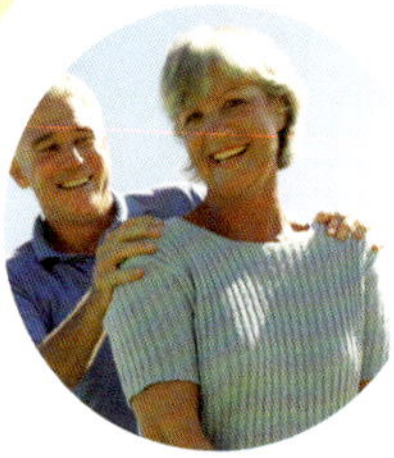

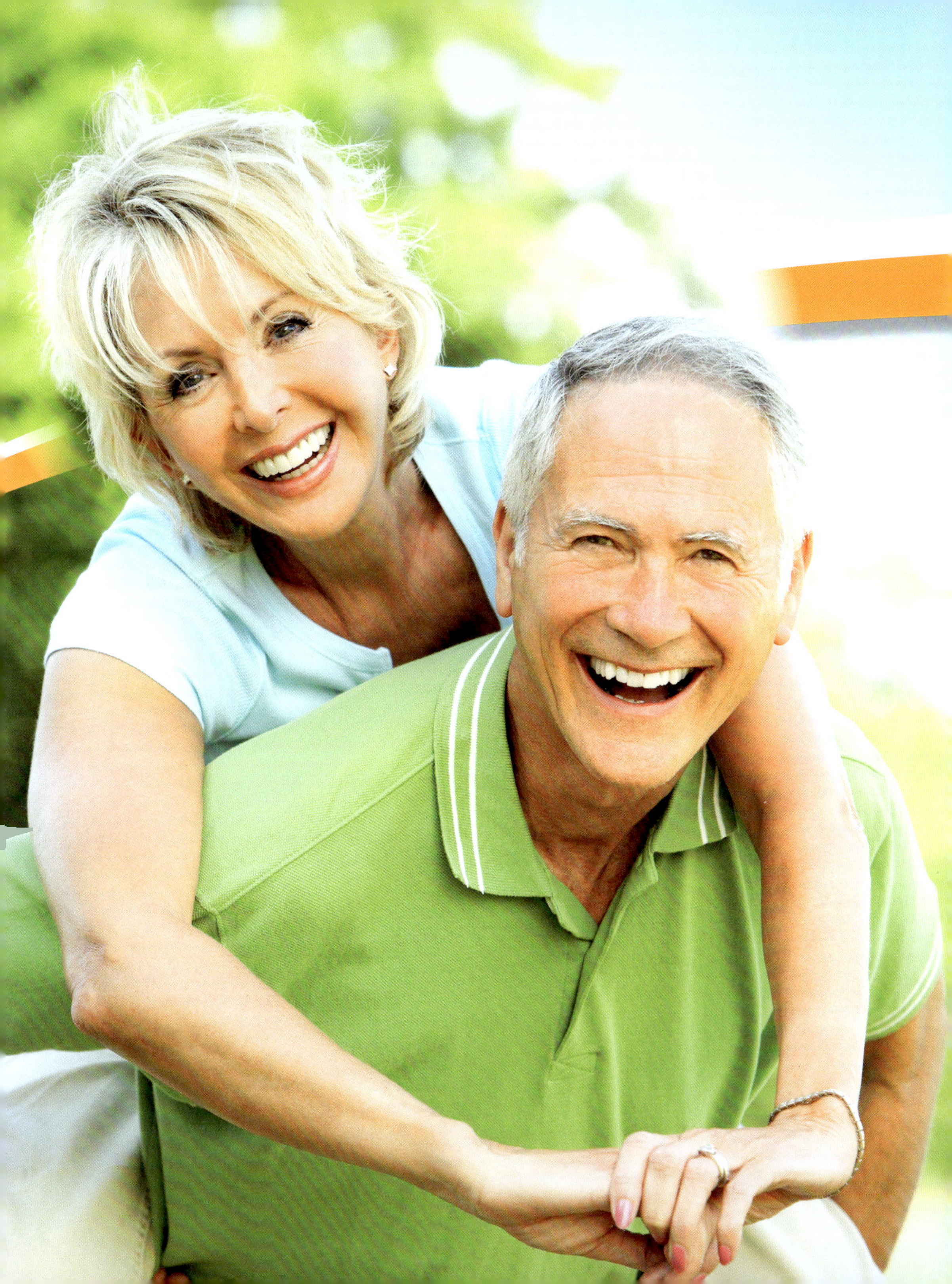

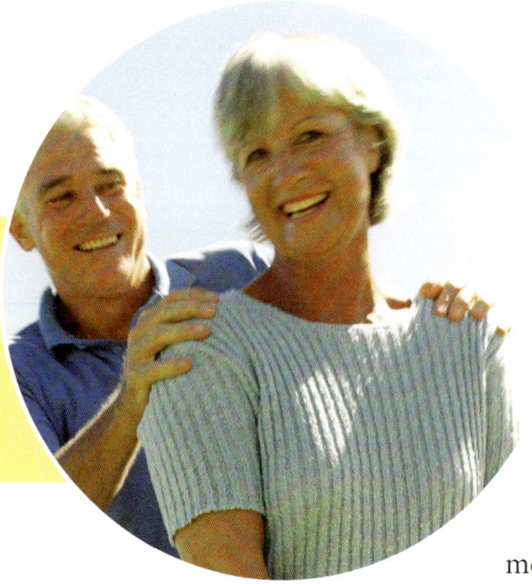

50 plus – mehr Vitalität und ein gutes Lebensgefühl

Viele der 50-plus-Leser fühlen sich noch durchaus fit. Sie stehen mitten im Leben, sind beruflich aktiv, aber sie spüren, dass es allmählich Zeit wird, etwas zu tun, um ihre Gesundheit und Fitness zu erhalten oder zu verbessern. Andere haben jetzt endlich mehr Zeit und auch die Möglichkeiten, mehr in ihr körperliches und seelisches Wohlbefinden zu investieren. Dabei geht es bekanntlich nicht nur darum, dem Leben mehr Jahre, sondern vielmehr den Jahren mehr Leben zu geben. Es kommt vor allem darauf an, so lange wie möglich selbstständig und aktiv zu bleiben und sich so ein hohes Maß an Lebensqualität zu sichern.

Ab 50 spüren Sie es deutlicher: Ihr Körper und seine Funktionen verändern sich. Der Grundumsatz an Energie sinkt mit dem zunehmenden Fettanteil und der abnehmenden Muskelmasse. Die Regulationsmechanismen, beispielsweise des Blutzuckers und der Blutfette, arbeiten nach der Nahrungsaufnahme nicht mehr so exakt. Dies kann sich in Verbindung mit einseitigem Essverhalten und wachsender Bewegungsarmut nachteilig auf den Stoffwechsel, auf Gesundheit und Wohlbefinden auswirken.

Doch dem lässt sich leicht gegensteuern. Eine ausgewogene Ernährung und das richtige Maß an körperlicher Bewegung schon während der aktiven Lebensphase sind die beste Grundlage für eine hohe Lebenserwartung und eine geringere Krankheitsanfälligkeit im Alter. Auf eine einfache Formel gebracht heißt es dann für alle ab 50 aufwärts: Anhaltende Vitalität ist das Ergebnis einer über die Jahre gepflegten gesunden Balance zwischen Ernährung und körperlicher Bewegung, bei der der Genuss nicht zu kurz kommt.

Essen und Trimmen – beides muss stimmen

Ob sanft oder mit Power: Jeder kann der Vitalitätsformel seinem eigenen Temperament und seiner persönlichen Kondition gemäß folgen. Wer immer schon Sport getrieben und sich gesund ernährt hat, braucht seine Aktivitäten nur den sich verändernden Bedingungen anzupassen. Einige waren zwar körperlich aktiv, haben aber wenig auf ihre Ernährung geachtet. Sie können jetzt zusätzlich genussbringendes Neuland entdecken.

Sehr viele sind jedoch in Sachen Fitness und Genuss Neulinge. Sie haben bisher wenig Zeit für sich und ihren Körper gefunden. Bewegung hieß von einem Termin zum anderen hetzen, Essen musste schnell gehen oder wurde zum falschen Entspannungsfaktor für zwischendurch. Für sie heißt es nun, langsam, aber stetig bergauf. Der Weg selbst ist schon anregend und verspricht überraschende Entdeckungen. Der Ausblick schließlich ist höchst vielversprechend.

wissenswert

Ab 40 stellen sich oft schon körperliche Beschwerden ein, z. B. an den Gelenken. Doch wer in Abstimmung mit seinem Arzt beginnt, die Vitalitätsformel für sich umzusetzen, wird sich mit der Zeit deutlich besser fühlen, oft weniger Schmerzen haben, einen eventuellen Bluthochdruck, Diabetes oder andere Erkrankungen besser managen.

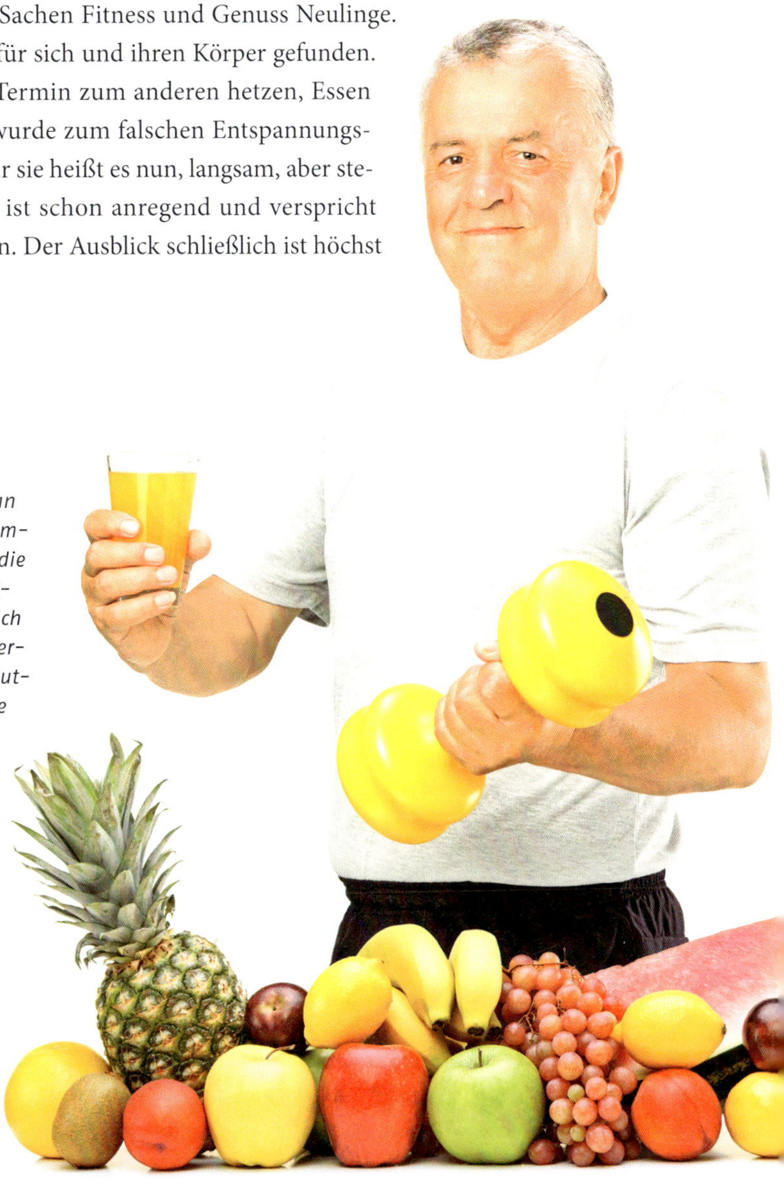

Bewegung und Sport als Vitalitätsmotor

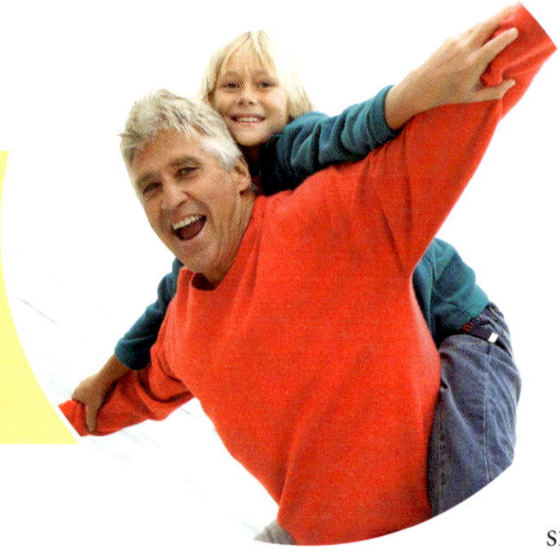

Die Kinder machen es vor: Sie toben, springen und hüpfen herum, können kaum stillhalten und strotzen vor Vitalität. Bewegung braucht der junge Körper, um sich zu entwickeln und zu lernen. Dies sollte aber nie aufhören, denn auch wenn wir älter werden, benötigt unser Körper Bewegungsreize, um sich wohl zu fühlen und seine Dynamik zu erhalten. Wer aktiv lebt mit viel Bewegung und Sport, der fördert seine Lebensqualität und erhöht seine körperlichen, aber auch seine geistigen und sozialen Funktionen und Fähigkeiten.

Wer rastet, der rostet

Diese ungeahnt moderne Weisheit gilt auch heute noch. Wenn wir uns zu wenig bewegen und nur selten aktiv sind, dann passt der Körper sich daran an. Er reduziert seine Fähigkeiten, und damit fallen alle Aktivitäten des Alltags schwerer. Einfache Tätigkeiten strengen an, und ein Teufelskreis entsteht. Dieser ist dafür verantwortlich, dass wir mit der Zeit immer träger werden und uns dann insgesamt nicht mehr wohl fühlen.

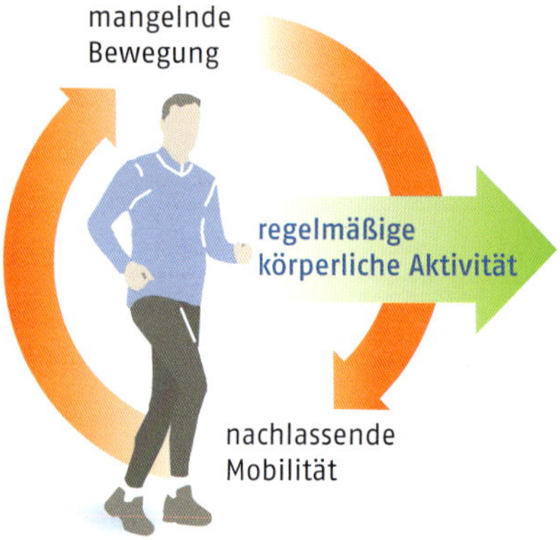
mangelnde Bewegung
regelmäßige körperliche Aktivität
nachlassende Mobilität

Durch ein „bewegtes" Leben lässt sich sehr viel dagegen unternehmen.

Es ist nie zu spät, damit anzufangen

Es lohnt sich immer, denn was gefordert wird, lässt auch im Alter nicht nach. Viele Körpersysteme, wie z. B. die Muskeln, können sich selbst in späteren Jahren sogar wieder entwickeln und damit andere Bereiche stärken. Dafür gilt es, eigene Strategien zu finden. Es muss gar nicht immer nur Sport sein. Auch die vielen Bewegungsmöglichkeiten im Alltag, wie Spazierengehen, Treppensteigen und Radfahren, helfen, auch im höheren Alter Vitalität zu erleben. Biologische Veränderungen kommen zwangsläufig mit den Jahren. Sie können diese Prozesse einfach nur akzeptieren oder aber in ihnen auch neue Chancen sehen. Denn mit neuen Reizen lassen sich sowohl die reduzierten Fähigkeiten wieder aufbauen als auch die noch stabilen Funktionen fordern und weiter fördern. So lassen sich die Abbauvorgänge aufhalten oder sogar umkehren.

Tipp

3- bis 5-mal pro Woche mindestens 20–30 Minuten Aktivität sorgt für Vitalität und Wohlbefinden.

Egal was Sie tun, Hauptsache, Sie tun es

Es gibt keine Bewegungsaktivität und Sportart, die für die Fitness ab 50 besonders zu empfehlen wäre. Vielmehr ist es wichtig, dass die gewählte Aktivität zu Ihren speziellen Bedürfnissen und Interessen passt. Dann ist es auch richtig. Ein wesentlicher Punkt ist nur, dass Sie regelmäßig, also mehrmals in der Woche, aktiv sind. Am besten geben Sie Ihren Bewegungseinheiten einen festen Platz in Ihrem Terminplan. Dann lassen Sie sich nicht durch das Wetter oder andere „Ablenkungen" davon abhalten. Denn nur wenn Aktivität und Bewegung langfristig zu Ihrem Lebensstil gehören, stellen sich auch die gewünschten Erfolge ein. Dabei muss es nicht Sport sein. Denn gerade der Alltag bietet eine Unzahl von Trainingsmöglichkeiten.

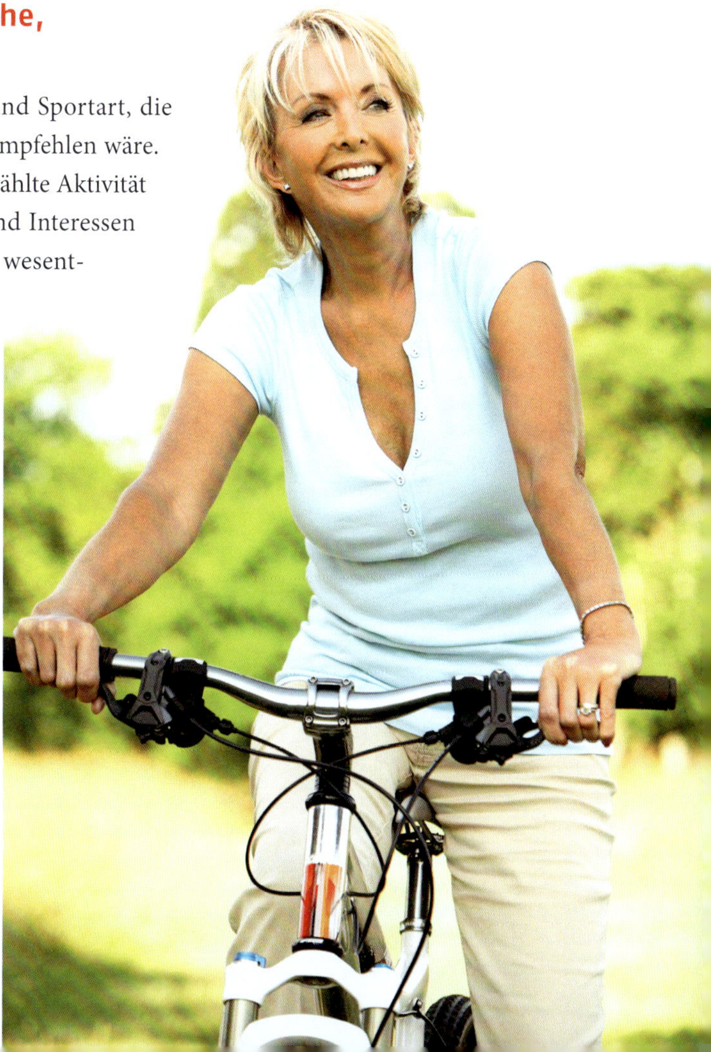

Das Ziel: Muskeln rauf, Fett runter

Ideal ist es, wenn Sie durch Bewegung 1500 bis 2000 Kilokalorien pro Woche mehr verbrauchen. Das heißt, sich mindestens zwei bis vier Stunden in der Woche zusätzlich zum normalen Pensum körperlich zu bewegen. Gepaart mit einer gesunden Ernährung ist dies der richtige Reiz für Ihr Herz-Kreislauf-System und Ihren Stoffwechsel. Weniger darf es nicht und viel mehr braucht es auch nicht sein. Denn Überforderung ist genauso „vernichtend“ wie Unterforderung. Im richtigen Maß liegt also der Schlüssel zum Erfolg – und im Genuss. Sie brauchen nicht außer Atem zu kommen, wenn Sie sich aktiv bewegen – ganz im Gegenteil. Sorgen Sie dafür, dass Sie immer genügend Sauerstoff zur Verfügung haben, denn nur dann kann der Stoffwechsel richtig arbeiten. Nach dem Sport sollten Sie sich wohl fühlen, nicht erschlagen und kaputt. Unser Körper braucht Reize – und das ein Leben lang. Mit Bewegung als die eine „Hälfte“ der Vitalitätsformel starten Sie in ein erfülltes Dasein mit Wohlfühleffekt.

Tipp

Ausdauertraining hält die Gefäße fit und jung und lässt die Pfunde schwinden (→ mehr dazu ab S. 82 und in der hinteren Umschlagklappe).

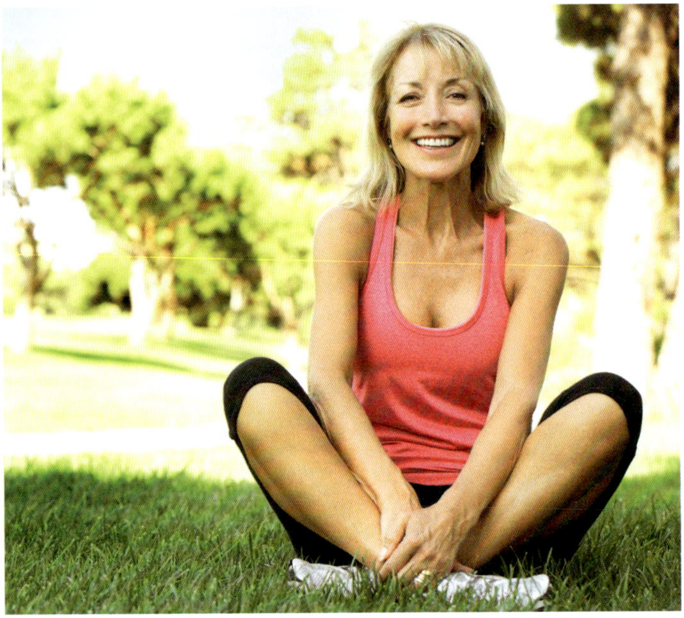

INFO

Bewegung – Was bringt´s?

- Training für das Herz und den Stoffwechsel stärkt die Leistungsfähigkeit.
- Bewegung an der frischen Luft fördert das Immunsystem.
- Jede Bewegung steigert die Durchblutung des Gehirns und beugt Altersprozessen vor.
- Muskeltraining erhöht die Energiebrennöfen und verbrennt auch in Ruhephasen Kalorien.
- Ein Training des Zusammenspiels von Nerv und Muskel macht sicher im Alltag und lässt Stürze vermeiden.
- Gymnastik fördert die Beweglichkeit und hilft somit im Alltag, selbstständig zu bleiben.

Die Ernährung ab 50: mehr Qualität als Quantität

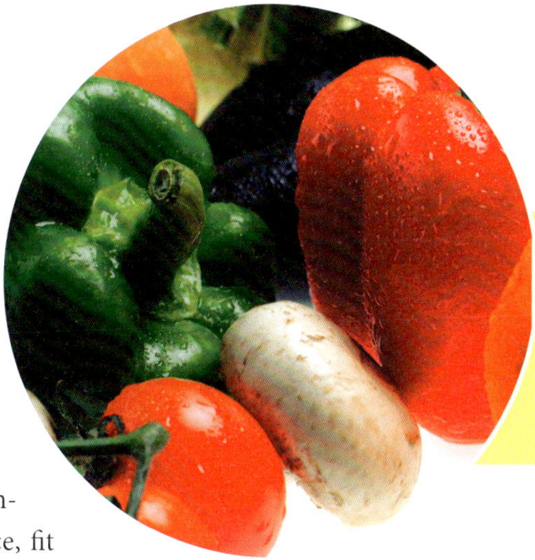

„Sag mir, was du isst, und ich will dir sagen, was du bist!" Der alte Leitsatz des französischen Juristen und Gourmets Brillat-Savarin mag heute insofern nicht mehr gelten, als wir inzwischen diese Aussage um ein Vielfaches erweitert haben: „Der Mensch erlebt, wie er gelebt hat." Was heißt das konkret? Die gesamte Lebensführung birgt die Chance, fit und gesund älter zu werden und den Jahren mehr „Leben" zu geben – das kann und soll Ziel und Zweck aller Bemühungen und Aktivitäten sein. Zu einer höheren Lebenserwartung, die sich eben auch durch mehr Lebensqualität auszeichnet, tragen neben der körperlichen Beweglichkeit sowohl eine ausgewogene und genussvolle Ernährung als auch geistige Beweglichkeit und Aufgeschlossenheit sowie soziale Interaktionen bei.

Von Anfang an und lebenslang

Eine abwechslungsreiche und der individuellen Lebenssituation angepasste Ernährung ist in jedem Lebensalter eine der wichtigsten Voraussetzungen für Gesundheit, Leistungsfähigkeit und Wohlbefinden. Denn: wie die Ernährung, so die Leistung! Und das gilt auch umgekehrt: wie die Leistung, so die Ernährung. Wir sprechen von bedarfsorientierter Ernährung, die zunächst vom jeweiligen Energieumsatz ausgeht und uns darüber hinaus mit allen Fitmachern versorgen soll, die wir aufgrund unserer persönlichen Stoffwechselsituation in Abhängigkeit von Lebensalter, Gesundheitszustand und individuellen Leistungsanforderungen benötigen. Dieser zweite Aspekt wird mit dem Ziel einer vollwertigen Ernährung beschrieben. Welche Nährstoffe benötigt werden und welche Funktionen sie haben, können Sie ab Seite 63 lesen.

Grundsätzlich gilt für die Fitnessernährung in den besten Jahren das Motto: „Qualität statt Quantität", und zwar auf verschiedenen Ebenen.

Sich richtig ernähren – eine Vitalitätsspritze

Abgesehen von den besonderen Bedingungen, die die Ernährung im Kleinkind- und Schulalter erfüllen muss, bekommt die Frage „Wie erhalte ich mich gesund und vital?" vor allem mit zunehmenden Jahren einen ganz speziellen Stellenwert. Gesundheit und Leistung können im Alter durch Fehlernährung (d. h. durch ein **Zuviel** an Kalorien, an Fett und Alkohol, aber auch durch ein **Zuwenig** an bestimmten Vitaminen und Mineralstoffen) weitaus stärker beeinträchtigt sein als in jüngeren Jahren. Zudem ist es sinnvoll, seine Ernährung jetzt auf eventuelle körperliche Veränderungen oder Einschränkungen auszurichten, z. B. bereits vorhandene, durch die Ernährung mit bedingte Stoffwechselerkrankungen wie Diabetes oder Fettstoffwechselstörungen sowie Zustände nach schweren Erkrankungen oder Verdauungsstörungen.

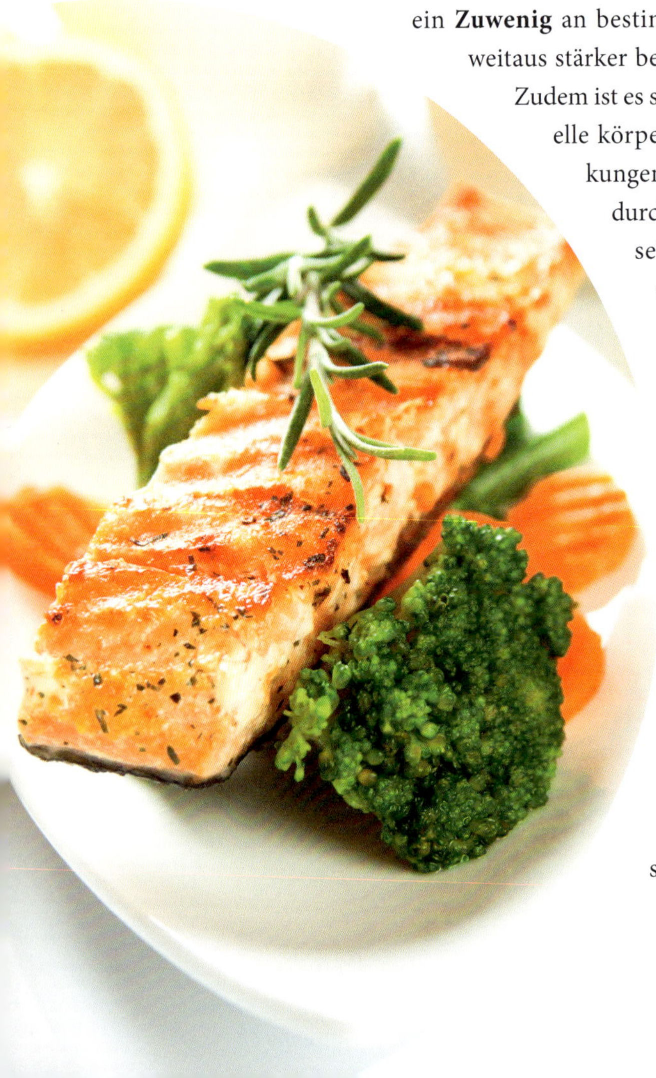

Anders als in jungen Jahren, bei körperlich schwerer Arbeit oder Leistungssport stehen nicht mehr die Kalorien im Vordergrund, also die Frage nach genügend Nahrungsenergie überhaupt, sondern eher die **Nahrungsbestandteile**, die den Stoffwechsel aktiv halten, vorzeitigen Alterungserscheinungen und Abbauprozessen vorbeugen, Regenerations- und Reparaturvorgänge optimieren sowie unseren Zell- und Gesundheitsschutz verbessern können.

Fitnessküche mit Genuss statt „Schonkost"

In diesem Sinne gibt es auch keine „Altersdiät" oder gar eine von Verzicht geprägte „Schonkost". Freuen Sie sich vielmehr auf eine Art **Fitnessernährung** für die besten Jahre!

Sie setzt mehr auf Qualität statt auf Quantität. Bioaktive Schutzfaktoren und Aktiv-Nährstoffe statt Kalorienbelastung wird Ihre Devise beim Essen. In Verbindung mit körperlicher Aktivität kann ein **Plus an hochwertigem Nahrungseiweiß** (Protein, s. Seite 67) die stoffwechselaktive Muskulatur am besten vor unerwünschtem, durch Alter und Bewegungsmangel bedingtem Substanzverlust bewahren und damit einer Stoffwechselverlangsamung entgegenwirken. Das ist jedenfalls weitaus besser als ein einseitiges Gewichtsmanagement in Form strenger (Mangel-) Diäten und kommt uns in doppelter Hinsicht zugute. Wer in seinem Speiseplan das Protein leicht betont, muss dann in jedem Fall auch auf ausreichend Trinkflüssigkeit achten. Einschränkungen erfährt diese Empfehlung nur, wenn Sie bestimmte Diätvorgaben haben (z. B. bei Nierenerkrankungen).

Wer sich mehr bewegt, erhöht den Energieumsatz und damit den Spielraum fürs „Essen-Dürfen" und „Genießen-Können". Dadurch verbessert sich gleichzeitig die Nährstoffversorgung. Im Vergleich zu einem kalorisch knappen Speiseplan fällt es nämlich bei etwas großzügigerer Portionierung der Mahlzeiten leichter, sich alle benötigten Nähr- und Schutzstoffe mit dem Essen zu sichern. Aktive Genießer leben tatsächlich besser und gesünder!

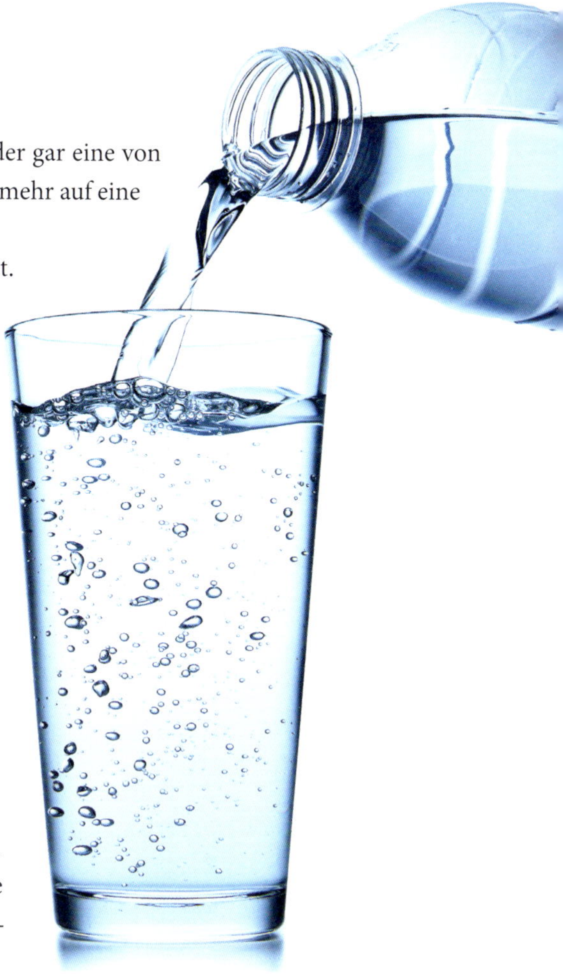

Essen und trinken – beides muss stimmen: Auch reichlich Wasser hält den Stoffwechsel in Schwung, entlastet und sorgt für eine schöne Haut – ist also ein echter Jungbrunnen.

Achtung

Bloß keine Mangeldiäten! Zusammen mit Sport ist eine entsprechende Lebensmittelauswahl die Antwort auf veränderte körperliche Bedürfnisse!

Mit Frischkost jung bleiben

Die Frage ist nur: womit? Es gelingt mit einem hochwertigen und leicht betonten Eiweißangebot, einer fettgesunden und kohlenhydratbewussten Ernährung sowie mit der gezielten Aufnahme von Förderern des Knochenhaushalts und Kalziumstoffwechsels. Vor allem sind jene Schutzstoffe wichtig, die die Gefäße elastisch halten, eine gesunde Durchblutung bewirken, das Immunsystem stärken und stets für guten Durchblick sorgen, weil sie die Sehkraft und Gehirnleistung erhalten. Reichlich auftischen dürfen wir deshalb vor allem die Fitmacher Gemüse, Salat, Obst. Das Ganze ergänzt durch (Meeres-)Fisch, fettarme Molkereiprodukte, mageres Fleisch, Vollkorn sowie Nüsse und wertvolle Pflanzenöle mit Augenmaß – dann ist die Fitnessküche komplett (dazu mehr ab Seite 134).

wissenswert

Kulinarisch erfreulich: Im Wesentlichen folgt ein gesunder Speiseplan den Prinzipien der herzgesunden, köstlichen Mittelmeerküche (s. Seite 151).

Die Vitalitätsformel

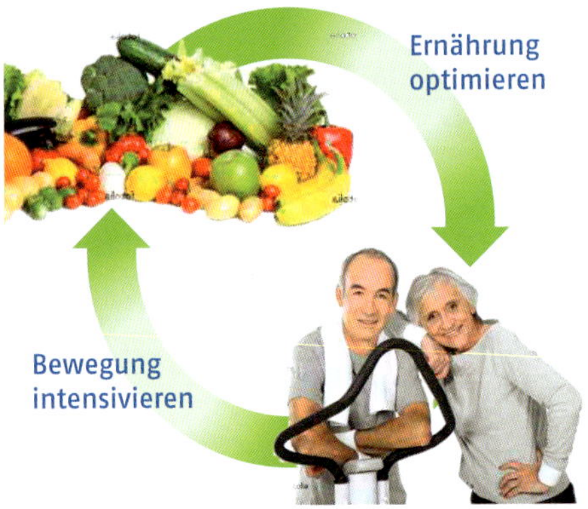

Tipps

Ernähren Sie sich:

- ***eiweißhochwertig** für einen aktiven Stoffwechsel ➜ s. Seite 67*
- ***kohlenhydratbewusst** für gleichbleibende Leistung und eine gute Blutzucker- und Hunger-Sättigungsregulation ➜ s. Seite 64*
- ***fettgesund** durch einen hohen Anteil an einfach ungesättigten Fettsäuren sowie genügend Omega-3-Fettsäuren ➜ s. Seite 66*
- ***qualitätsbewusst** für eine ausreichende Versorgung an Vitaminen, Mineralstoffen, bioaktiven Pflanzenstoffen und Ballaststoffen ➜ s. Seite 70*
- ***genussvoll**, indem sie auch auf die Zubereitung achten ➜ s. Seite 144*

Essen und Trimmen – beides muss stimmen

Wir haben Ihnen beide Teile der Vitalitätsformel zunächst kurz vorgestellt. Auf den folgenden Seiten erfahren Sie, wie Sie Ernährung und Bewegung sinnvoll aufeinander abstimmen können. Eine aktive Lebensgestaltung eröffnet Ihnen die besten Möglichkeiten, fit und gesund älter zu werden und Ihren

Jahren mehr genussvolles Leben zu geben. Mit der richtigen Ernährung und ausreichender Bewegung schaffen Sie die besten Voraussetzungen für ein erfülltes Leben – Freude und Genuss garantiert! Mit Ihrer persönlichen Vitalitätsformel bleibt das kein Wunschgedanke mehr. Wir wollen Ihnen helfen, die Formel in der Praxis auch wirklich umzusetzen.

Sind der Körper und der Geist fit, dann sind alle Lebensphasen und auch die Jahre jenseits der 50 wunderbar und voller neuer Möglichkeiten. 20 Jahre lang 50 bleiben ist dann keine Utopie mehr. Hauptsache: gewusst wie!

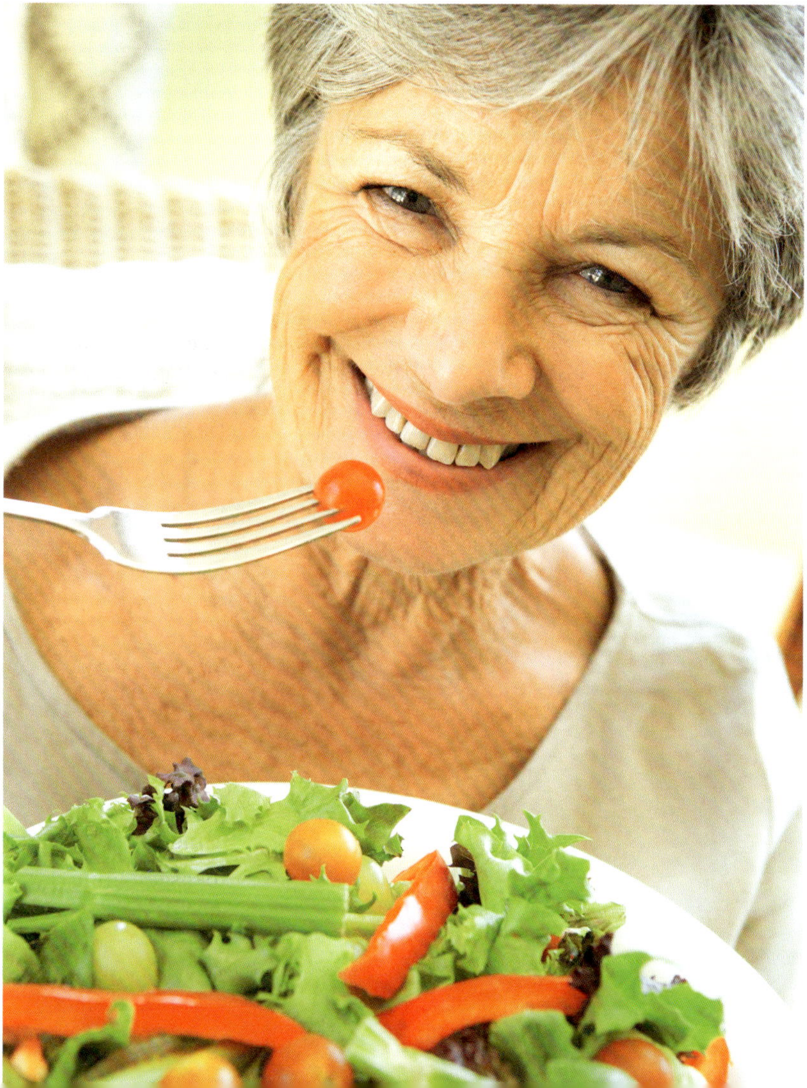

Mit der Urmensch-Software ins Computerzeitalter

Unsere genetische Programmierung ist „steinalt“ 26

Von der Sorge um genügend Nahrung bis zur Last des Wohlstandsessers 27

Auch der Mensch braucht artgerechte Nahrung 30

Der Speiseplan der Jäger und Sammler 30

Zurück zur „Steinzeitdiät“? Von wertvollen Eiweißen und besseren Kohlenhydraten und Fetten 31

Im Fokus: Fettqualität und glykämischer Index 33

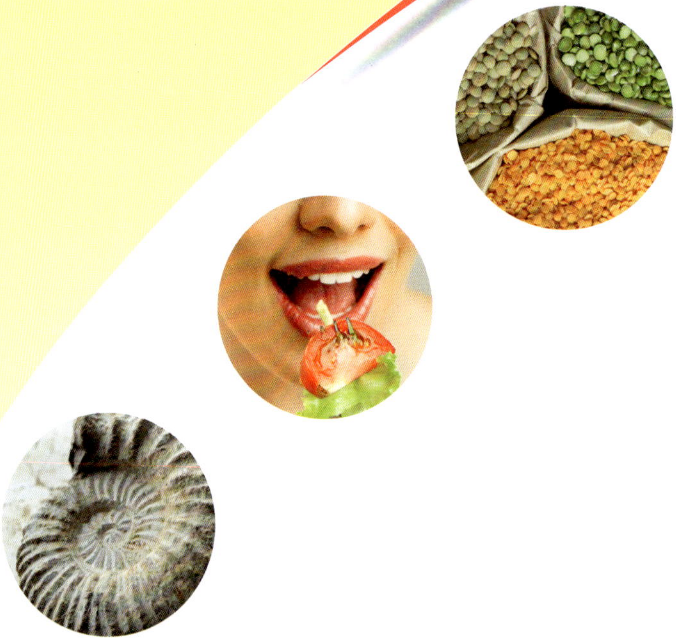

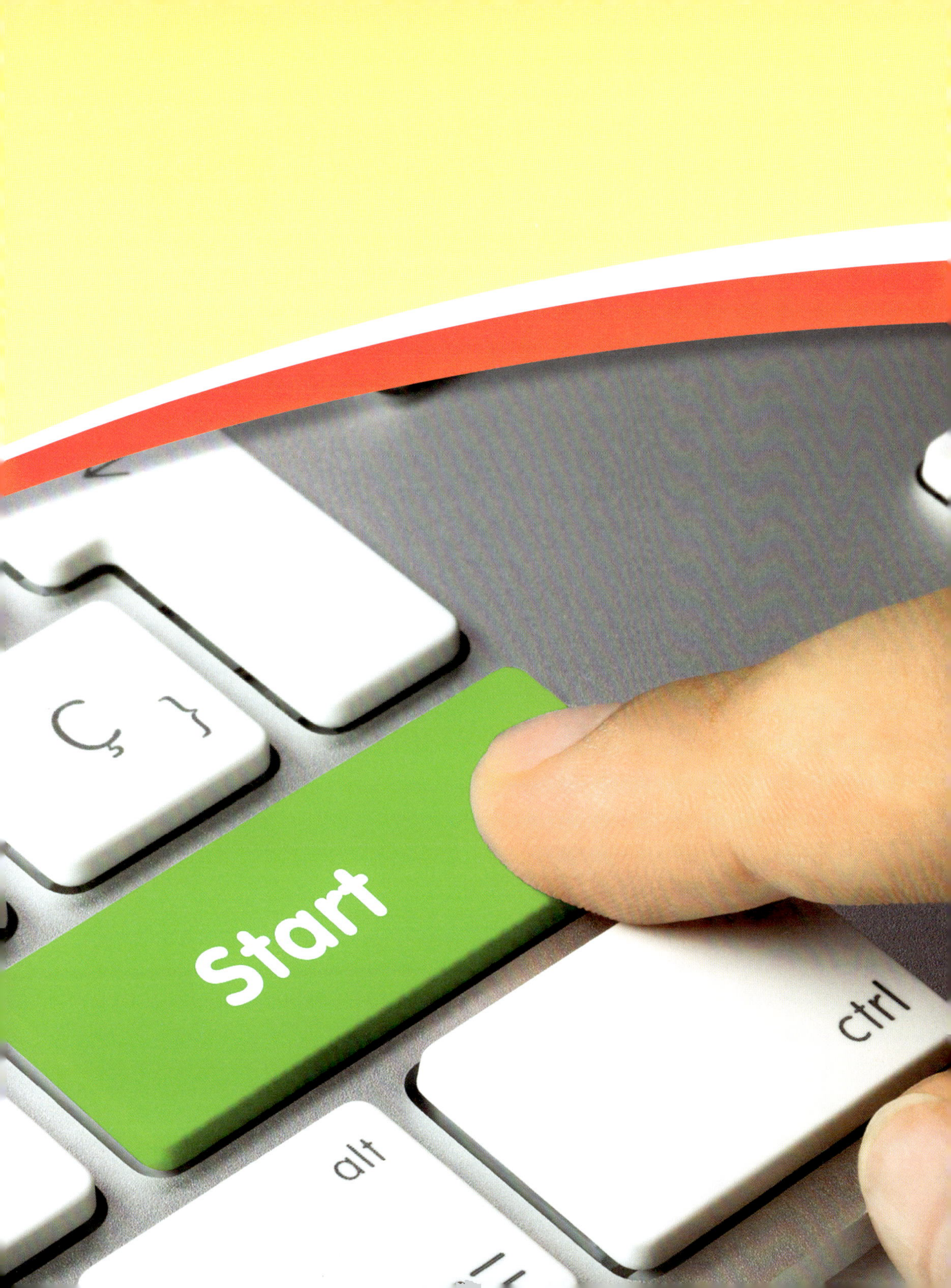
Start
ctrl
alt

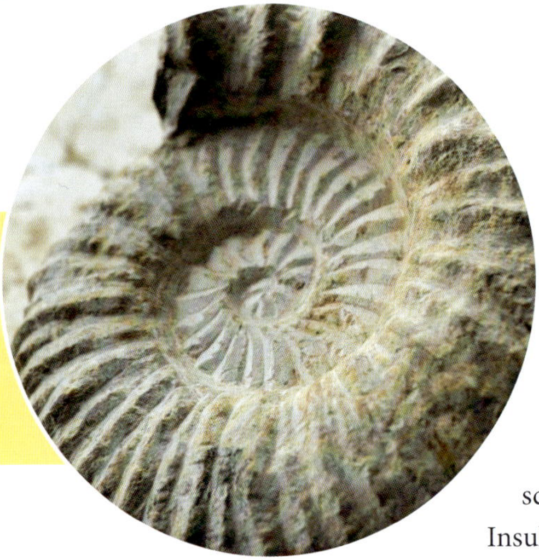

Unsere genetische Programmierung ist „steinalt"

Alle Vorgänge des menschlichen Stoffwechsels basieren auf einer biochemischen Logik, die buchstäblich „steinalt" ist: Unser heutiges Erbmaterial und – damit verbunden – alle physiologischen Abläufe im Organismus des modernen Menschen, wie z. B. die Hunger-Sättigungs-Regulation, die Insulinausschüttung oder Energieverwertung und -speicherung, sind die gleichen wie die eines Steinzeitmenschen. Das gilt sowohl für die Verwertung der Nahrung als auch für die Tatsache, dass sich die Körperzusammensetzung situationsabhängig verändert. D. h. die unterschiedliche Verteilung des Muskel- und Fettgewebes ist immer eine Reaktion auf Art und Weise der Ernährung, auf die verschiedenen Jahreszeiten und auf das Mehr oder Weniger an Bewegung.

Das Phänomen der Körperfettansammlung als Energiereserve für schlechte Zeiten gehört dabei zu einer ererbten Überlebensstrategie, die uns im Überfluss jedoch eher zum Nachteil als zum Vorteil gereicht. Übergewicht und Folgeerscheinungen wie die Zuckerkrankheit (Diabetes mellitus) oder Herzkranzgefäßerkrankungen (koronare Herzkrankheit) sprechen Bände. Wenn sich die Lebensbedingungen ändern, ist insbesondere das Metabolische (Wohlstands-)Syndrom, jenes gefährliche Quartett, bestehend aus Zucker- und Fettstoffwechselstörungen, Bluthochdruck und Übergewicht, das Ergebnis dieser einst natürlichen und durchaus sinnvollen Schutzstrategie. Die jahreszeitlich bedingten Gewichtsschwankungen unserer Urahnen verwandelten sich jedoch bei ganzjährig gleichbleibender guter Versorgungslage und zunehmender Bequemlichkeit in einen lebenslangen Prozess ständig wachsenden Fettgewebes. Beim Metabolischen Syndrom handelt es sich also um eine Art Tribut, den wir an Nahrungsüberfluss und Bewegungsmangel in Wohlstandszeiten zahlen müssen.

Die amerikanischen Diätspezialisten Rachel und Richard Heller stellten fest, dass dieses „Höhlenmenschenerbe“ mit dem „Bonus“ einer Extraportion Insulin verbunden ist, die dafür sorgt, dass Hunger, Nahrungsaufnahme und Fett-, d. h. Energiespeicherung besonders ausgeprägt sind. Insulin ist hier ganz allgemein als das „Hormon zur Speicherung“ zu betrachten. Und es veranlasst – quasi als Voraussetzung für die Energiespeicherung – die Nahrungsaufnahme. In kargen Zeiten ist der Stoffwechsel des guten Futterverwerters im wahrsten Sinne des Wortes lebenserhaltend, in guten Zeiten aber eher dick und krank machend. Diese erbliche Veranlagung kann jedoch nur zum Tragen kommen, wenn die Lebensumstände es auch ermöglichen und wenn stets übermäßig gegessen wird. In der Gestaltung Ihrer Lebensweise besteht denn auch die Chance zur Korrektur der ungünstigen Voraussetzungen.

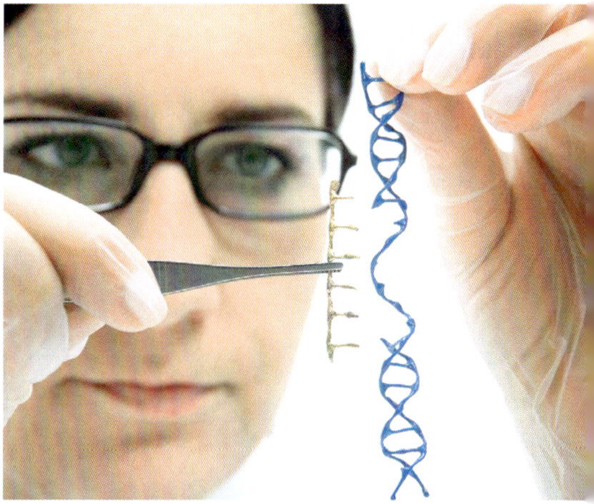
Metabolisches Syndrom: Gefährdet sind vor allem Menschen, die mit dem Thrifty-Gen, also dem „Sparsamkeits-Gen" der guten Futterverwerter, ausgestattet sind.

Von der Sorge um genügend Nahrung bis zur Last des Wohlstandsessers

Der Umgang mit Nahrung hat sich in vielerlei Hinsicht geändert. Am augenfälligsten und grundlegendsten ist der Wandel vom „Zuwenig“ zum „Zuviel“ – also der Übergang einer Mangelsituation, die in der menschlichen Ernährungsgeschichte am längsten vorherrschte, in eine Situation des potenziellen Überflusses. Verfügbarkeit und Konsum von Nahrung veränderten sich dabei historisch – sowohl was die Regelmäßigkeit ihres Angebots betrifft als auch was ihre Quantität und Qualität angeht. Bis zur Neuzeit war der Hungertod ein Schicksal, das theoretisch alle bedrohte. Das „tägliche Brot“ unterlag höheren Gewalten wie Wetter, Seuchen und Kriegen. Die Ernährungslage schwankte – je nach Ernteertrag und Jahreszeit – zwischen üppigen Gelagen und langen, „dürren“ Zeiten des Darbens.

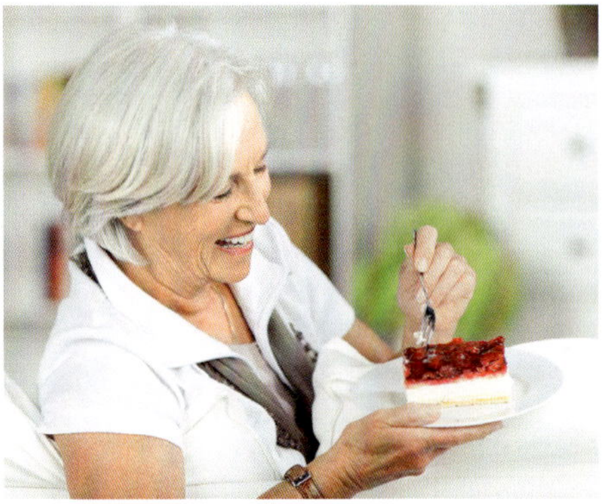

Die mageren Zeiten sind vorbei: Ab 1950 liegt die durchschnittliche Kalorienaufnahme der Bevölkerung erstmals über dem berechneten Energiebedarf; dieser war inzwischen aufgrund abnehmender körperlicher Leistung gesunken.

Erst durch die Revolutionierung der Agrarwirtschaft und aufgrund der Fortschritte bei der Lagerung, Haltbarmachung und beim Transport von Lebensmitteln gelang es schrittweise, die ständige Bedrohung von der Mehrheit der Bevölkerung in der westlichen Welt abzuwenden. Kurz gesagt: Um 1950 beginnt laut dem Ernährungshistoriker Hans Jürgen Teuteberg der **allgemeine Überfluss**.

Auch hat sich insgesamt die individuelle Auswahlmöglichkeit bis Ende des 20. Jahrhunderts verbessert. Moderne Ernährung umfasst heute einen nie zuvor gekannten Reichtum und eine Vielfalt an Lebensmitteln und hat sich von jahreszeitlichen, regionalen und sozialen Einschränkungen weitgehend – allerdings nicht immer zum Wohl des Essenden – gelöst. Mittlerweile ist der Traum vom Schlaraffenland bekanntlich zum Kalorienalbtraum des bewegungsarmen Sitzmenschen geworden. Insgesamt zeigen die verschiedenen Ernährungsberichte der Deutschen Gesellschaft für Ernährung, dass die Deutschen zu viel, zu süß und zu fett essen würden. Obendrein säßen sie zu lange vor dem Fernseher und trieben zu wenig Sport. So hohe Energiezufuhr bräuchten sonst nur Halbmarathonläufer.

Doch zurück zu unseren Urahnen. In Zeiten der Not konnten die Menschen nicht wählerisch sein. Vielmehr mussten sie, wenn Speis und Trank schon einmal reichlich angeboten wurden, auch dementsprechend zulangen. Man wusste ja nicht, wann sich die nächste Gelegenheit dazu ergab. Letztlich ist die Fähigkeit zur Energiespeicherung in Form der äußerst effizienten Fettdepots deshalb auch fest im genetischen (Überlebens-)Programm des Menschen verankert. Die legendäre „Fresswelle“ nach dem Zweiten Weltkrieg hat das dem Menschen innewohnende Modell des „Aufholens“ und „Energie-Hamsterns“ noch in jüngerer Vergangenheit eindrucksvoll bestätigt.

In Zeiten des Mangels war das sparsame Nahrungsangebot allerdings auch ein regulierender Faktor, der die modernen Überflussleiden wie Gicht und Diabetes verhindern konnte. Der immense Luxus unseres heu-

i wissenswert

Aktivitätsdauer in der Menschheitsgeschichte

- *Vor 50.000 Jahren Jäger & Sammler: 10 – 12 h/Tag*
- *Vor 10.000 Jahren Ackerbau & Viehzucht: 10 – 12 h/Tag*
- *Vor 200 Jahren Industrialisierung: 8 – 12 h/Tag*
- *Seit 25 Jahren Computerzeitalter: 15 – 25 min/Tag*

tigen Lebensmittelangebots erlaubt uns dagegen alles nach jeweils persönlichem Gusto: Wir können schlemmen, fitness- und gesundheits- sowie ökologisch bewusst essen, freiwillig fasten, Mahlzeiten zelebrieren, zeitunabhängig einen Fast-Food-Imbiss auf die Schnelle verdrücken und anstelle der täglichen Last der Nahrungsbeschaffung bzw. -versorgung sogar das Essen und Trinken und Kochen als Hobby pflegen. Der gute Mix aus allem Genannten ist natürlich auch hier jedem einseitigen Handeln vorzuziehen. Den Schlüssel zu einer ausgewogenen, den jeweiligen Lebensumständen angemessenen Ernährungsweise und zu einem persönlich zufriedenstellenden Essverhalten haben wir noch weitgehend selbst in der Hand. Dazu ist selbstverständlich eine gehörige Portion an Eigeninitiative erforderlich. Die Schlankheits- und Fitnesswelle als Gegenbewegung hat allerdings dazu geführt, dass die Gürtel oft allzu eng geschnallt wurden.

Vielleicht kann unser aktuelles Well-Ager-Konzept wieder für ausgeglichene Verhältnisse sorgen. Sowohl das Essen als auch die Bewegung sollen sich am persönlichen Wohlbefinden orientieren und harmonisch aufeinander abgestimmt sein. Die richtige Dosis von beidem ist zweifellos für den Menschen von heute das Beste.

Tipp

Ausgleich schaffen

Wer die reich gefüllten Speisekammern und die kulinarischen Vorzüge unserer Zeit genießen möchte, muss eingedenk des „vorzeitlichen" Stoffwechselerbes seiner „Steinzeitgene" für einen entsprechenden Mehrumsatz an Energie durch mehr Bewegung sorgen.

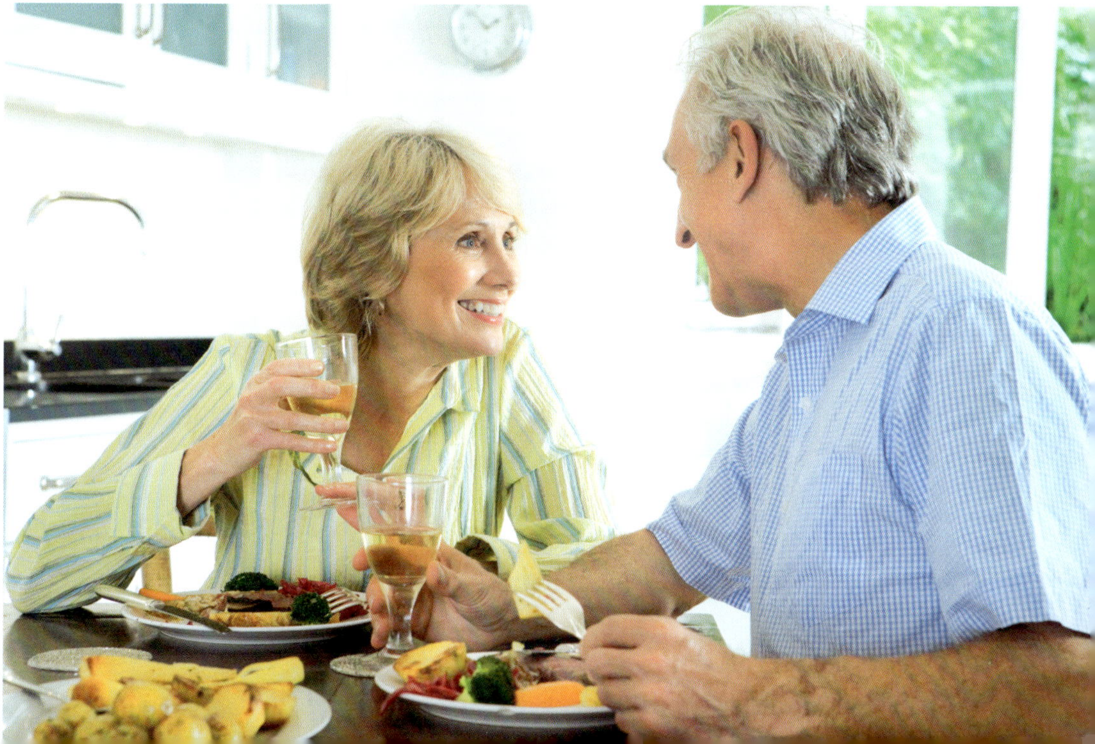

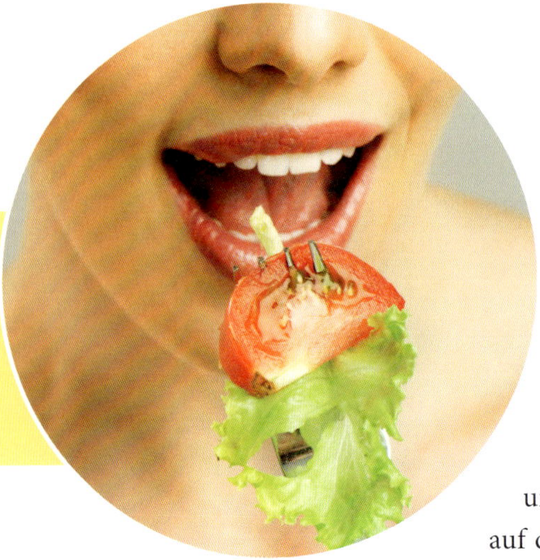

Auch der Mensch braucht artgerechte Nahrung

Es geht nicht nur um die Kalorienbilanz, um Energieaufnahme und -verbrauch, es geht vor allem auch um die **Qualität und Zusammensetzung** unserer Nahrung. Wenn unsere Stoffwechsel-Software auch heute noch im Wesentlichen der unserer Urahnen entspricht, ist die Rückbesinnung auf die Steinzeitdiät vielleicht der Schlüssel zur **artgerechten Ernährung**. Unsere Gene haben sich nicht geändert, wohl aber unsere Lebensbedingungen: deutlich weniger Bewegung und viel mehr konzentrierte Kalorien. Insgesamt war vor allem auch der Verarbeitungsgrad der Nahrung geringer als heute. Weißmehl, Zucker und komplette Fertiggerichte gab es nicht. Andererseits hat die moderne Entwicklung der Tiefkühlkost die ernährungswissenschaftliche Empfehlung, mehr und abwechslungsreich Gemüse sowie regelmäßig Fisch zu essen, erst für jedermann möglich gemacht.

Der Speiseplan der Jäger und Sammler

i wissenswert

Anstelle volumenreicher Pflanzenkost mit großzügigen Portionen an Eiweiß (also Protein) in Form von (Wild-) Fleisch und Fisch nehmen wir heute zu viel Stärke, Zucker, Fett und Alkohol zu uns.

Der Mensch hat seit dem ersten Erscheinen seiner Gattung den weitaus größten Teil seiner Entwicklungsgeschichte – nämlich annähernd 99 Prozent – als Jäger und Sammler verbracht. Die dabei vorherrschenden Umweltbedingungen, das heißt Lebensweise und Nahrungsgrundlage, waren für die Prägung seiner Gene, also der Erbsubstanz, verantwortlich. Diese Gene wiederum sind auch für die Verarbeitung der Nahrung und Nährstoffe im Stoffwechsel des Menschen zuständig.

Verschiedene Ernährungswissenschaftler gehen davon aus, dass jene Ernährungsform, der sich der menschliche Stoffwechsel im Verlauf von Millionen von Jahren optimal angepasst hat, deshalb auch heute noch als ein vorbildhaftes Modell für eine gesunde, „artgerechte“ Ernährung des Menschen gelten muss. Folglich wird die „Steinzeitdiät“ oder „Paläodiät“ als Referenzstandard für die moderne Ernährung diskutiert und auf die krasse Diskrepanz zwischen einer steinzeitgerechten Ernährung einerseits und dem radikal geänderten Lebensmittelangebot von heute andererseits hingewiesen.

Zurück zur „Steinzeitdiät“? Von wertvollen Eiweißen und besseren Kohlenhydraten und Fetten

Die pflanzlichen Bestandteile der Jäger- und Sammlerkost wiesen einen hohen Ballaststoffgehalt und aufgrund der sekundären Pflanzenstoffe sowie der Vitamine auch ein hohes antioxidatives Gesundheitsschutzpotenzial gegenüber schädigenden freien Radikalen auf. Eine solche Nahrung mindert das Risiko von Typ-2-Diabetes, der mit Übergewicht in Verbindung steht, und von Herz-Kreislauf-Erkrankungen.

Der vorbeugende Effekt einer für Jäger-Sammler-Gesellschaften typischen Kost wird auch von Frau Artemis Simopoulos vom Zentrum für Genetik, Ernährung und Gesundheit in Washington bestätigt:

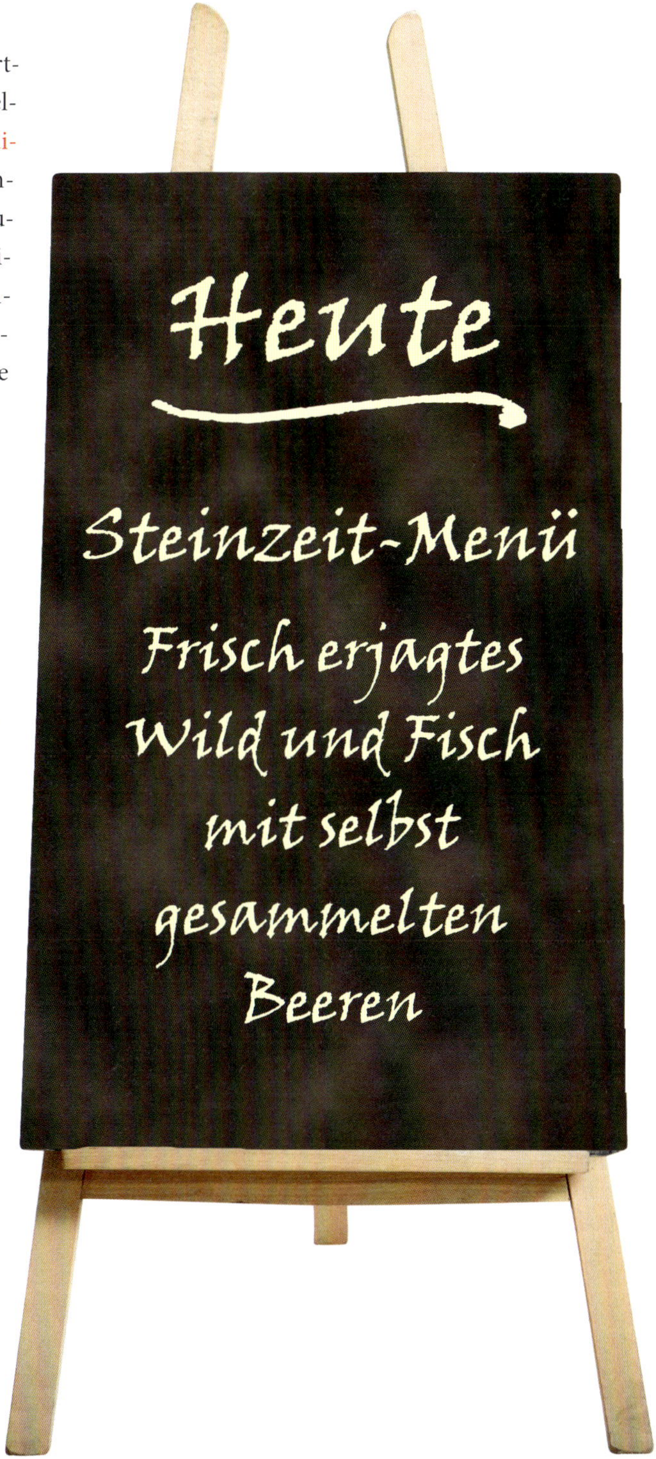

Geschätzter Fettsäureanteil der Nahrung

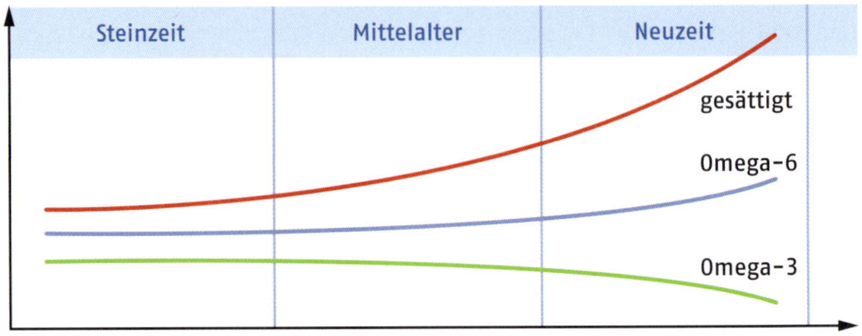

vor 200 000 Jahren **Sammler, Jäger:** niedriger GI^{X} und niedrige GL$^{\Delta}$ (→ s. Seite 33)	vor 10 000 Jahren **Ackerbau, Weidewirtschaft:** zunehmend hoher GI^{X} und hohe GL$^{\Delta}$	vor 200 Jahren bis heute **Industrielle Revolution mit Agrarwirtschaft:** Masttierhaltung, Rückgang der körperlichen Arbeit

GI^{X} = Glykämischer Index $^{\Delta}$GL = Glykämische Last

„Der Ratschlag, eine fettarme, kohlenhydratreiche Kost zu essen, kann am Ziel vorbeiführen.“ Die Ernährungs- und Gesundheitsexpertin hebt damit auf die Bedeutung der Fettqualität ab, für die der Anteil der verschiedenen Fettsäurearten verantwortlich ist. In der ursprünglichen Ernährung gab es neben der besseren Kohlenhydratqualität auch ein günstigeres Fettsäuremuster, mit einem ausgewogenen Verhältnis von mehrfach ungesättigten Omega-6- und Omega-3-Fettsäuren. Beide Fettsäurefamilien sind für uns lebensnotwendig.

Heutzutage liegt aber aufgrund des bevorzugten Verzehrs von bestimmten Pflanzenölen wie Distel-, Sonnenblumen- und Sojaöl oder Diätmargarine eine Schieflage zuungunsten der Omega-3-Fettsäuren vor, die nur in wenigen Pflanzenfetten (Rapsöl, Leinöl, Walnusskerne) sowie fetthaltigem Meeresfisch vorkommen.

Ursprünglich stammte das Fett in der Ernährung neben einigen Nüssen und Kernen hauptsächlich von Wildtieren und Fischen. Auch die „guten“ Fette aus Hirn und Knochenmark wurden genutzt. Aufgrund der natürlichen Futtergrundlage (Wildpflanzen und Phytoplankton) war damals das tierische Fett jedoch reicher

i wissenswert

Fettsäurearten und ihre Sättigung
Fettsäuren können in **drei Gruppen** *unterschieden werden: gesättigte, einfach ungesättigte und mehrfach ungesättigte. Sie bestehen alle aus einer Kette aneinander gereihter Kohlenstoffatome, die an zwei Armen jeweils ein Wasserstoffatom festhalten. Wenn dies lückenlos geschieht, handelt es sich um eine* **gesättigte** *Fettsäure.* **Ungesättigte** *Fettsäuren hingegen enthalten Doppelbindungen zwischen Kohlenstoffatomen; ihre Anzahl entscheidet, ob man von einfach oder mehrfach ungesättigten spricht.*

an herz- und gefäßgesunden Omega-3-Fettsäuren, als dies bei Masttieren und Zuchtfischen heute der Fall ist. Die Fettqualität der Steinzeitdiät war der in unserer heutigen Ernährung haushoch überlegen.

Im Fokus: Fettqualität und glykämischer Index

Aus diesen Erkenntnissen sollten Sie, was Ihre Lebensmittelauswahl betrifft, Konsequenzen ziehen (und diese Empfehlungen gelten prinzipiell für alle, doch mit zunehmendem Alter muss man sich konsequenter daran halten): Ernähren Sie sich sowohl kohlenhydratbewusst als auch fettgesund. Dabei kommt es bei beiden Nährstoffgruppen auf die jeweilige Menge ebenso wie auf die Beschaffenheit an.

Die Fettqualität wird – wie gesagt – durch den Anteil der verschiedenen Fettsäurearten bestimmt. **Meiden Sie gesättigte Fettsäuren**. Sie kommen in festen und (teil-)gehärteten Pflanzenfetten sowie in fast allen tierischen Fetten vor. Sehr viel **günstiger** für unsere Gefäße sind dagegen die **einfach ungesättigten Fettsäuren**, die sich im Oliven- und Rapsöl sowie in Nüssen finden. Und auch die **mehrfach ungesättigten Fettsäuren** haben es in sich: Sie sind einerseits als so genannte Omega-6-Fettsäuren (mit ihrem wichtigsten Vertreter, der cis-Linolsäure) Hauptbestandteil der Keimöle. Omega-3-Fettsäuren wiederum sind als Alpha-Linolensäure in Raps-, Lein- und Walnussöl sowie in Form der biologisch besonders aktiven Eicosapentaensäure (EPA) und Docosahexaensäure (DHA) in marinen Quellen, also im fetthaltigen Meeresfisch, vorhanden.

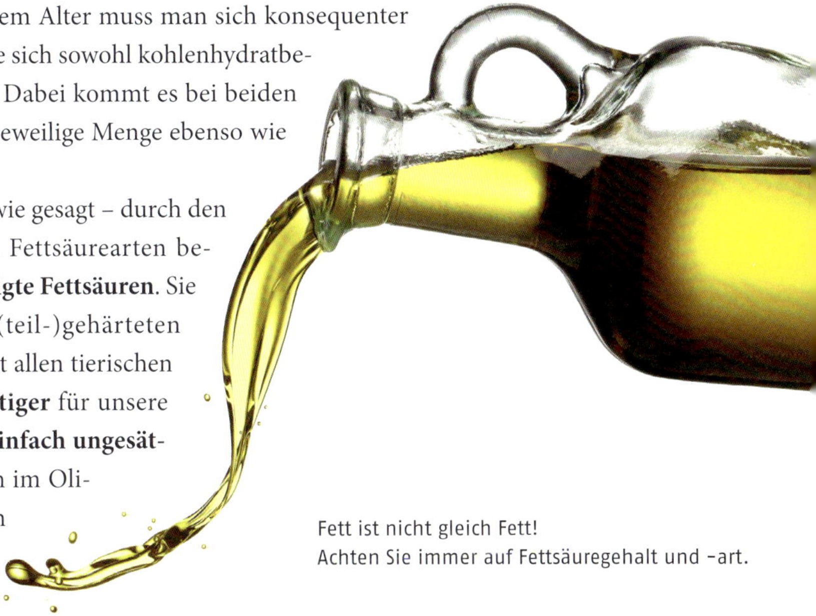

Fett ist nicht gleich Fett!
Achten Sie immer auf Fettsäuregehalt und -art.

INFO

Die glykämische Last (GL)
berücksichtigt neben der Art der Kohlenhydrate auch die aufgenommene KH-Menge – relevant für die damit zusammenhängende Insulinausschüttung.

Was nun die Kohlenhydratqualität betrifft, taucht immer wieder ein Begriff auf, den wir hier vorab näher erläutern wollen: der glykämische Index (GI). Er ist ein Maßstab dafür, wie stark der Blutzucker nach dem Verzehr von Kohlenhydraten ansteigt. Er ist abhängig von der **Art** der Kohlenhydrate, den begleitenden (löslichen) **Ballaststoffen**, dem **Zerkleinerungsgrad** und **Garzustand** sowie der gesamten **Mahlzeitenzusammensetzung**. Vom Ausmaß des Blutzuckeranstiegs ist die jeweilige **Insulinausschüttung** des Körpers abhängig. Ein schneller Blutzuckeranstieg mit hohen Blutzuckerspitzen ist von Nachteil, ein maßvoller Blutzuckeranstieg dagegen von Vorteil, da er mit gleichbleibender Leistungsfähigkeit einhergeht und Heißhungerattacken gar nicht erst aufkommen lässt.

Tipps

Achten Sie mehr auf die Qualität Ihrer Nahrung:

- *Hochwertiges Eiweiß aus Fisch, Fleisch und fettarmen Milch- und Sojaprodukten*
- *Sättigende und leistungsstabilisierende Kohlenhydrate aus Vollkorn, insbesondere Hafer*
- *Volumenreiches Gemüse und Salate sowie wasserreiche Früchte mit einer hohen Nährstoffdichte an Vitaminen und Mineralien sowie bioaktiven Pflanzenstoffen*
- *Gesunde Fette (d. h. einfach und mehrfach ungesättigte Fettsäuren) aus Nüssen, Oliven, Oliven- bzw. Rapsöl sowie fetthaltigen Meeresfischen. Aber gehen Sie sparsam damit um, denn darin lauern viele Kalorien.*

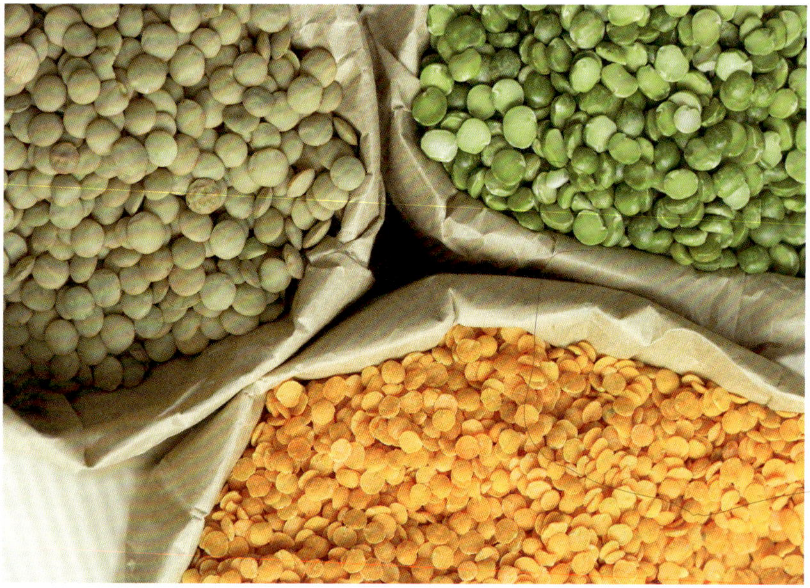

Auch bei den Kohlenhydraten gibt es solche und solche: Einen niedrigen (also günstigen) glykämischen Index haben praktisch alle Gemüsesorten, Hülsenfrüchte, wasserreiche Obstsorten, grobkörnige Vollkornprodukte, insbesondere aus Hafer.

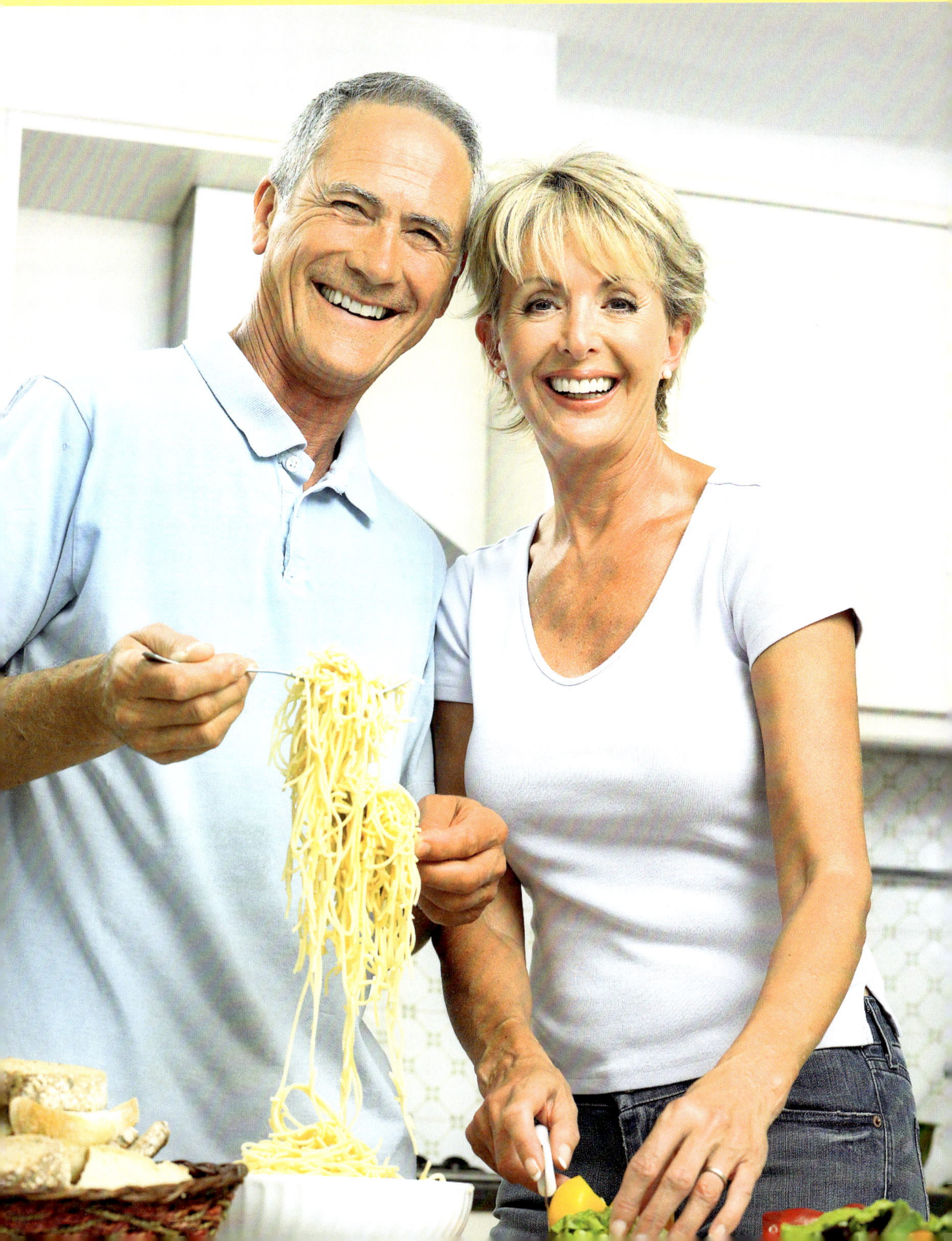

Die Vitalitätsorgane in Bewegung

Was Bewegung im Körper bewirkt 38
Das Kraftwerk: Herz-Kreislauf-Lungen-System 38
Die Versorger: Stoffwechsel und Blut 40
Orchester der Bewegungsarten: die Muskeln 41
Tragendes, bewegliches Gerüst: Knochen und Knorpel 42
Schaltzentrale: das Gehirn 45
Transportspezialist: die Verdauung 47
Abwehrteam: das Immunsystem 48
Steuermänner: die Hormone 49

Die berühmten „Falten": älter werden ja – aber mit einem guten Rezept 50

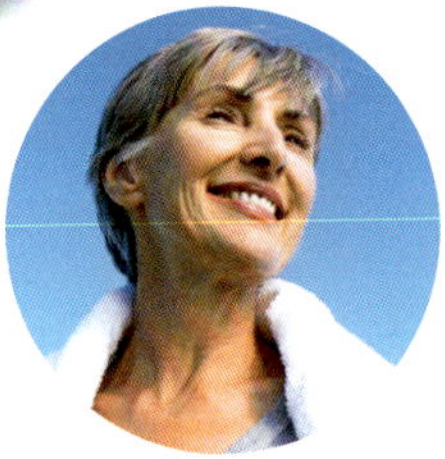

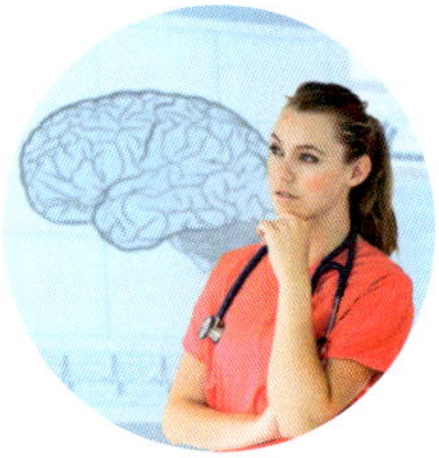

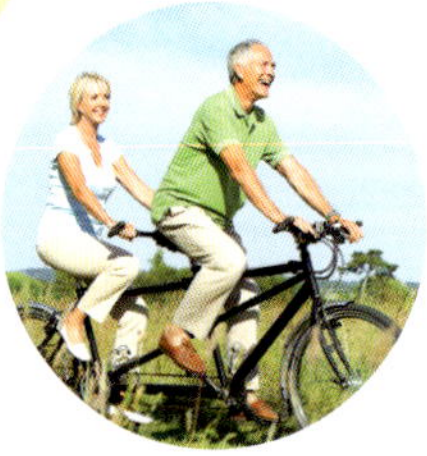

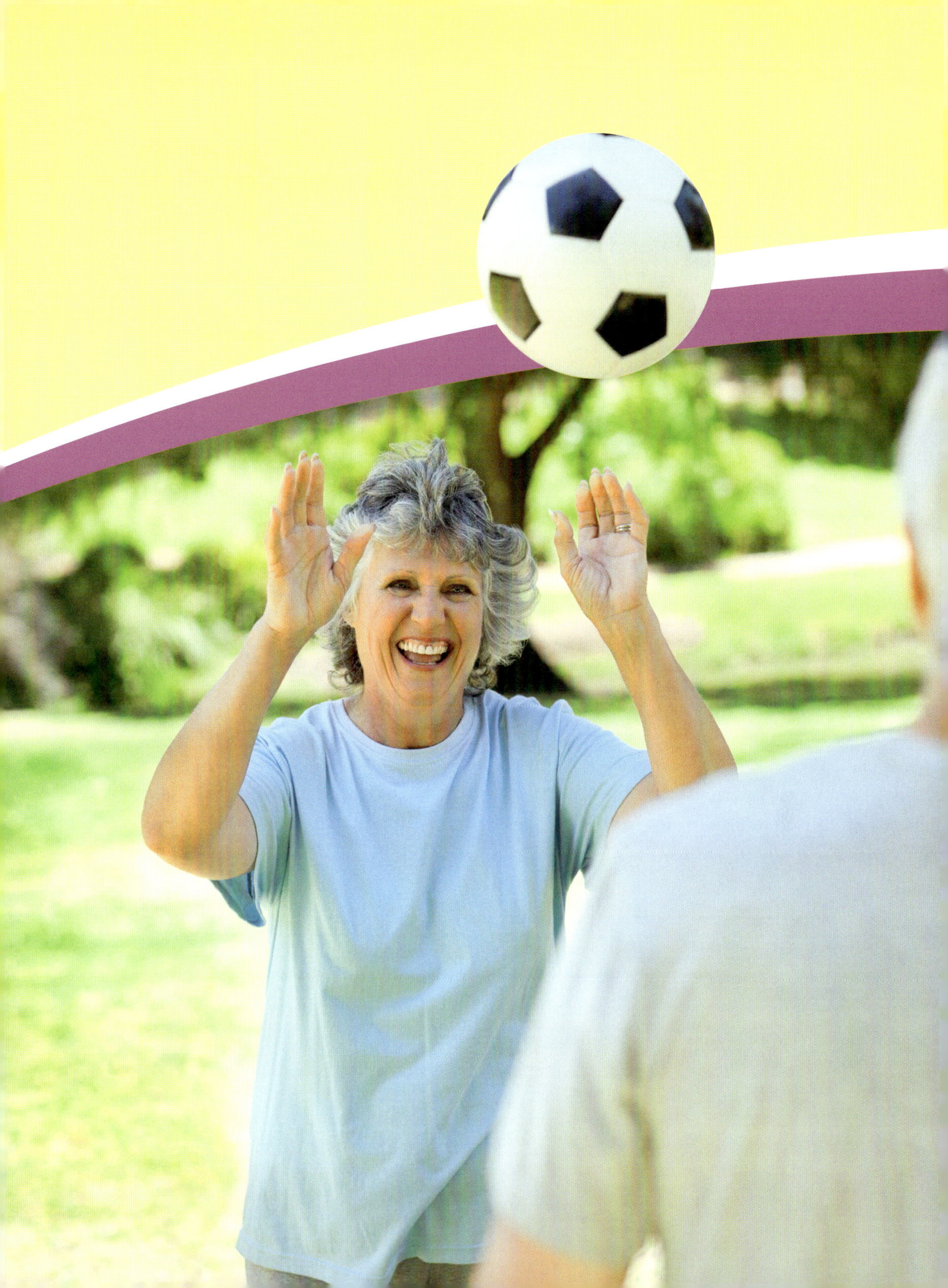

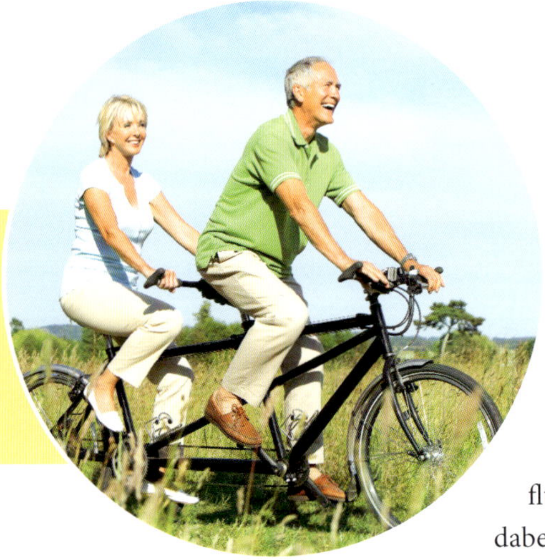

Was Bewegung im Körper bewirkt

Gehirn, Herz, Lunge, Muskeln, Knochen und Gelenke, Hormonsysteme, Verdauungsorgane, Regenerations- und Energiestoffwechsel – sie und alle anderen Biosysteme im Körper leben von adäquaten Reizen. Der wichtigste Reiz für die meisten unserer Vitalitätsorgane ist der **Bewegungsreiz**, da dieser direkt ihre Leistungsfähigkeit beeinflusst. Fast alle Organe bzw. Organsysteme arbeiten dabei eng zusammen, sodass die Belastung eines Organs, z. B. des Muskels, sich gleichzeitig auch auf andere Systeme auswirkt, wie z. B. auf das Herz-Kreislauf-System. Jede Bewegung wirkt also unmittelbar und vielfältig. Wie die einzelnen Systeme auf körperliche Aktivität reagieren, das zeigen wir Ihnen auf den folgenden Seiten.

Das Kraftwerk: Herz-Kreislauf-Lungen-System

Der Mensch ist mit einem Versorgungssystem ausgestattet, das allen Organen und Geweben des Körpers Sauerstoff, Nährstoffe und alle notwendigen Substanzen zuführt. Gleichzeitig werden entstehende Stoffwechselendprodukte entsorgt. In diesem Stoffwechsel ist das Blut das Transportmittel. Es fließt in einem beständigen Kreislauf durch ein Gefäßsystem (Arterien und Venen), das von der „Ventilpumpe" Herz betrieben wird. Die Lunge versorgt das Blut mit dem lebenswichtigen Sauerstoff.

Bei jeder Bewegung nun wird die Gesamteinheit des Herz-Lungen-Systems zusätzlich aktiviert, um eine ausreichende Energieversorgung zu garantieren. Denn wenn wir körperlich aktiv sind, benötigen wir mehr Energie. Muskelarbeit stimuliert von der ersten Sekunde der Aktivität die zentralen Einheiten des Systems. Das führt dazu, dass zahlreiche Funktionen zunächst unmittelbar auf die erhöhte Anforderung reagieren müssen.

Tipp

Unterschiedliche **Bewegungsarten** *haben unterschiedliche* **Auswirkungen** *auf den Körper. Mehr dazu* *unter „Das Trainingsmosaik" ab Seite 82.*

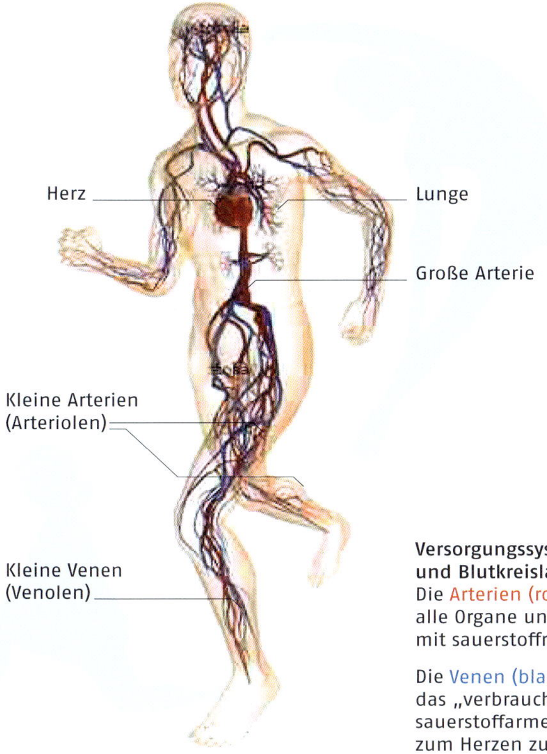

Versorgungssystem Herz und Blutkreislauf:
Die Arterien (rot) versorgen alle Organe und Gewebe mit sauerstoffreichem Blut.

Die Venen (blau) führen das „verbrauchte" sauerstoffarme Blut zum Herzen zurück.

Bewegung bewirkt anfangs, dass

- die Herzfrequenz, also die Anzahl der Herzschläge pro Minute, steigt, um das Blut schneller transportieren zu können,
- das Herzschlagvolumen zunimmt, sodass mehr sauerstoffangereichertes Blut zur Verfügung steht,
- die Blutgefäße in der arbeitenden Muskulatur weit gestellt werden, um mehr Nährstoffe aufnehmen zu können,
- wir häufiger und intensiver ein- und ausatmen, damit mehr Sauerstoff aufgenommen und bereitgestellt werden kann,
- der Blutdruck steigt, damit mehr Blut schneller in die Arterien gepumpt werden kann. Allerdings geschieht dies erst acht bis zehn Sekunden nach Bewegungsbeginn.

Tipp

Die beste Bewegungsart für Ihr Herz-Kreislauf-System ist ein regelmäßiges, moderates und auf Sie abgestimmtes Ausdauertraining!
→ *ab S. 82.*

Kontinuierliches, abgestimmtes Bewegungstraining führt dann jedoch mittel- und langfristig dazu, dass sich das Herz-Kreislauf-System an ein günstiges Aktivitätsniveau anpasst und so dauerhaft leistungsfähig bleibt.

Wirkort Herz-Kreislauf

Regelmäßiges Ausdauertraining:

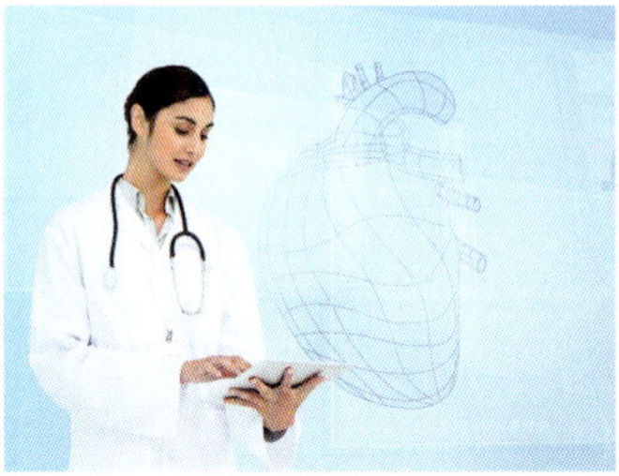

- → vermindert die Herzfrequenz um 10 bis 20 Schläge pro Minute. Dadurch spart das Herz bis zu 10 Millionen Schläge pro Jahr!
- → erhöht das Pumpvolumen des Herzmuskels, weil er kräftiger wird,
- → senkt den Blutdruck,
- → steigert das Lungenvolumen pro Atemzug um bis zu 30 Prozent.

Die Versorger: Stoffwechsel und Blut

Der Stoffwechsel unseres Körpers, das Wasser im Gewebe und das Blut im Herz-Kreislauf-System sorgen dafür, dass der bei Bewegung und Aktivität erhöhte Bedarf an Energie gedeckt wird. Während Sie sich bewegen, werden kontinuierlich neue Nährstoffe (wie beispielsweise energiereiche Kohlenhydrate) und Sauerstoff zur arbeitenden Muskulatur gebracht und die Stoffwechselprodukte, die dabei entstehen, abtransportiert oder wieder umgebaut (wie z. B. die Milchsäure, s. dazu Seite 59).

wissenswert

Im Stoffwechsel finden sämtliche lebensnotwendigen biochemischen Vorgänge statt, mit denen die Körperzellen Stoffe aufnehmen, sie aufschlüsseln, um- bzw. einbauen und wieder ausscheiden. Dazu zählen Energielieferanten, Baustoffe, Vitamine, Mineralstoffe, Wasser und Sauerstoff.

Wirkort Stoffwechsel

Durch körperliche Aktivität

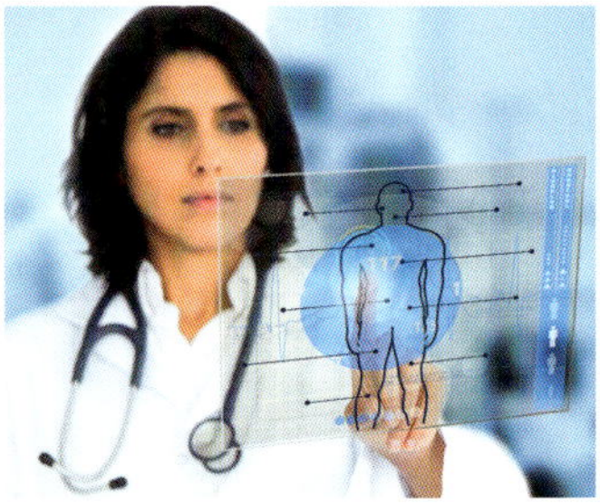

- → steigert sich die Anzahl der roten Blutkörperchen (zuständig für den Sauerstofftransport) um 8 bis 10 Prozent,
- → erhöht sich die Blutmenge im Körper um bis zu 1,5 Liter,
- → sinkt der Cholesterinspiegel, weil vermehrt Blutfette beim Training verbrannt werden,
- → erhöht sich der Anteil des „guten" HDL-Cholesterins,
- → werden mehr wachstumsfördernde Hormone produziert.
- → wird mehr Energie auch in Ruhe von den Zellen benötigt.

Orchester der Bewegungsarten: die Muskeln

Die Muskulatur ist unser größtes Stoffwechselorgan. In den Muskeln sind unsere „Brennöfen", die Mitochondrien, die Nährstoffe verbrennen und damit ermöglichen, dass der Muskel auch über längere Zeit arbeiten kann. Im Muskel werden Zucker und Fette verbrannt und in Energie umgewandelt, sodass die Nahrung verbraucht und nicht in Form von Fettdepots gelagert wird. Auf diese Weise kann uns die Aktivität der Muskeln vor Übergewicht, Zuckerkrankheit und selbst vor Immunsystemschwächen oder Demenz schützen. Eine gut trainierte Muskulatur sorgt aber auch dafür, dass wir mobil bleiben und allen Belastungen des Alltags leicht „trotzen" können. Damit ist die Muskulatur unser **wesentliches Vitalorgan**. Allerdings braucht sie viel Pflege, und das heißt: aktiv sein. Körperliche Bewegung fördert, je nach Art des Trainings, die vielfältigen Anpassungsmöglichkeiten der Muskeln.

Tipp

Aktivitäten, die wichtig für Ihre Muskulatur sind:
→ ab S. 84.

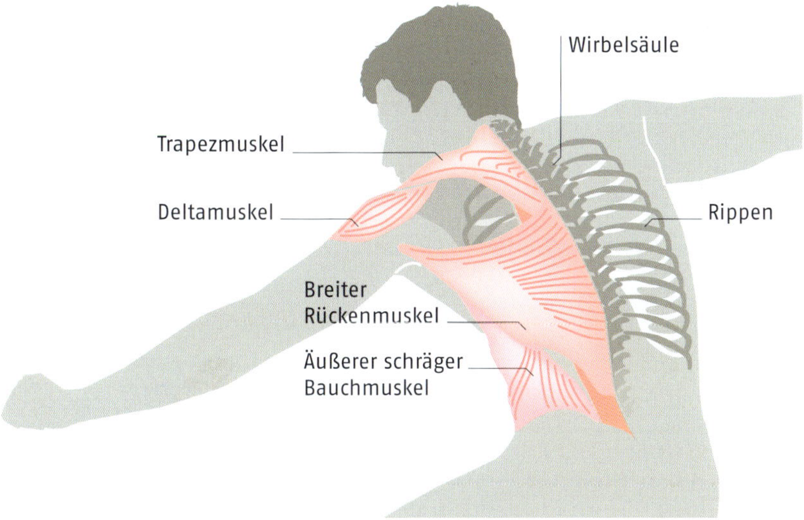

Eingespieltes Team: Alle Bewegungen unseres Körpers lassen sich auf die Aktivität und das Zusammenspiel von Muskeln und Nerven zurückführen.

Wirkort Muskulatur

Was Bewegung für die Muskeln bedeutet

→ Die **Koordination** der Muskulatur verbessert sich. Dies zeigt sich in der harmonischen Abstimmung des Zusammenspiels zwischen Nerv und Muskel und sorgt dafür, dass die Muskeln leichte und schwere Gewichte heben, schnelle und langsame Bewegungen ausführen können und die aufrechte Körperhaltung einen ganzen Tag ohne Pausen garantieren.

- Die **Ausdauer** der einzelnen Muskelgruppen wird erhöht. Ein trainierter Muskel ist widerstandsfähiger gegen Ermüdung, weil sich mehr Blutgefäße ausbilden und mehr Mitochondrien entwickeln. Ausdauertraining fördert also die Durchblutung der Muskulatur, steigert die Anzahl der Mitochondrien (der „Brennöfen") in der Muskulatur, verbrennt das Fett und reduziert das Körpergewicht.
- Für die **Kraftentwicklung** besonders wichtig ist die Dicke des Muskels. Das Volumen des Muskels verändert sich, indem sich der Baustoff der Muskulatur, das Eiweiß, vermehrt einlagert. Dadurch werden die einzelnen Muskelfasern dicker und leistungsfähiger. Um das zu erreichen, ist aber notwendig, die Muskulatur auch schon mal intensiv zu ermüden.

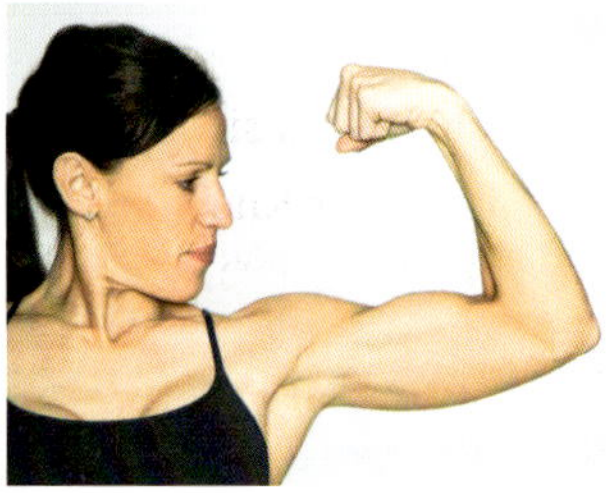

- Doch Muskeln müssen nicht nur kräftig, sondern auch **beweglich** sein. Dafür brauchen sie ihre normale, physiologische Länge. Wenn sie unterfordert sind, neigen alle Muskeln dazu, sich zu „verkürzen". Das heißt, Muskelfaserstrukturen bauen sich ab, was die Beweglichkeit zwangsläufig stark beeinträchtigt. Durch Dehnung der Muskulatur bleibt die Länge des Muskels stabil. Das ist notwendig, um alle Bewegungen ungehindert ausführen zu können.
- Untrainierte Muskeln können nur etwa 60 Prozent ihrer **Muskelfasern** zusammenziehen, der Rest bleibt ungenutzt. Durch Training können Sie es jedoch schaffen, auch die größeren Muskelfasern mit einzuspannen, die ansonsten unbeteiligt bleiben. Dadurch bekommen Ihre Muskeln mehr PS und werden deutlich leistungsfähiger.

Für Beweglichkeit und Kraft bis ins hohe Alter müssen Sie nur die Muskulatur nutzen. Sie kennt keine festgelegte biologische Uhr, wie uns die vielen Beispiele der „fitten Alten" vor Augen führen. Eine trainierte Muskulatur eines 70-Jährigen kann durchaus die Werte eines 30-jährigen Untrainierten erreichen – und das lohnt sich doch, oder?

Tragendes, bewegliches Gerüst: Knochen und Knorpel

i wissenswert

Kalzium ist das wichtigste Mineral der Knochensubstanz.

Knochen und Knorpel sind Strukturen, die nur schlecht oder gar nicht durchblutet sind. Um zu leben und zu überleben, benötigen sie Bewegungsreize. Diese Reize sorgen im Knochen dafür, dass der Stoffwechsel sich erhöht und knochenaufbauende Vorgänge eingeleitet werden. Beim Knorpel trägt Bewegung dazu bei, dass die so wichtigen Aufbaustoffe von der Gelenkflüssigkeit in die Knorpelstruktur eingewalkt werden. Ohne Bewegungsreiz bauen sich sowohl Knochen als auch Knorpel ab, sodass man uneingeschränkt für diese Strukturen sagen kann „Bewegung heißt Leben"!

Die Knochen: Festigkeit im Auf und Ab

Die Knochen sind sehr stabil und doch so empfindlich. In einem eigenen Stoffwechsel sind sie beständig ablaufenden Aufbau- und Abbauprozessen unterzogen. Der Knochen ist also ein lebendes Organ, das immer wieder neu „modelliert" wird. Diese „biologische Plastizität" ist notwendig, damit er den sich ständig ändernden Anforderungen an die Stütz- und Bewegungsfunktionen gerecht werden kann. Die Knochenzellen sind verantwortlich für alle Prozesse, die dem Aufbau und der Erneuerung dienen. Die Osteoblasten bilden die Knochengrundsubstanz. In der umgewandelten Form als Osteozyten können sie die Knochenhärtung beeinflussen. Außerdem nehmen sie die so wichtigen Bewegungsreize auf. Die Osteoklasten resorbieren die Knochen. Aus der harmonischen Zusammenarbeit aller Zellen werden der bedeutsame Prozess der Knochenhärtung, d. h. der Einlagerung des Minerals Kalzium, gesteuert, knochenab- und -aufbauende Vorgänge in Einklang gebracht und so die Festigkeit des Knochens bestimmt. Umgekehrt führt eine Minderbelastung des Knochens zu einer Inaktivitätsatrophie (Verlust an Masse), wie wir sie auch bei den Muskeln finden. Dabei reduziert sich die Knochendichte, und die Belastbarkeit nimmt zwangsläufig ab.

Tipp

Die besten Bewegungsformen für Knochen und Knorpel *→ ab S. 82.*

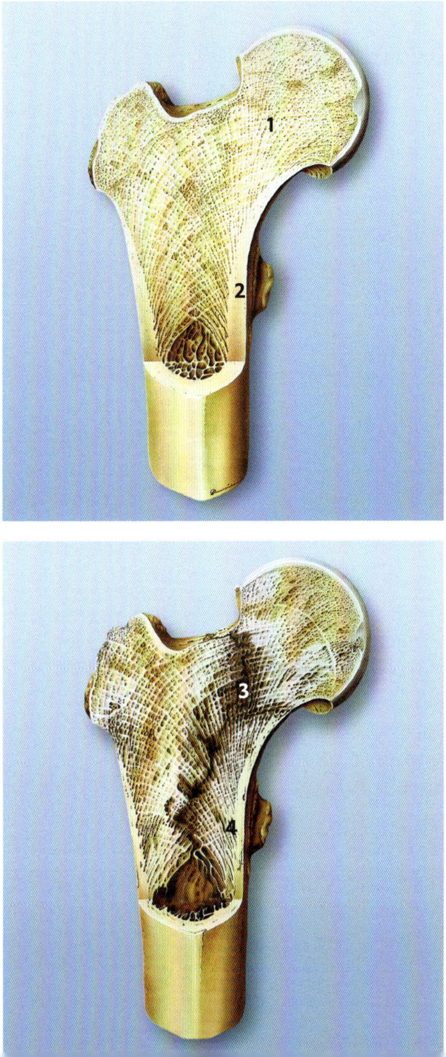

Beim osteoporotischen Knochen ist der Schwund der Spongiosa zu erkennen. Der Oberschenkelknochen hat seinen Schwachpunkt im Halsbereich (1 und 3). Allmählich wird die Knochenrinde (2 und 4) dünner; die Gefahr eines Oberschenkelhalsbruches steigt.

Wirkort Knochen

Bewegungsreize für die Knochenzellen

- Bewegung ist der beste Stimulus, die Knochenzellen zur Aktivität anzuregen und die Knochen zu festigen;
- Die damit einhergehende mechanische Belastung regt den Knochenstoffwechsel an. Der Knochen reagiert sehr fein und ausgewogen auf mechanische Beanspruchungen wie Druck- und Zugbelastungen mit einem zielgerichteten Aufbau.

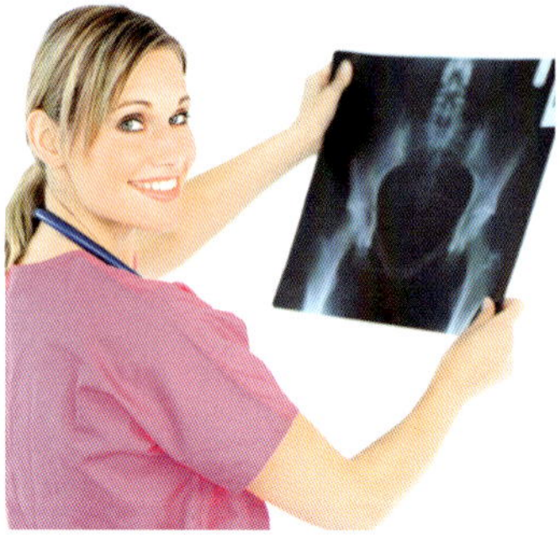

Gelenkschutz: der Knorpel

Vergleichbares gilt auch für den Knorpel. Eine dünne Knorpelschicht überzieht alle knöchernen Gelenkanteile. Sie schützt den Knochen wie eine Art Lack. Um ernährt zu werden, braucht sie Bewegung. Die Nährstoffe besitzen keinen direkten Zugang zum Knorpel und müssen daher durch Diffusion aus der Gelenkflüssigkeit zum Knorpel transportiert werden. Damit sie die Strecke durch den Gelenkraum bis zur Knorpelmatrix zurücklegen können, ist es notwendig, dass das Gelenk bewegt wird, d. h. ohne Bewegung wird der Knorpel nicht ernährt und trocknet aus.

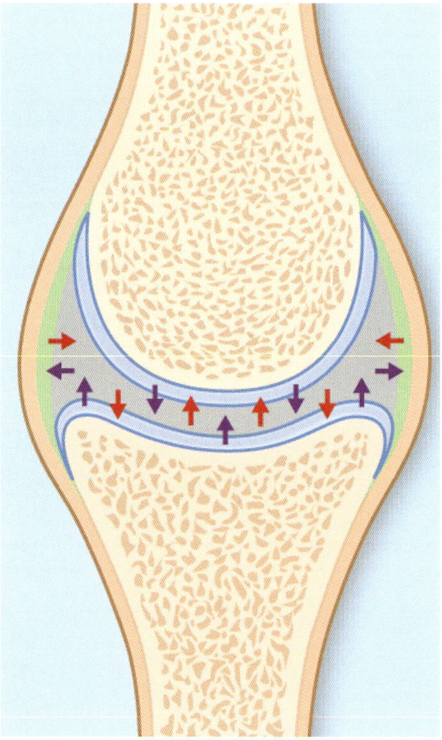

Diffusion: Übergang unterschiedlicher Stoffe über eine durchlässige Trennschicht hinweg von einer Konzentrationsstufe in eine andere bzw. deren Vermischung.

Wirkort Knorpel

Seine Qualität nimmt zu

- ➜ Bewegung sorgt für eine bessere Ernährung des Knorpels und
- ➜ erhöht Dicke, Umfang sowie Elastizität der Knorpelschicht.

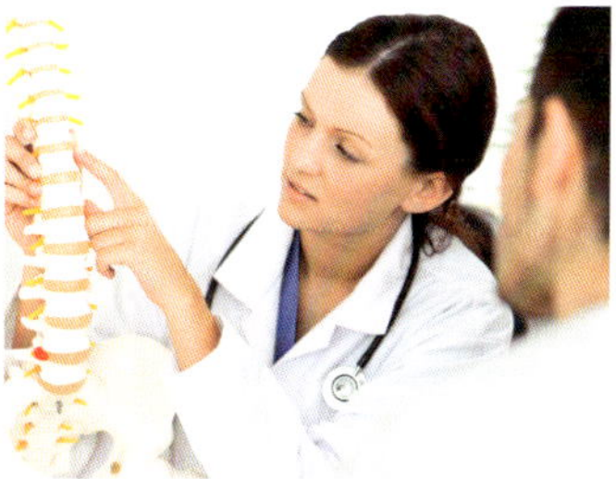

Ist der Knorpel aber richtig versorgt, passt er sich – ähnlich wie der Knochen – in seiner Struktur an. Er vergrößert dann sowohl die Fläche als auch die Dicke und sein Volumen. Gelenke, die adäquat belastet werden, zeigen eine recht dicke „schützende“ Knorpelschicht, während die weniger beanspruchten Gelenke nur geringe Knorpelvolumina aufweisen.

Schaltzentrale: das Gehirn

Vom Herzschlag über das Muskelspiel bis zu Glücksgefühlen: Das Gehirn steuert bis auf wenige Ausnahmen fast alle Vorgänge im Körper. Über das Blut wird es wie alle Organe mit den lebensnotwendigen Substanzen versorgt. Die Nervenzellen des Gehirns benötigen große Mengen Sauerstoff und Zucker, um aktiv sein zu können. Das Gehirn allein verbraucht rund 20 Prozent des Sauerstoffs, den wir einatmen, und etwa ein Viertel des Blutzuckers. Dass auch das Gehirn von Bewegung und Sport profitiert, wissen wir seit noch nicht allzu langer Zeit. Zwischen der Arbeit der Muskulatur und den zugehörigen Gehirnabschnitten gibt es Wechselbeziehungen. Dabei ist zu beobachten, dass Bewegung die Durchblutung des Gehirns bis zu 30 Prozent steigert. Dies wiederum erhöht die Anzahl der Nervenzellen und bremst so Abbauprozesse. Auch das Gehirn ist ein „aktivitätshungriges“ Organ, und deshalb sollten wir ihm täglich „seine“ Bewegung gönnen.

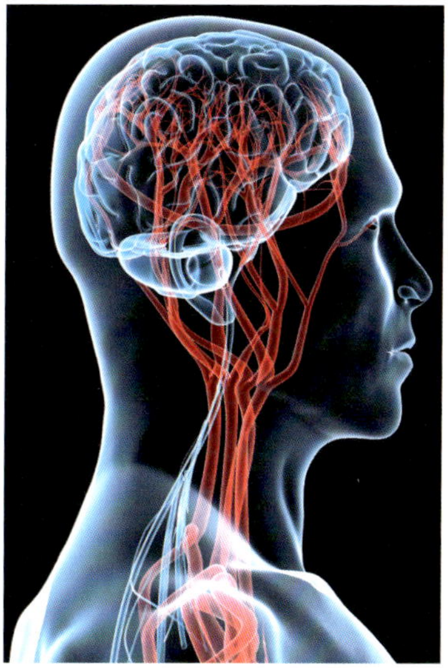

Von hier geht alles aus: Das Gehirn als oberstes Steuerorgan muss gut durchblutet sein (blau: Gehirn und Nerven, rot: Blutgefäße).

Wirkort Gehirn

Bewegung ist gut für den Geist

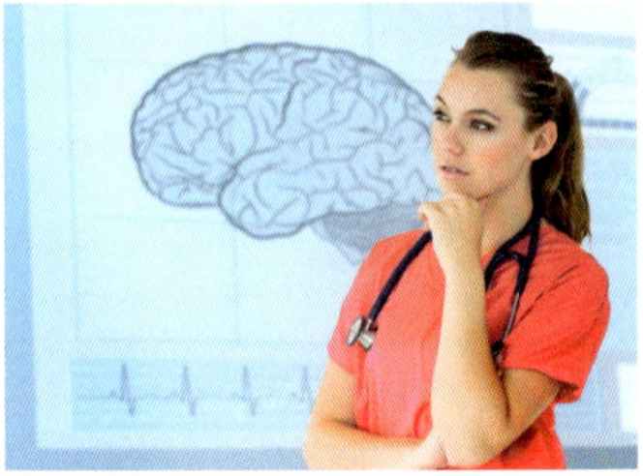

- Regelmäßige körperliche Aktivität steigert die Gehirndurchblutung um bis zu 30 Prozent,
- erhöht die Anzahl der Nerven und bremst somit Altersprozesse,
- fördert die Bildung von Nervenkontakten und hält die Nervenzellen „in Form“,
- beeinflusst das Kurzzeitgedächtnis positiv,
- sorgt für Wohlbefinden und hilft gegen die Gefahr, an Demenz oder Alzheimer zu erkranken.

wissenswert

Bewegung und Sport fördern auch gezielt die geistige Leistungsfähigkeit.

Es enthält übrigens rund 100 Milliarden Nervenzellen (Neurone). Jede von ihnen ist über unzählige Kontakte mit anderen verknüpft. Wünschenswert ist natürlich, dass die Nervenzellen möglichst lange und gut erhalten bleiben. Vital bleiben können aber nur diejenigen Nervenzellen, die in der Lage sind, Verbindungen (Synapsen) mit anderen einzugehen. Über die Synapsen werden mit Hilfe von Nervenbotenstoffen unzählige Impulse (Informationen) weitergeleitet. Ein starker Reiz zur Bildung solcher Synapsen ist körperliche Aktivität. Die verbesserte Durchblutung führt dazu, dass neue Synapsen aufgebaut und somit die Neurone erhalten werden. Bewegung sorgt also dafür, dass möglichst viele Nervenzellen lange leben und uns dienen können.

Im Zuge der völlig normalen Altersvorgänge nimmt das Gewicht des Gehirns kontinuierlich etwas ab. Hauptursache ist meist ein Verlust an Wasser in den Zellstrukturen. Deshalb ist es so wichtig, ausreichend zu trinken. Aber

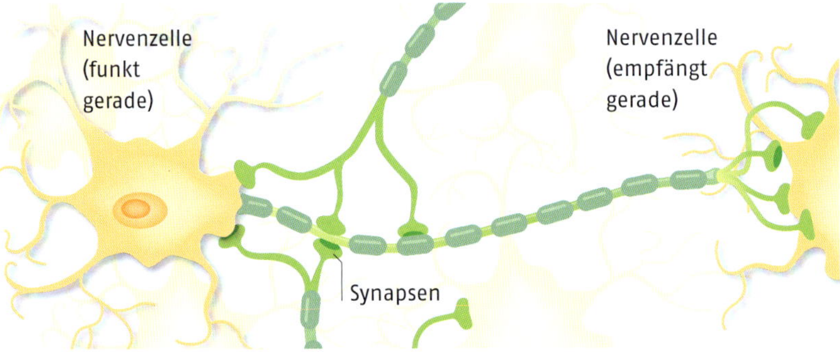

Nervenzellen im „Gespräch“

auch die Zahl der Dendriten verringert sich etwa ab dem 50. bis 60. Lebensjahr. Dendriten sind so genannte Nervenausläufer, die Informationen zu den eigenen Neuronen transportieren. Sie sind mit speziellen Dornen, Spines, ausgestattet, die unser Kurzzeitgedächtnis repräsentieren. Verringert sich deren Zahl, dann vermindert sich die Leistungsfähigkeit des Kurzzeitgedächtnisses. Eine durch Bewegungsaktivitäten erhöhte Durchblutung des Gehirns wirkt sich dagegen positiv auf das Wachstum der Spines aus und fördert somit das Kurzzeitgedächtnis – selbst noch im hohen Alter und führt einen erfolgreichen Kampf gegen Demenz und Alzheimer.

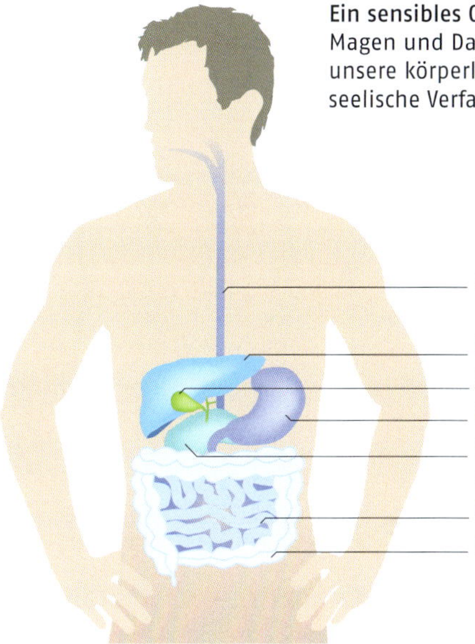

Ein sensibles Organsystem: Magen und Darm spiegeln unsere körperliche und seelische Verfassung wider.

Transportspezialist: die Verdauung

Bewegung, ballaststoffreiche Nahrung und Trinkflüssigkeit halten den Darm in Schwung. Wir genießen Speisen und Getränke, und unser Körper verwertet die brauchbaren Inhaltsstoffe, um seinen Energie- und Nährstoffbedarf zu decken. Zwischen Nahrungsaufnahme und Nährstoffverwertung in der Zelle ist der Vorgang der Verdauung sowie der Nährstofftransport über das Blut geschaltet.

Achtung

Es ist nie zu spät, etwas Gutes für das Gehirn zu tun, denn es belohnt unseren Einsatz mit hoher Leistungsfähigkeit und -bereitschaft.

Wirkort Verdauung

Bewegung ...

- regt die Verdauungsorgane zur Arbeit an,
- hält die Muskeln des Darms in Schwung,
- entspannt Magen- und Darmtrakt.

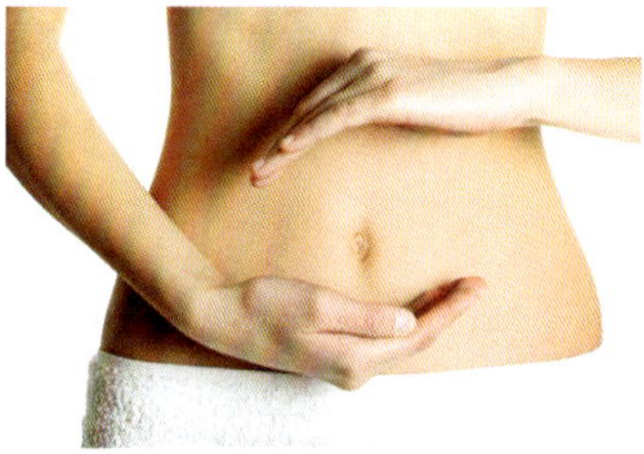

Die meisten Inhaltsstoffe treten durch die Dünndarmwand ins Blut oder in die Lymphflüssigkeit über. Dafür müssen die Nahrungsbestandteile in eine geeignete Form gebracht werden. Das geschieht in einem wohl abgestimmten Zusammenspiel verschiedener Verdauungssäfte und ihrer Wirkstoffe wie Enzyme, Magensäure und Gallensäure. Nährstoffkomplexe wie Stärke, Fette und Eiweiße müssen zunächst durch Enzyme in ihre kleinsten Bausteine abgebaut werden. Erst daraus kann der Organismus seine Energie gewinnen oder eigene Substanzen aufbauen. Der nicht verwertbare Rest der Nahrung wird wieder ausgeschieden. Körperliche Aktivität fördert diese Prozesse. Diese laufen dann nicht nur schneller ab, sondern auch die Verwertung der Nahrungsstoffe gelingt deutlich besser.

Abwehrteam: das Immunsystem

Das Immunsystem ist unser „sechster Sinn" und nimmt unter anderem die Aufgabe wahr, die „inneren Feinde" wie eingedrungene Krankheitserreger (Bakterien, Pilze, Viren) und auch Krebszellen zu erkennen und abzutöten. Es ist – grob gesehen – als über den ganzen Körper verteiltes Organsystem zu betrachten, an dem viele einzelne Bestandteile beteiligt sind. Hierzu zählen unter anderem die Milz, das Knochenmark, die Lymphknoten, die Mandeln, der Darm, bestimmte Gebiete des Gehirns, spezielle Abwehrzellen (Lymphozyten und Leukozyten) sowie flüssige Immunstoffe (Immunbotenstoffe und -globuline).

Wirkort Immunsystem

Bewegung und Sport verbessern die Abwehr

- Körperliche Aktivität stimuliert das Immunsystem von Beginn der Aktivität an und erhöht seine Leistungsfähigkeit langfristig um bis zu 50 Prozent,
- regt Antikörper an, sich schneller zu bilden,
- trägt dazu bei, dass die körpereigenen Killerzellen und auch die Leukozyten vermehrt aktiviert und mobilisiert werden,
- fördert so die Abwehrlage des Organismus gegenüber Angriffen von innen und außen.

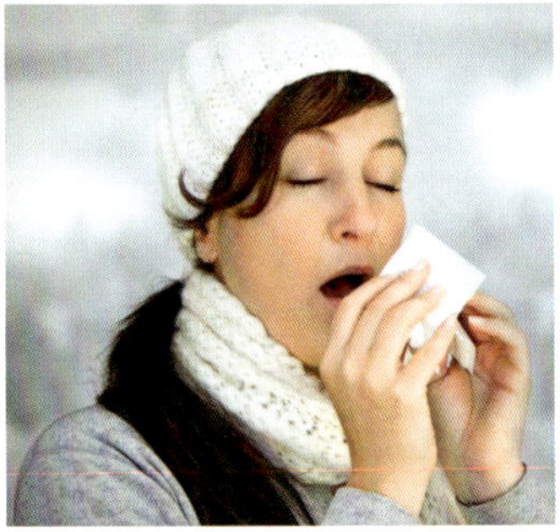

Steuermänner: die Hormone

Hormone sind Regulationsstoffe, die nahezu alle Vorgänge, die im Organismus ablaufen, beeinflussen. Sie legen die unterschiedliche Entwicklung von Mann und Frau fest, sorgen dafür, dass wir wachsen, und regeln die gesamten Stoffwechselabläufe. Die bekanntesten Hormone sind das Testosteron und die Östrogene (Sexualhormone), das Insulin (Nahrungshormon), das Adrenalin (Stresshormon) und die Endorphine („Glückshormone"). Den Höhepunkt unseres Hormonstatus erreichen wir etwa mit dem 30. Lebensjahr. Danach sinken die Spiegel bestimmter Hormone stetig, insbesondere die von Wachstums- und Sexualhormonen. Aus zahlreichen wissenschaftlichen Studien wissen wir heute, dass körperliche Aktivität und Sport die Hormonproduktion positiv beeinflussen.

Bewegung als Glücksbringer: Ihr Körper belohnt Sie mit spürbar mehr Wohlbefinden und vielen Glücksmomenten.

Sport und Bewegung greifen somit direkt in unser Wohlbefinden ein. Sie verringern auch die Beschwerden, die nach dem Beginn der „Wechseljahre" das Leben beeinträchtigen können.

Wirkort Hormonproduktion

Bewegung ist gut für bestimmte Hormone

- Bewegung stimuliert die hormonproduzierenden Organsysteme, vermehrt Hormone auszuschütten, vor allem Wachstumshormone und Sexualhormone,
- baut gleichzeitig ungünstige Hormone ab (z. B. Stresshormone wie Adrenalin, Kortisol),
- fördert die Ausschüttung stressreduzierender Substanzen (Melatonin, DHEA),
- belohnt die Aktiven beim Sport sogar mit „Glückshormonen" (Endorphine).

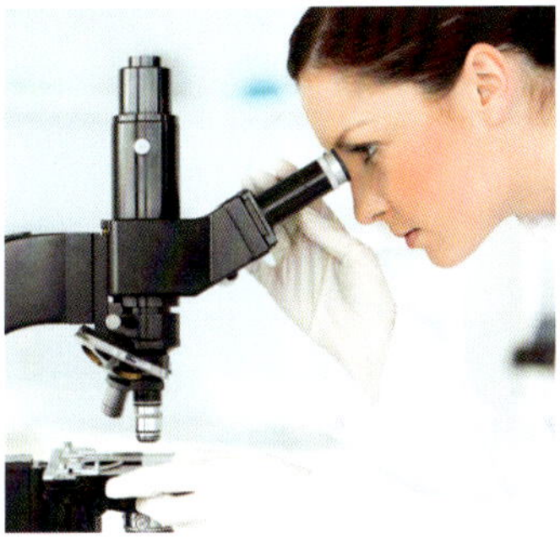

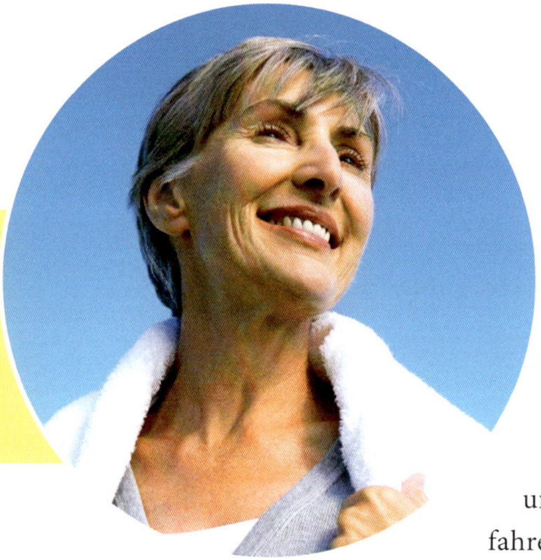

Die berühmten „Falten“: älter werden ja – aber mit einem guten Rezept

Viele wissenschaftliche Studien zeigen es unspektakulär, aber unmissverständlich auf: „Man ist nicht mehr der Alte.“ Nicht nur die Haut wirft Falten, nein, auch unsere Leistungsfähigkeit schwindet dahin, weil alle unsere Organsysteme und Strukturen im Verlauf des Lebens Einbußen erfahren. Und das beginnt schon früher, als Sie glauben mögen – spätestens mit 30 Jahren fängt der „Zahn der Zeit an zu nagen“.

Tut man nichts, dann reduziert sich:

- die Ausdauer mit der Herz-Kreislauf-Tätigkeit ab dem 25. Lebensjahr alle 10 Jahre um 15 Prozent
- die Kraft der Muskulatur ab dem 30. Lebensjahr alle 10 Jahre um 10 – 15 Prozent
- die Beweglichkeit ab dem 20. Lebensjahr alle 10 Jahre um 5 – 15 Prozent
- die Knochendichte (besonders bei Frauen ab dem 40. Lebensjahr) um 2 – 3 Prozent pro Jahr. Auch die Gedächtnisleistungen benötigen, je älter wir werden, immer mehr Zeit
- die Reaktionsgeschwindigkeit jährlich ab dem 30. Lebensjahr um 2 Prozent
- das Zusammenspiel von Nerven und Muskeln ab dem 40. Lebensjahr stetig.

Aber keine Sorge – diesen Rückgang kann man aufhalten. Aktivität, viel Bewegung und eine ausgewogene Ernährung ermöglichen, dass die Organe viel langsamer an Leistungsfähigkeit verlieren. Und dabei hilft Ihnen die Vitalitätsformel. Wir zeigen Ihnen, wie Sie sie in Ihrem Alltag umsetzen und die Vorteile genießen können.

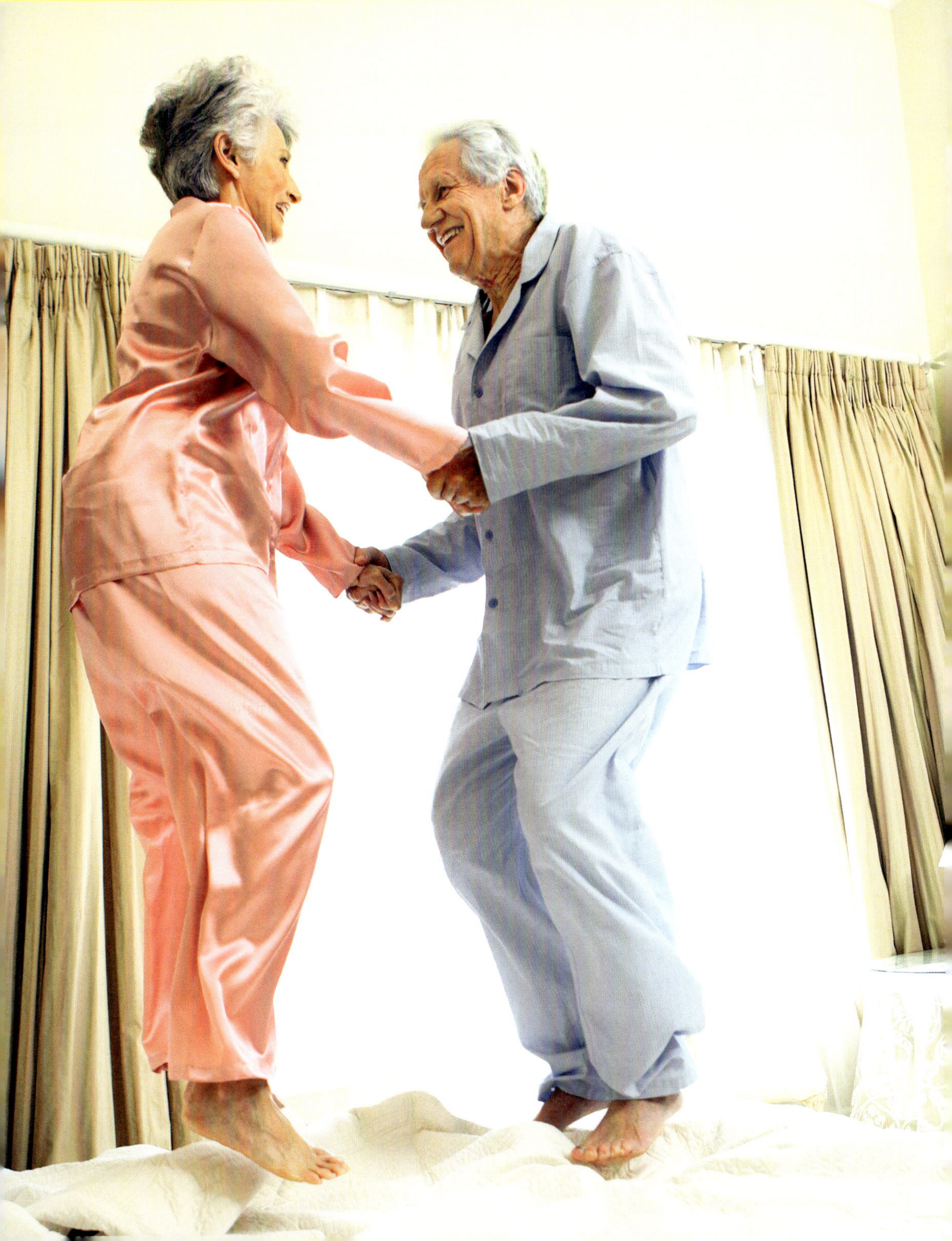

Vitalitätsstoffe – ohne die geht's nicht

Aus Nahrung wird Energie 54

Grund- und Leistungsumsatz: Wissenswertes zum Kalorienbedarf 54

Nicht abschlaffen im Schlaraffenland! 56

Der Stufenplan der Energie: Phosphate als Energiezwischenspeicher 57

Die unterschiedlichen Energiequellen – für jeden Bedarf die richtige „Zapfsäule" 58

Sauerstoff – ein gasförmiger Vitalitätsstoff der besonderen Art 61

Hauptnährstoffe – die Energielieferanten aus der Nahrung 63

Die optimale Nährstoffaufteilung 64

Kohlenhydrate – best energy! 64

Mit dem GLYX glückt's 65

Fett – besser als sein Ruf 66

Eiweiß – unser Bodybuilder und Stoffwechselaktivator 67

Der Body-Mass-Index (BMI): Wie gesund ist Ihr Gewicht? 68

Warnzeichen Bauchfett 69

Der Mensch lebt nicht von Kalorien allein 70

Der Energiebedarf lässt nach – nicht aber der von Vitalitätsstoffen 70

Teamwork statt Einzelkampf 76

Wasser ist Leben 77

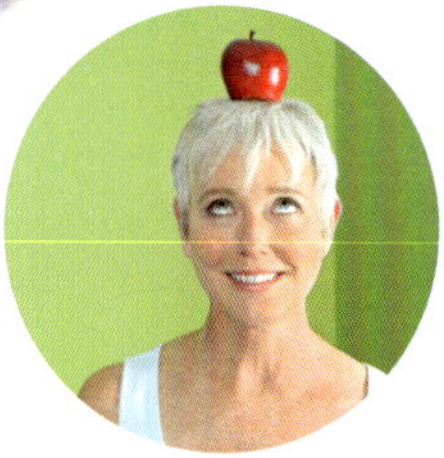

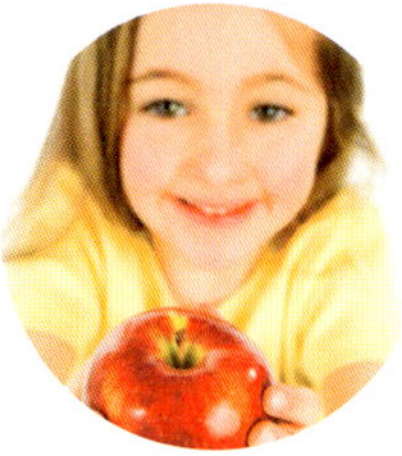

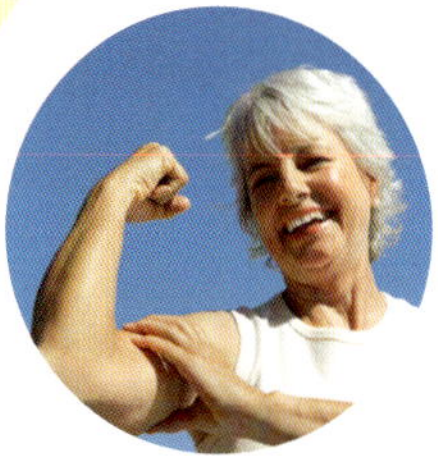

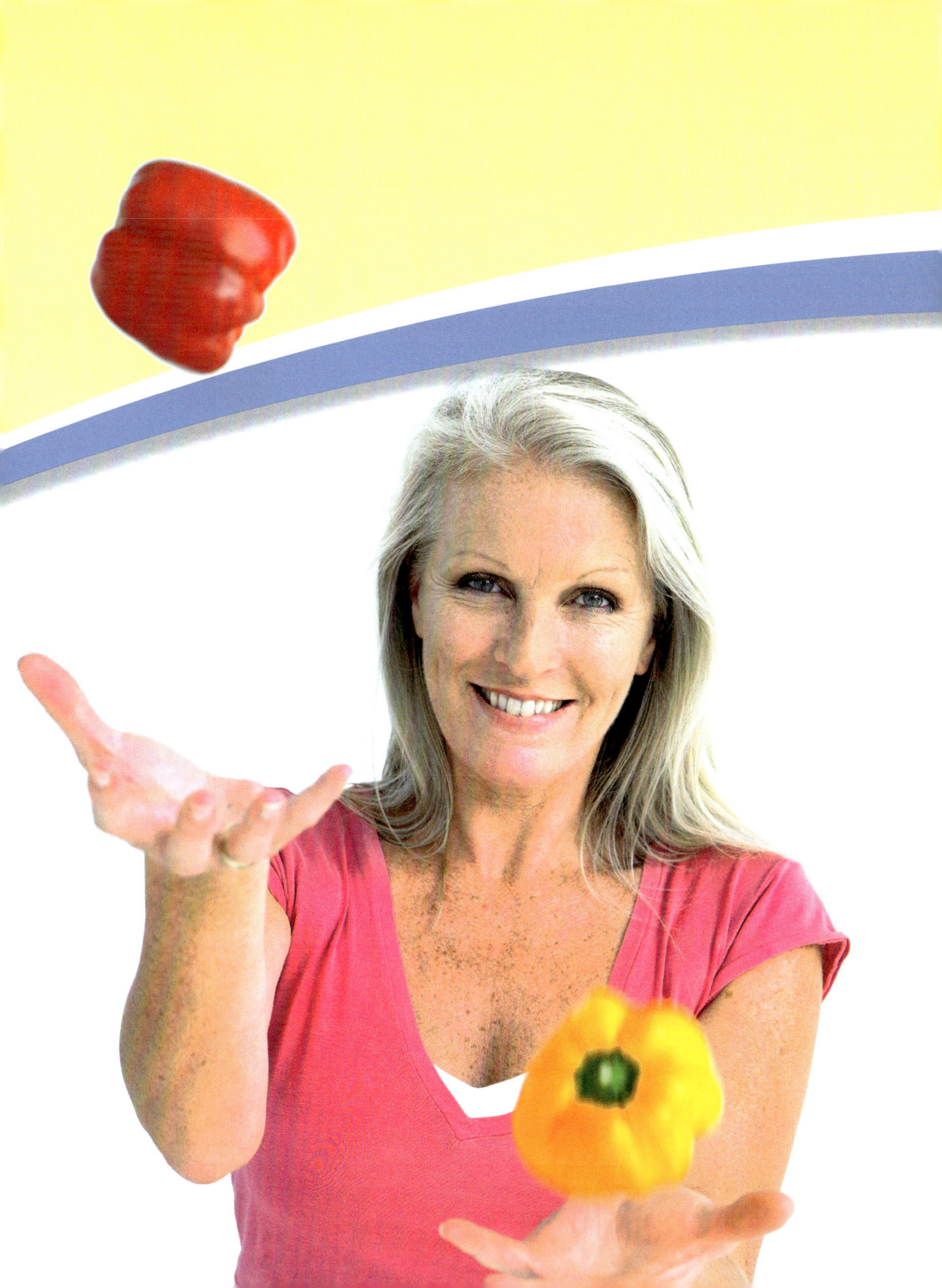

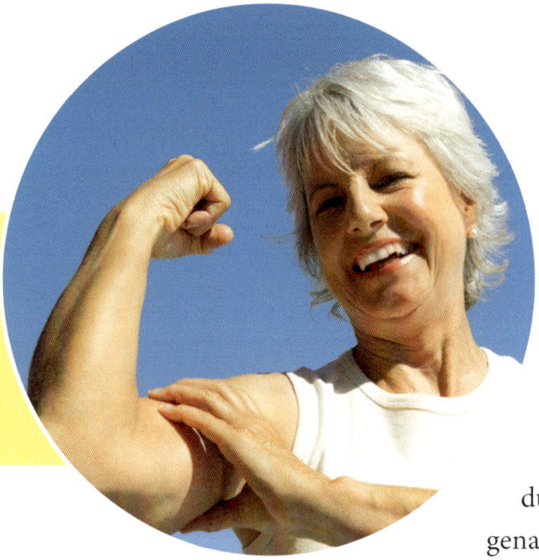

Aus Nahrung wird Energie

Energie ist die Grundvoraussetzung zum Leben. Unser Körper benötigt ständig Energie – auch im Schlaf. Die vorhandenen Energiereserven des Körpers und ihr steter Nachschub mittels Nahrung und deren Verbrennung machen es dem Menschen überhaupt erst möglich, Arbeit zu leisten. Der größte Teil dieses Brennstoffs wird bei durchschnittlicher körperlicher Belastung für den so genannten **Grundumsatz** verbraucht.

Grund- und Leistungsumsatz: Wissenswertes zum Kalorienbedarf

Zum Grundumsatz zählen jene Energie fordernden „Routinearbeiten", die der Körper ununterbrochen erledigen muss, wie z. B. Atmung, Herz-Kreislauf-Tätigkeit, Aufrechterhaltung der Körpertemperatur – kurz das Instandhalten aller lebensnotwendigen Stoffwechselfunktionen im Ruhezustand.

Der Energiebedarf für den individuellen Grundumsatz ist jedoch **abhängig von Geschlecht, Alter, Körpergröße und Körpergewicht.** Darüber hinaus spielt beim jeweiligen Körpergewicht zusätzlich eine Rolle, inwieweit es sich aus **Muskel- oder aus Fettgewebe** speist. Muskulatur verbraucht auch in Ruhe mehr Energie als das Fettgewebe. Muskulöse Menschen haben daher einen höheren Grundumsatz als solche mit einem hohen Körperfettanteil – ein Grund mehr, sich für ein regelmäßiges „Work-out" (Muskel(kraft)training, mehr dazu ab Seite 82) zu entscheiden. Die Grundumsatzrate sinkt jedoch mit steigendem Alter und Fettanteil. Halten Sie rechtzeitig dagegen, indem Sie körperlich aktiv bleiben oder werden.

i wissenswert

Was den Grundumsatz noch erhöht

Bei einer Schilddrüsenüberfunktion lassen die Schilddrüsenhormone den Grundumsatz krankhaft stark ansteigen, während bei einer Unterfunktion die geringere Hormonausschüttung ihn deutlich absenkt.

So errechnen Sie Ihren Grundumsatz

Es gibt viele, teilweise recht komplizierte Formeln, um Ihren täglichen Grundumsatz zu berechnen. Die einfachste (und deshalb auch nur zur ungefähren Orientierung gedachte) lautet:

Grundumsatz (kcal) = Normalgewicht (kg) x 24

Normalgewicht (kg) = Körpergröße (cm) - 100

Beispiel: Ein Erwachsener mit 70 Kilogramm Normalgewicht hat demnach einen Grundumsatz von 1680 Kilokalorien (kcal). Berücksichtigt man die unterschiedliche Körperzusammensetzung von Frauen und Männern, kann man für Frauen aufgrund des physiologisch höheren Fettanteils vom ermittelten Wert zehn Prozent abziehen. Diese stark vereinfachte Berechnung trifft am ehesten für Erwachsene mittleren Lebensalters (20 bis 50 Jahre) mit durchschnittlichem Gewicht zu.

Bei jüngeren Menschen muss man einige Kilokalorien zugeben, bei älteren Menschen einige abziehen. So ist der Grundumsatz eines inaktiven 65-jährigen Mannes etwa 15 Prozent niedriger als der eines 25-Jährigen. **Insgesamt dienen deshalb die errechneten Werte nur zur Orientierung.**

Steigern Sie Ihren Leistungsumsatz!

Wir benötigen jedoch Energie nicht nur für die Basisvorgänge in unserem Stoffwechsel, sondern darüber hinaus auch für Muskelarbeit im Beruf und in der Freizeit, für den so genannten **Leistungsumsatz.** Wer körperlich arbeitet oder Sport treibt, braucht eine andere Ernährung als derjenige, der vorwiegend im Auto, am Schreibtisch und vor dem Fernseher sitzt, denn Sport treiben heißt, eine Leistung zu erbringen, wofür noch mehr Energie erforderlich ist.

Je nach beruflicher Tätigkeit und Freizeitaktivität ergibt sich der **Gesamtenergiebedarf** als ein Mehrfaches des jeweiligen persönlichen Grundumsatzes. Der Mehrwert wird als **körperlicher**

wissenswert

Zur Orientierung:
Normalgewicht (kg) x 24 =Grundumsatz (kcal)

Für Männer (nur Zirka-Angaben):
Grundumsatz plus 10 Prozent

Für Frauen (nur Zirka-Angaben):
Grundumsatz minus 10 Prozent

Für ältere Personen (nur Zirka-Angaben):
Grundumsatz minus ca. 15 Prozent

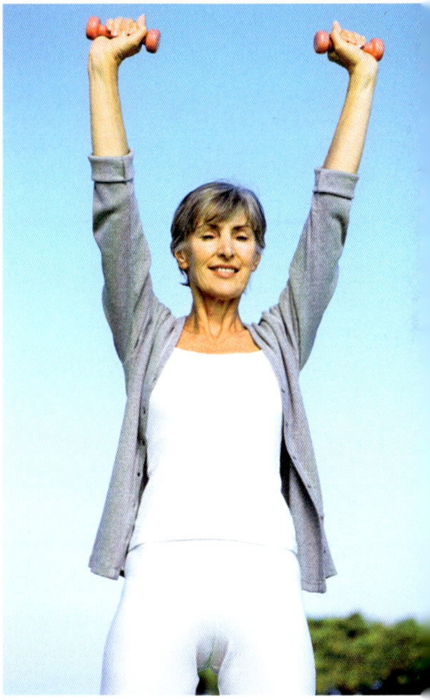

Wer sich im Beruf wenig bewegt, kann dies durch Sport in der Freizeit wieder ausgleichen!

Aktivitätsfaktor bezeichnet. Nicht selten wird in der Freizeit mehr Energie umgesetzt als während der Berufsarbeitszeit.

Unter üblichen Lebensbedingungen kann der Aktivitätsfaktor zwischen **1,2 und 2,4** variieren, wobei für geringe körperliche Belastungen mit überwiegend sitzender Tätigkeit – auch im Hinblick auf die Vermeidung von Übergewicht – eher ein verhältnismäßig niedriger Wert von 1,4 zugrunde gelegt werden sollte. Körperliche Schwerarbeiter und Leistungssportler können dagegen durchaus auf den Faktor 2 und höher kommen. Gehen wir vom „Normalfall" der leichten körperlichen Arbeit aus, so ergibt sich für eine 70 Kilogramm schwere männliche Referenzperson mit einem Grundumsatz von 1680 kcal pro Tag (multipliziert mit 1,4) ein Gesamtenergiebedarf von 2352 kcal innerhalb von 24 Stunden.

wissenswert

Der Gesamt-Energiebedarf ist immer abhängig vom Aktivitätsfaktor:
= Grundumsatz mal Aktivitätsfaktor

Aktivitätsfaktor (Beispiele):
1,4: sitzende Tätigkeit
1,7: intensive Haus- oder Gartenarbeit
2,0: Schwerarbeit

Betreibt unser Beispielmann zusätzlich Freizeitsport (etwa eine Stunde Radfahren oder Langlauf) oder intensive Gartenarbeit, so erhöht sich sein Aktivitätsfaktor an diesem Tag auf 1,7, und er kommt auf einen rechnerischen Gesamtenergieumsatz von 2856 kcal.

Ob die Energieaufnahme über die Nahrung dem jeweiligen Bedarf entspricht, lässt sich nämlich leicht am Körpergewicht ablesen. Das einfache Balance-Modell vom Energiegleichgewicht hat nach wie vor Gültigkeit. Stimmt die Energiebilanz nicht, herrscht also ein Ungleichgewicht zwischen Energiezufuhr und -verbrauch, kommt es entweder zur Gewichtszunahme oder -abnahme.

Achtung

In der Praxis ist Wiegen zur Überprüfung des Körpergewichts immer noch wichtiger als das Rechnen!

Nicht abschlaffen im Schlaraffenland!

Da wir mit zunehmenden Jahren und abnehmender körperlicher Aktivität jedoch durchschnittlich eher weniger und nicht mehr als 2000 Kilokalorien benötigen und umsetzen, müssen wir auf der Ausgabenseite der Energiebilanz, also beim **Leistungsumsatz,** entsprechend zulegen. Wer also nicht an Pfunden zunehmen, sich ständig beim Essen zügeln und mit Feinschmeckerhäppchen begnügen möchte, **muss sich mehr bewegen.** Dann schaffen Sie es, dass der Traum vom Schlaraffenland nicht zum Kalorienalbtraum wird und sich

Ihr Wunsch vom Essen als genussreichste Art der Energieversorgung erfüllt.

Energiespeicher in Form von Fettdepots nützen nur, wenn diese Energiereserven auch irgendwann mobilisiert, das heißt benötigt werden. Nun wollen wir alle keine Hunger- und Notzeiten herbeireden und auch nicht auf die durch Technisierung und Automatisierung erleichterten Arbeitsabläufe in Haushalt und Beruf verzichten. Deshalb müssen all diejenigen, die mit den Genen eines steinzeitlichen Stoffwechsels im bequemen Schlaraffenland nicht nur überleben, sondern fit, schlank und vital bleiben wollen, die richtige Kurve kriegen. Und hier sind sich alle einig. Man muss das Energiebilanzproblem von beiden Seiten angehen. Wie gesagt: **Essen und Trimmen – beides muss stimmen!**

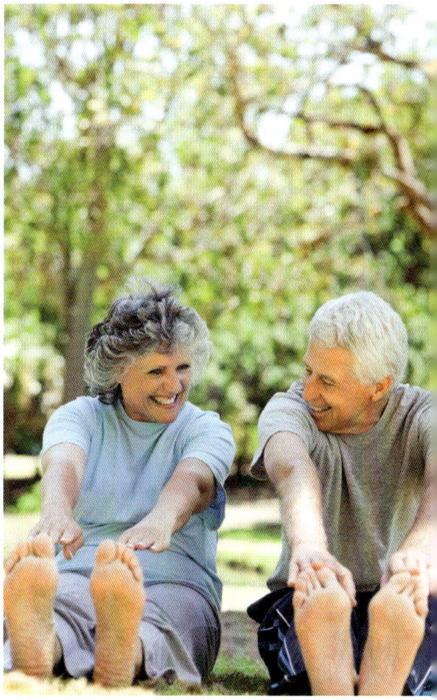

Nicht nur „Energiespeicher anlegen", sondern auch benutzen!

Angriff auf die Fettdepots

Das heutige, ganzjährige Nahrungsmittelangebot erhöht eher die Gefahr, die Speicher nur noch zu füllen und nicht mehr ausreichend zu leeren. Also müssen wir die uns innewohnende Fähigkeit, unseren Fettstoffwechsel zu trainieren und zu mobilisieren, nur wieder richtig nutzen lernen. Dazu müssen Sie wissen, wie die Energiebereitstellung überhaupt funktioniert.

Der Stufenplan der Energie: Phosphate als Energiezwischenspeicher

Der eigentliche Ort der Energiegewinnung ist die Zelle. Dort werden die energiehaltigen Nährstoffe **Kohlenhydrate, Fette und Eiweiß** mit und ohne Sauerstoff zu energieärmeren Stoffwechselzwischen- und -endprodukten umgewandelt. Der Abbau von Nährstoffen und die daraus resultierende Energiegewinnung laufen in einem stufenweisen Prozess ab, der in den **Kraftwerken der Zellen,** den Mitochondrien, stattfindet. Man vergleicht dieses System gern mit einem „Verbrennungsofen", da dort die Nährstoffe mithilfe des eingeatmeten Luftsauerstoffs oxidiert („verbrannt") werden. Dennoch ist dieser Vergleich nicht ganz korrekt.

ATP – Wechselgeld im Stoffwechselbetrieb

In lebenden Zellen wird die Verbrennungsenergie nicht wie im Ofen vollständig als Wärme freigesetzt, sondern zum Aufbau einer energiereichen Verbindung verwendet – einer Phosphorverbindung mit dem Namen **ATP** (= Adenosintriphosphat). Man kann diese Verbindung auch als Wechselgeld des biochemischen Stoffwechselbetriebs bezeichnen. Dieses Energiespeichermolekül ist wie eine Art Batterie – es ist die überall dort gültige Währung, wo Energie benötigt wird.

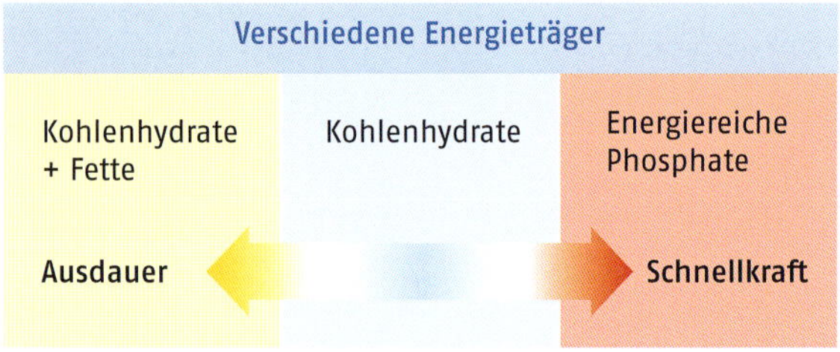
Verschiedene Energieträger
Kohlenhydrate + Fette
Kohlenhydrate
Energiereiche Phosphate
Ausdauer
Schnellkraft

Die bei der Verbrennung der Nährstoffe frei werdende Energie wird also genutzt, um ATP aufzubauen, während die bei der ATP-Aufspaltung frei werdende Energie dazu dient, Arbeit, genauer Muskelarbeit, zu leisten. ATP stellt somit die **unmittelbare Energie** für die Muskelarbeit dar.

Die unterschiedlichen Energiequellen – für jeden Bedarf die richtige „Zapfsäule"

Alle Energie liefernden Vorgänge in der Muskelzelle – sowohl die Nutzung von **Kreatinphosphat** (KP), das direkt im Muskel gespeichert wird und für die Regeneration von ATP zuständig ist, als auch die Energiegewinnung aus Kohlenhydraten mit und ohne Sauerstoff (aerob und anaerob) sowie die Verbrennung der Fettsäuren – alle diese Vorgänge dienen dazu, den unmittelbar verfügbaren Energieträger ATP immer wieder neu zu bilden. **ATP-Bildung und ATP-Verbrauch stehen so im Mittelpunkt des Energiestoffwechsels.**

Wie schon mehrfach angedeutet, verfügt der Körper über unterschiedlich schnell nutzbare Energiequellen und -produktionsmöglichkeiten – von der unmittelbaren Startenergie in Form der energiereichen Phosphate (ATP, KP) bis zur schier unerschöpflichen Langzeit-Energiereserve Fett.

Von Tankstellen und Langzeit-Depots

Den weitaus größten Teil der notwendigen Energie erhält die Zelle aus der **aeroben Oxidation der Nährstoffe,** also der Verbrennung mit Sauerstoff, **vor allem der Kohlenhydrate und der Fette.** Steigen die Belastungshöhe und der damit verbundene aktuelle Energiebedarf jedoch **plötzlich** an – dies ist der Fall bei hochintensiven Belastungen mit hohem Energiebedarf wie z. B. bei einem zu schnellen Lauftempo oder größeren Krafteinsätzen –, wäre die aerobe Verbrennung zu träge: Jetzt muss der Organismus die ohne Sauerstoff rasch ablaufende **anaerobe Energiegewinnung** in Gang setzen. Die Kohlenhydrate (konkret der Traubenzucker) werden nicht mehr verbrannt, sondern nur aufgespalten. Dabei wird wesentlich schneller Energie freigesetzt. Einen Haken hat jedoch das Ganze: Als störendes Nebenprodukt entsteht im Muskel dabei die bekannte Milchsäure (das Laktat, mehr dazu im nächsten Kapitel ab Seite 83). Der Muskel übersäuert mit der Belastungsdauer zunehmend. Der Vorteil dieser Reaktion ist zwar die **schnelle Energiebereitstellung** zum Aufbau der Phosphatpakete, als Nachteil muss aber die geringere ATP-Ausbeute im Vergleich zum vollständigen Kohlenhydratabbau mit Sauerstoff in Kauf genommen werden.

wissenswert

Aerob und anaerob?

- *Aerob (gr.-lat.) heißt wörtlich übersetzt Sauerstoff zum Leben brauchend.*
- *Bei der aeroben Energiegewinnung wird Sauerstoff benötigt, um aus Brennstoffen durch Verbrennung Energie zu gewinnen.*
- *Die anaerobe Energiegewinnung erfolgt nahezu ohne Sauerstoff, entweder durch Traubenzuckerspaltung oder durch das „Anzapfen“ energiereicher Phosphate (KP = Kreatinphosphat), einer direkt verwertbaren Energieform im Muskel.*

Die unmittelbar verfügbaren, kurzfristig abrufbaren Energiespeicher – in Form der energiereichen Phosphate ATP und KP – sind nur in geringer Zahl angelegt. Sie können aber jederzeit und rasch regeneriert werden. In erheblich größerem Umfang können Kohlenhydrate in Form der Glykogenspeicher in Muskulatur und Leber „gelagert“ werden. Im Vergleich zu den schier unerschöpflichen Fettenergiedepots sind die Kohlenhydratreserven aber wiederum eher gering. Eiweiße schließlich, die dritten im Bunde der Hauptnährstoffe, werden nur in begrenztem Umfang und unter besonderen Bedingungen zur Energiegewinnung herangezogen, z. B. bei kohlenhydratarmer Ernährung oder während einer Fastenkur.

wissenswert

Die Energiegewinnung erfolgt bei Ausdauerbelastungen sowohl aus Kohlenhydraten als auch aus Fetten, bei hochintensiven Belastungen fast nur aus Kohlenhydraten, bei Kurzzeitbelastungen (6 – 8 Sekunden) aus den energiereichen Phosphaten.

Für all diejenigen, denen unser Ausflug in die Biochemie zu wissenschaftlich und kompliziert erschien, hier noch einmal stark vereinfacht die unterschiedlichen Möglichkeiten der Energiebereitstellung. Stellen Sie sich – wie in der nachfolgenden Abbildung – den Muskel als großen Motor vor, der mit den vier im Körper vorhandenen Energiequellen bzw. -speichern durch Pipelines verbunden ist. Wird der Muskel aktiviert, zapft er die Speicher an. Da die

Energiespeicher und Durchflussrate

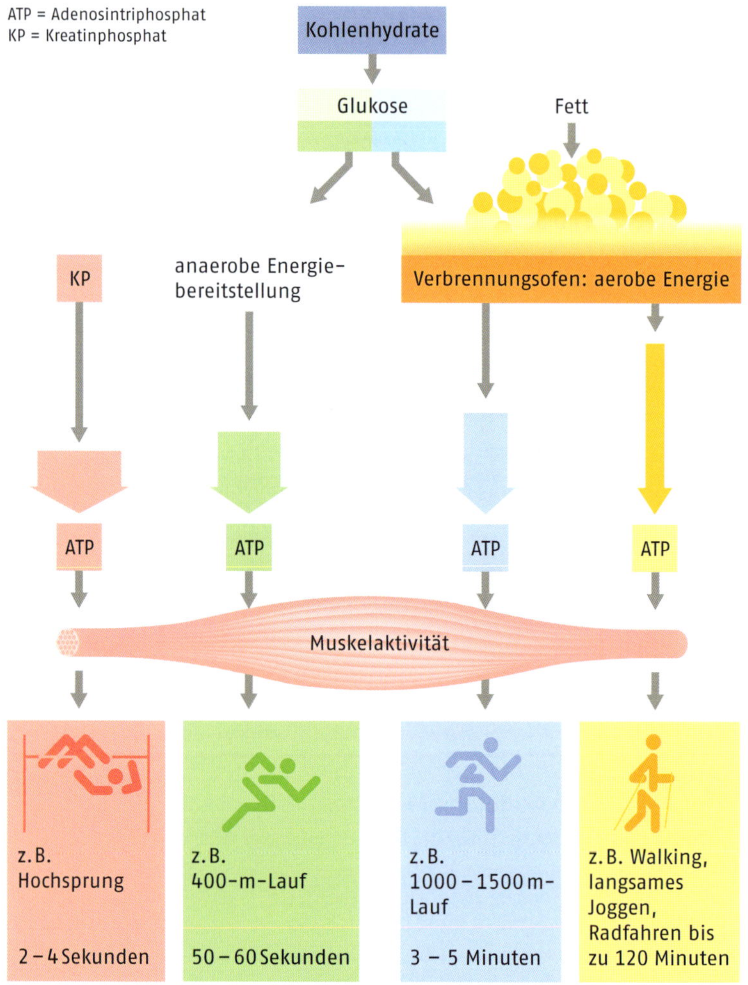

Energiespeicher unterschiedlich groß und die Pipelines unterschiedlich „dick" sind, geschieht dies nach individuellem Bedarf in spezieller Weise, je nachdem, welche Art von Muskelleistung erbracht werden soll. Die Leitung mit dem größten Durchmesser führt zu dem kleinsten „Akku", dem Kreatinphosphat. Dieses steht dem Muskel aufgrund der hohen Durchflussrate **sofort** zur Verfügung, ist jedoch entsprechend schnell verbraucht. Etwas **länger dauert es**, bis die anaerobe bzw. aerobe Energiegewinnung durch Verbrennung aus dem Zucker beginnt. Erst die letzte und dünnste Röhre führt zu dem größten Speicher, dem Fett. Er ist zuständig für die leichten bis mittelschweren Belastungen und beinhaltet das mit Abstand größte Energiereservoir des Körpers.

Im Fettreservoir des Menschen sind im Durchschnitt 100.000 kcal gespeichert – damit könnten Sie eine fast 400 Stunden dauernde Wanderung unternehmen.

Wer also sowohl in Ruhe als auch unter Belastung mehr Fett verbrennen will, muss diese „Pipeline" dicker bzw. durchlässiger machen. Die Durchflussrate der Fettdepots lässt sich durch gezieltes Training deutlich steigern. Wie das geht, lesen Sie ab Seite 95.

Sauerstoff – ein gasförmiger Vitalitätsstoff der besonderen Art

Sauerstoff ist neben Wasser das wichtigste „Lebens"-Mittel. Die Verbrennung von Nährstoffen mit Sauerstoff – chemisch als Oxidation bezeichnet – ist, wie wir ja gerade gesehen haben, für alle Arten der biologischen Energiegewinnung die wirkungsvollste. Wie wichtig Sauerstoff und Wasser noch vor der Nahrung für uns sind, zeigt die folgende Volksweisheit: „Der Mensch kann nicht 3 Minuten ohne Sauerstoff und nicht länger als 3 Tage ohne Wasser überleben, aber durchaus 30 Tage ohne feste Nahrung auskommen."

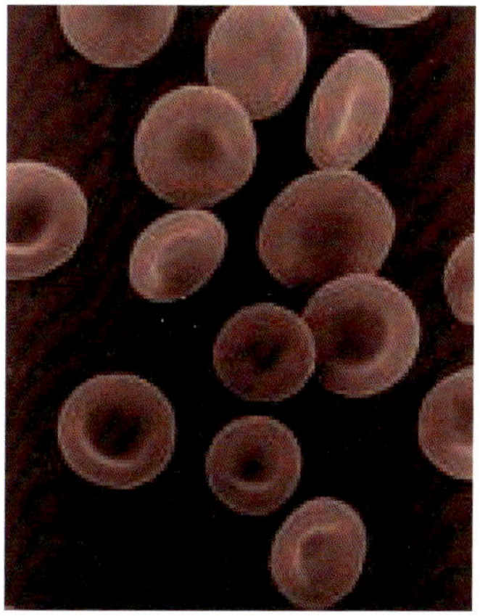

Die roten Blutkörperchen transportieren Sauerstoff zu den Zellen. Eine schlechte körperliche und geistige Leistungsfähigkeit, Abgeschlagenheit bis hin zur herabgesetzten Immunlage werden mit Sauerstoffmangelversorgung in Verbindung gebracht.

Jede körperliche Betätigung erfordert diesen gasförmigen „Nährstoff" zur Energiegewinnung und fördert gleichzeitig über die Verbesserung der Durchblutung die Sauerstoffversorgung der Zellen und damit sämtliche Stoffwechselleistungen. Und auch für Gehirnjogger heißt es: Die Bewegung der Beine ernährt das Gehirn, indem über eine gesteigerte Durchblutung die Sauerstoff-

und Nährstoffversorgung unserer Denkzentrale verbessert wird. So wichtig und grundlegend die zelluläre Sauerstoffversorgung für alle Lebensvorgänge ist, so darf andererseits nicht die Janusköpfigkeit des Sauerstoffs übersehen werden. Sauerstoff ist überaus reaktionsfreudig. Bestimmte aktivierte, aggressive Formen des Sauerstoffs, bekannt als **freie Radikale,** können Auslöser oxidativer Zerstörungen von biologischen Strukturen sein. Auch hier gilt es, die Balance zu halten und einer Entgleisung des pro- und antioxidativen Gleichgewichts vorzubeugen. Dazu tragen einmal körpereigene antioxidative Schutzsysteme bei, die sich durch regelmäßiges körperliches Training stärken lassen. Zum anderen sind es **Antioxidanzien aus der Nahrung** – am besten in Form von reichlich Gemüse, Salat, Kräutern, Obst und hochwertigem Pflanzenöl wie Oliven- oder Rapsöl mit Augenmaß sowie Nusskernen und grünem Tee.

i wissenswert

Freie Radikale

Das sind besonders reaktionsfreudige Sauerstoffverbindungen (Oxidanzien), die empfindliche biologische Strukturen im Körper angreifen und schädigen können, wie z. B. die Zellmembran und die Erbsubstanz, sodass der biochemische Stoffwechselbetrieb aus dem Lot gerät. Das kann schließlich zu Defekten an Zellen und Geweben führen.

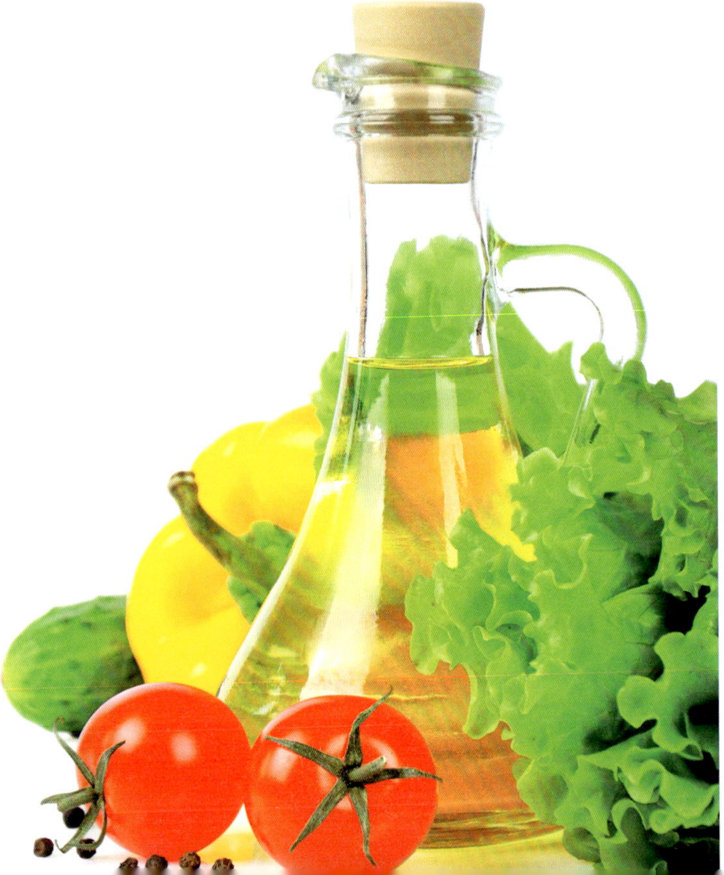

Hauptnährstoffe – die Energielieferanten aus der Nahrung

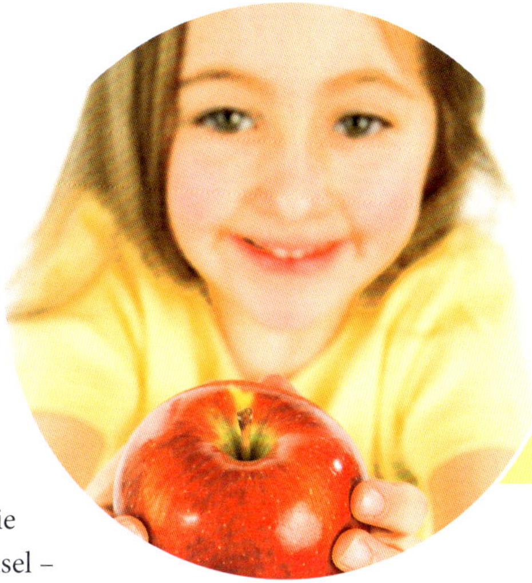

Wie bereits mehrfach erwähnt, ist Sauerstoff sozusagen der Funke, der für die Nährstoffverbrennung in unseren Zellen notwendig ist. Die beiden wichtigsten Energielieferanten sind dabei die **Makronährstoffe Kohlenhydrate und Fette** sowie – unter bestimmten Stoffwechselbedingungen wie z. B. bei Kohlenhydratmangel oder Hungerstoffwechsel – auch **Eiweiß.** Alkohol ist zwar kein Nährstoff, leistet aber einen nicht unerheblichen Beitrag zur Energiebereitstellung. Die Hauptnährstoffe unserer Nahrung liefern unterschiedlich viel Energie.

Der Energiegehalt der Nährstoffe und damit der Nahrung sowie der Energiebedarf des Körpers werden in Kilojoule oder Kilokalorien ausgedrückt. Die neue Maßeinheit für Energie ist zwar bereits seit vielen Jahren offiziell Kilojoule (kJ), doch hat sich dieser Begriff im allgemeinen Sprachgebrauch gegen die alte Einheit Kilokalorien (kcal) nicht durchgesetzt.

ENERGIEGEHALT

Brennwerte	
1 g Kohlenhydrate	4 kcal/17 kJ
1 g Eiweiß	4 kcal/17 kJ
1 g Fett	9 kcal/38 kJ
Im Vergleich:	
1 g Alkohol	7 kcal/30 kJ
Umrechnung:	
1 kcal =	4,2 kJ

Die optimale Nährstoffaufteilung

Die richtige Verteilung der drei Hauptnährstoffe bezogen auf den gesamten Energiebedarf pro Tag sieht wie folgt aus:

- Kohlenhydrate: etwa 50 Prozent
- Fett: bis zu 35 Prozent
- Eiweiß (Protein): etwa 15 Prozent

Für Alkohol gibt es keine Empfehlung, aber ein gesundheitlich akzeptables Maß von 20 g für Männer und 10 g für Frauen. Das entspricht ungefähr 0,2 bzw. 0,1 Liter Wein pro Tag.

Kohlenhydrate – best energy!

Die Bezeichnung „Kohlenhydrate" ist ein Sammelbegriff für Stärke und verschiedene andere Zuckerarten in Lebensmitteln. Unverdauliche Kohlenhydrate werden als Ballaststoffe bezeichnet. Während verdauliche Kohlenhydrate Energie liefern und als Blutzucker (als Glukose = Traubenzucker) die Energie verbrauchenden Organe versorgen, regulieren Ballaststoffe die Vorgänge im Verdauungstrakt und halten ihn gesund.

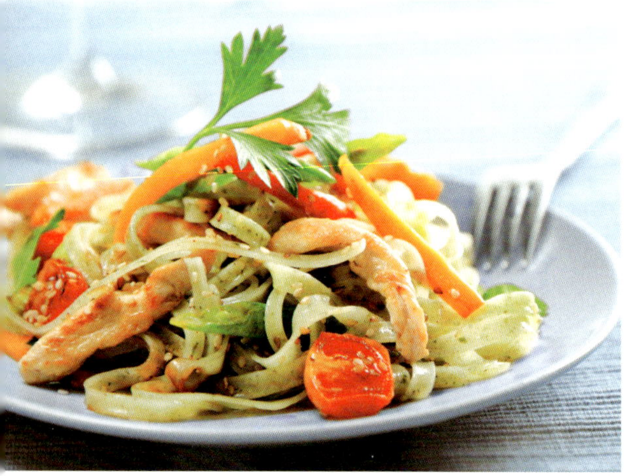

Die richtige Portion? Falls Sie körperlich schwer arbeiten oder vielleicht gar an der Tour de France teilnehmen wollen, dann darf es schon mal ein Teller Nudeln mehr sein!

Mit der Energiequelle Kohlenhydrate können sowohl Gehirn und Nerven als auch Muskeln am besten arbeiten. Während schwer körperlich Arbeitende und Leistungssportler Kohlenhydrate praktisch aller Art und in großen Mengen benötigen, empfiehlt sich bei Menschen mit geringerem muskulären Einsatz eine entsprechend dosierte (d. h. verminderte, auf jeden Fall aber modifizierte) Kohlenhydratenergiezufuhr. Was heißt das genau? In diesem Fall sind Lebensmittel, die ihre Kohlenhydratenergie langsam und kontinuierlich freigeben (Vollkorn, Hülsenfrüchte) besser als schnell verfügbare Kohlenhydrate, die den

Blutzucker nach Verzehr rasch und stark ansteigen lassen mit der Folge einer hohen Insulinausschüttung. Insulin ist ein Hormon, das den Blutzucker bekanntlich absenkt. Maß für den Blutzuckeranstieg und die nachfolgende Insulinantwort sind der so genannte glykämische Index (GI, s. auch S. 33f.), populär auch GLYX genannt, sowie die insgesamt verzehrte Kohlenhydratmenge, die glykämische Last (GL).

Mit dem GLYX glückt's

Ein hoher GI-Wert steht für hohe Blutzuckerspitzen, rasche Gegenregulation durch körpereigenes Insulin mit der Konsequenz von Blutzuckerabfall und schnell wieder auftretendem Hunger auf den nächsten Kohlenhydratschub. So kann man sich mit Weißbrot, Süßigkeiten und stark gezuckerten Getränken hungrig essen bzw. trinken. Außerdem verhindern hohe Insulinwerte die Nutzung von Fetten als Energiequelle. Insulin ist ein Energie-Speicherhormon!

Tipp

Vorsicht Kalorienfalle: Der Zucker- und damit Energiegehalt von Getränken wird bei der täglichen Kalorienbilanz gerne unterschätzt!

Ein niedriger GLYX-Faktor sorgt dagegen für maßvollen Blutzuckeranstieg, gleichbleibende Leistung und anhaltende Sättigung. Dieses Ziel erreichen Sie, wenn Sie bevorzugt Gemüse, wasserreiche Obstsorten, grobkörnige Vollkornprodukte sowie Hülsenfrüchte anstelle von großen Portionen Kartoffeln, feinkrumigen Brotsorten, Back- und Süßwaren verzehren. Die üppige Gemüse- oder Salatbeilage zu Fisch oder Fleisch ist wichtiger als reichlich Stärkebeilagen dazu. Das für Sie passende Maß an Kohlenhydraten darf jedoch umso mehr aufgestockt werden, je mehr Sie körperlich aktiv sind. Dann werden Kohlenhydrate der energetischen Verwertung zugeführt und sind für diesen Zweck wirklich best energy, weil sie z. B. schneller Energie liefern und im Vergleich zu den Fetten weniger Sauerstoff zur Verbrennung benötigen.

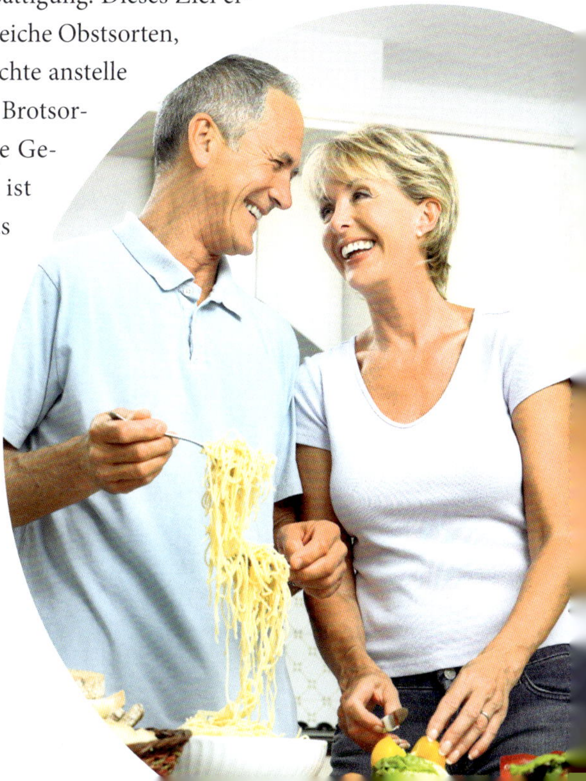

Je mehr Sie sich bewegen, desto mehr Kohlenhydrate sind erlaubt!

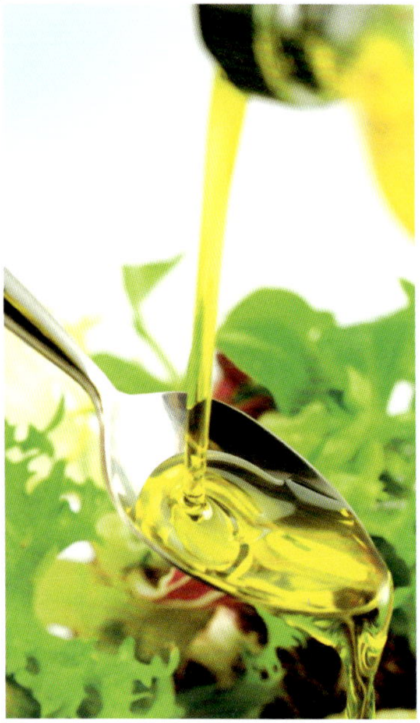

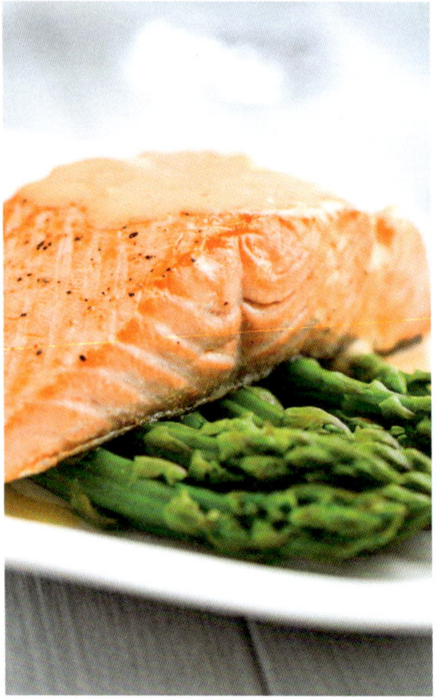

Kaltwasserfische und verschiedene Pflanzenöle liefern die wertvollen ungesättigten Fettsäuren!

Fett – besser als sein Ruf

Fett steht im Verdacht, Hauptverursacher von Übergewicht und nahezu an allen ernährungs(mit)bedingten Erkrankungen beteiligt zu sein, und das umso mehr, je höher sein Anteil an den täglichen Kalorien und je niedriger der Energieumsatz durch körperliche Aktivität ist. Nun ist aber Fett bekanntlich nicht gleich Fett, und „low fat", also wenig Fett, ist beileibe kein „no fat", also gar kein Fett. Aus den guten Erfahrungen mit der Mittelmeerküche und aus vielen Untersuchungen wissen wir, dass es durchaus gesundheitszuträgliche, ja sogar ausgesprochen empfehlenswerte Fette gibt. Dazu zählen ohne jeden Zweifel die **einfach ungesättigten Fettsäuren** aus Oliven- oder Rapsöl sowie die **mehrfach ungesättigten langkettigen Omega-3-Fettsäuren** aus dem Fett von Kaltwasserfischen wie beispielsweise Makrele, Hering, Lachs, Sardine und Thunfisch. Wir sprechen bei bestimmten mehrfach ungesättigten Fettsäuren auch von essenziellen Fettsäuren, die wie die Vitamine – nur in größeren Mengen – mit der Nahrung zugeführt werden müssen.

Lediglich die gesättigten Fettsäuren kann der Körper (leider) selbst herstellen und als Depotfett speichern. Ein Teil davon kann sogar die körpereigene Cholesterinbildung anregen. Wie kann man diese Zusammenhänge in Einklang mit unserem Ernährungsalltag bringen? Ganz einfach: Essen Sie wöchentlich zweimal Meeresfisch, täglich eine große Portion Salat – mit Oliven- oder Rapsöl, alternativ auch mit Walnussöl angemacht – sowie täglich Vollkornprodukte (z. B. Roggenbrot Korn an Korn) und ein Müsli mit kernigen Haferflocken, deren Keimanteil ebenfalls lebensnotwendige Fettsäuren beisteuert.

Ein herzgesunder Genuss ist es schließlich, täglich eine kleine Portion (ca. 30 Gramm) Walnusskerne, Haselnüsse oder Mandeln ebenso wie frische Erdnüsse aus der Schale zu knabbern. Als Streichfette können Sie sparsam Butter oder Margarine mit hohem Anteil an einfach ungesättigten Fettsäuren – also mit Oliven- oder Rapsöl – verwenden. Bei Käse, Quark und

Wurst als Brotbelag ist Streichfett allerdings nicht nötig. Bevorzugen Sie bei Käse und Aufschnitt fettarme Varianten, und binden Sie Soßen statt mit Sahne lieber mit püriertem Gemüse. Meiden Sie in reichlich Fett gebratene, panierte und frittierte Speisen.

Eiweiß – unser Bodybuilder und Stoffwechselaktivator

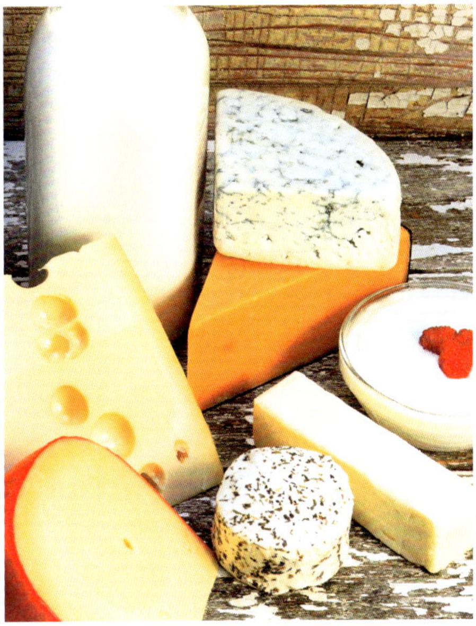

Eiweiß – wissenschaftlich auch Protein genannt – ist Baustein jeder Zelle und praktisch an allen Stoffwechselvorgängen in irgendeiner Art und Weise mit beteiligt, z. B. als Enzym, Eiweißhormon, Abwehrspieler im Immunsystem, Nervenbotenstoff oder Transporter für andere Nährstoffe und Sauerstoff. Proteine werden für Bewegungsvorgänge gebraucht wie z. B. für die Kontraktion (Zusammenziehen) von bestimmten Muskelfasern. Da Muskeln im Gegensatz zum trägen Körperfett, das Kalorien speichert, unser Aktivposten für die Kalorienverbrennung sind, ist die Kombination aus genügend hohem Eiweißangebot mit der Nahrung und entsprechenden kräftigenden Übungen der beste Garant für Erhalt oder sogar Aufbau der Muskulatur.

Nur so lässt sich einer altersbedingten Verlangsamung der Stoffwechselabläufe durch Muskelabbau entgegenwirken. Auch für die schlanke Linie sind Eiweiße von Vorteil, weil eine eiweißakzentuierte Ernährung besonders gut sättigt und aufgrund besonderer Stoffwechseleigenschaften zur vermehrten Wärmeabgabe (Thermogenese) und damit weniger effektiven Energieverwertung und -speicherung führt. Ein bis eineinhalb Gramm Protein pro Kilogramm Körpergewicht im Normalbereich (BMI 19 – 25; s. auch Seite 68 f.) sind ein gutes Ernährungsziel. 60 – 100 Gramm Protein pro Tag gelten als gesundes Maß, wenn diese Menge etwa zur Hälfte aus tierischen Quellen (Fisch, mageres Fleisch, fettarme Milchprodukte, ab und zu ein Ei) sowie pflanzlichen Lebensmitteln (Hülsenfrüchte, Vollkorngetreide – insbesondere Hafer, Sojalebensmittel, Nüsse, Kerne und Keime) stammt.

Der Body-Mass-Index (BMI): Wie gesund ist Ihr Gewicht?

wissenswert

BMI-Formel

BMI= Gewicht (kg) : Größe (m)²

Beispiel:

Eine Person mit einem Gewicht von 83 kg und 1,72 m Körpergröße:

(1) 83 kg : 1,72 m = 48,25 kg/m

(2) 48,25 kg/m : 1,72 m = 28,05 kg/m².

Ihren Body-Mass-Index, der Ihr Gewicht mit Ihrer Körpergröße in Beziehung setzt (kg / m²), können Sie mit nebenstehender Formel bestimmen: Nehmen Sie Ihr in Kilogramm gemessenes aktuelles Körpergewicht und teilen Sie dieses durch Ihre in Metern gemessene Körpergröße **(1)**. Den so erhaltenen Wert teilen Sie erneut durch Ihre Körpergröße in Metern **(2)**. Das ermittelte Ergebnis ist dann Ihr BMI.

Ein BMI zwischen 19 und 25 kg / m² ist normal.
Liegt Ihr Wert über 25 kg / m², haben Sie mehr oder weniger Übergewicht.

Bei den Normalwerten des BMI ist schließlich noch die Unterteilung in verschiedene Altersklassen zu beachten (s. Seite 69). Das ist insofern wichtig, als die noch akzeptablen Bereiche mit zunehmendem Lebensalter leicht steigen dürfen, was dann für ein **sanftes Gewichtsmanagement** spricht. Alternativ können Sie in der nachfolgenden BMI-Grafik ablesen, ob Sie noch normalgewichtig sind.

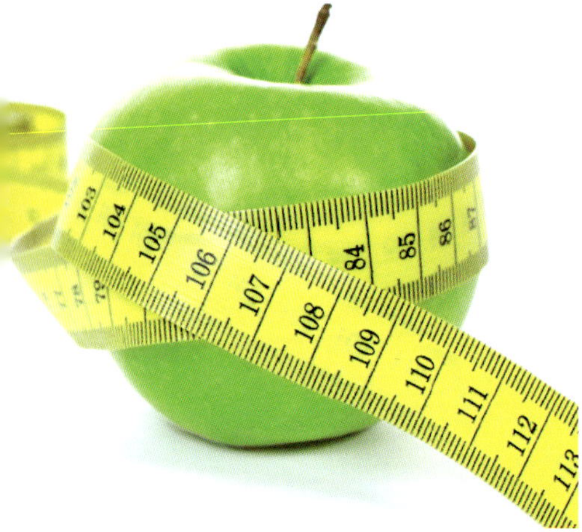

Laut der Deutschen Adipositas-Gesellschaft ist eine medizinische Behandlung generell bei einem BMI von **25 bis 29,9** nur dann notwendig, wenn bei Ihnen diese Risiken zusätzlich vorliegen:

- übergewichtsbedingte Erkrankungen wie Diabetes mellitus Typ 2 oder Bluthochdruck,
- ein bauchbezogenes Fettverteilungsmuster (so genannter **„Apfeltypus“**), das ein erhöhtes Erkrankungsrisiko des Herz-Kreislauf-Systems anzeigt (s. Seite 69),
- Erkrankungen, die durch das Übergewicht verschlimmert werden, und / oder
- psychosozialer Leidensdruck.

Altersabhängige BMI-Normalwerte:

Altersabhängige BMI-Normalwerte

Alter	BMI
19 bis 24	19 bis 25
25 bis 34	20 bis 25
35 bis 44	21 bis 26
45 bis 55	22 bis 27
55 bis 64	23 bis 28
über 64	24 bis 29

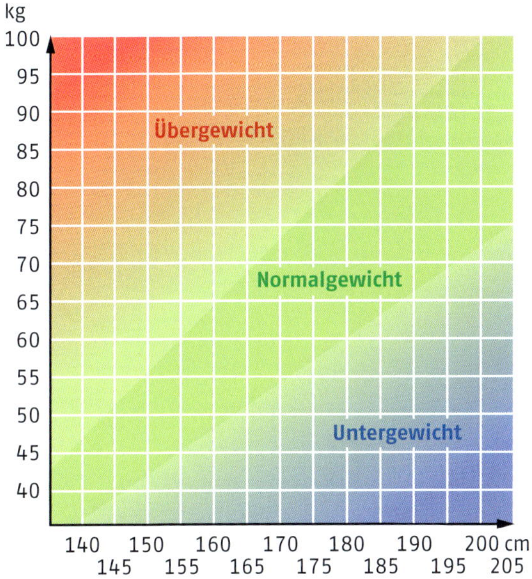

Warnzeichen Bauchfett

Die Verteilung des Fettgewebes, vor allem am Bauch, kann anzeigen, ob ein **erhöhtes Risiko** für Herz-Kreislauf-Erkrankungen vorliegt. Messen Sie deshalb regelmäßig Ihren Bauchumfang im Stehen zwischen Rippenbogen und Beckenkamm. Legen Sie das Maßband in gerader Linie an, und atmen Sie dabei leicht aus.

Bauchumfang: Ab hier wird's kritisch

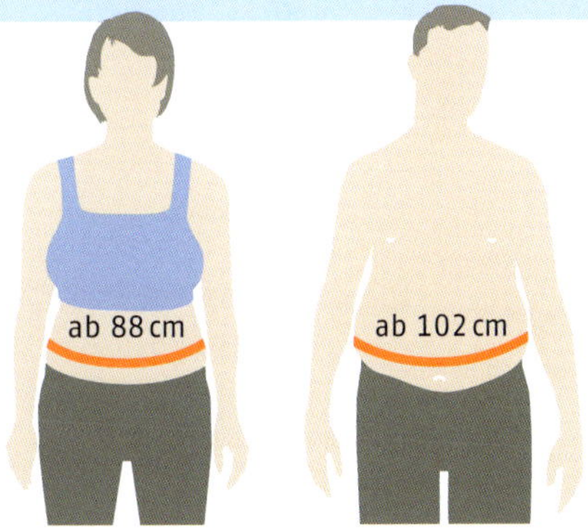

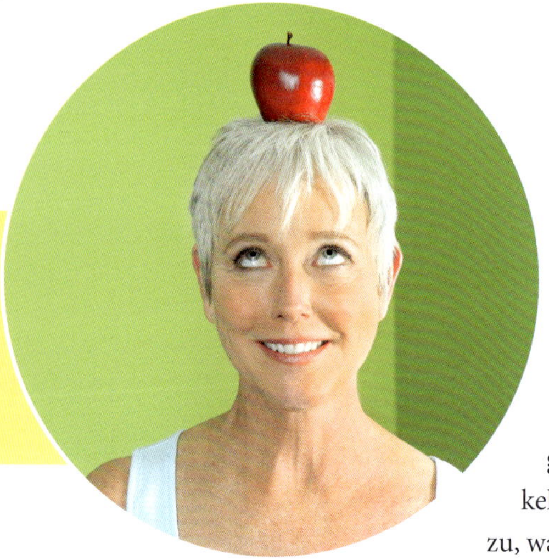

Durch mehr Bewegung erweitern Sie Ihren Spielraum für mehr Genuss!

Der Mensch lebt nicht von Kalorien allein

Mit steigendem Alter sinkt langsam – wie wir nun bereits gesehen haben – der Energie-, also unser Kalorienbedarf. Wenn wir nicht bewusst und gezielt durch mehr Bewegung und Sport gegensteuern, baut sich darüber hinaus unsere Muskelmasse immer mehr ab, und das Fettgewebe nimmt zu, was zusätzlich den Energieverbrauch drosselt. Gleichzeitig aber bleibt der Bedarf an lebensnotwendigen Mikronährstoffen bestehen, ja nimmt sogar im Krankheitsfalle zu. Um diesen Bedarf an Vitaminen und Mineralstoffen zu decken, ist eine bestimmte Menge unterschiedlichster Nahrungsmittel unerlässlich. Womit wir wieder am Ausgangspunkt unserer Ausführungen wären und damit am Anfang des Problems. Doch die Lösung ist einfach: Durch mehr körperliche Aktivität können Sie Ihren Spielraum für das Essen-Dürfen erweitern. Gleichzeitig kommen Sie so nicht in die Gefahr, mit lebensnotwendigen Nähr- und Schutzstoffen unterversorgt zu sein, weil Sie zu wenig essen. Sie legen dann aber auch nicht an Gewicht zu.

Der Energiebedarf lässt nach – nicht aber der von Vitalitätsstoffen

Neben den Energie liefernden Hauptnährstoffen braucht der Mensch noch gut **45 weitere Nährstoffe** zum Leben, Arbeiten und Gesundbleiben. Den größten Anteil davon machen 13 Vitamine und etwa 20 Mineralstoffe, d. h. Mengen- und Spurenelemente, aus, die als Stoffwechselkatalysatoren („Coenzyme“), Hochleistungssubstanzen, Körperbausteine und Schutzstoffe für unsere Gesundheit wirken.

Das ABC der Vitamine: Wasserlösliche Vitamine

	Tägl. Zufuhrempfehlung*	Gute Nahrungsquellen	Wirkungsweise
B_1 (Thiamin)	1,0 mg / 1,2 mg	Vollkornprodukte, Hülsenfrüchte, Fleisch	Kohlenhydratstoffwechsel, Energie- und Nervenvitamin
B_2 (Riboflavin)	1,2 mg / 1,4 mg	Milch/-produkte, Fleisch, Fisch, Ei, Getreide	Energiestoffwechsel
B_6 (Pyridoxin)	1,2 mg / 1,5 mg	Weizenkeime, Vollkornprodukte, Käse, Fleisch, Fisch, Ei	Eiweißstoffwechsel
B_{12} (Cobalamin)	3 µg	Milch/-produkte, Fleisch, Fisch, Ei	Blutbildung
Folsäure	400 µg	grünes Gemüse, Fenchel, Tomaten, Kartoffeln, Vollkornbrot, Milch/-produkte, Leber, Eier, Orangen	Zellteilung, Blutbildung, Gefäßschutz
C (Ascorbinsäure)	100 mg	Obst (Erdbeeren, Johannisbeeren, Kiwis, Zitrusfrüchte), Gemüse (Paprika, Kohlgemüse), Kartoffeln	Immunsystem, allgemeiner Gesundheitsschutz, Bindegewebsaufbau
Biotin	30 – 60 µg	Leber, Sojabohnen, Eigelb, Nüsse, Haferflocken	Fettstoffwechsel, Wachstum, Hautvitamin
Niacin	13 mg / 16 mg	Fleisch, Fisch, Eier, Brot, Kartoffeln, Hefe	Zellstoffwechsel, Energiegewinnung
Pantothensäure	6 mg	Fleisch, Fisch, Leber, Milch, Vollkornprodukte	Zentrales Stoffwechselvitamin

* Bei Angabe von zwei Werten gelten die niedrigeren für Frauen / die höheren für Männer
1 mg = 1 Tausendstel Gramm, 1 µg = 1 Millionstel Gramm
Bei einigen wenigen Vitaminen und Spurenelementen werden in den Altersgruppen 51 bis unter 65 Jahren und 65 Jahre und älter geringfügig niedrige Zufuhrwerte empfohlen. Da im höheren Lebensalter der Energieumsatz sinkt, muss jedoch auf eine höhere Qualität (=Nährstoffdichte) beim Essen Wert gelegt werden.

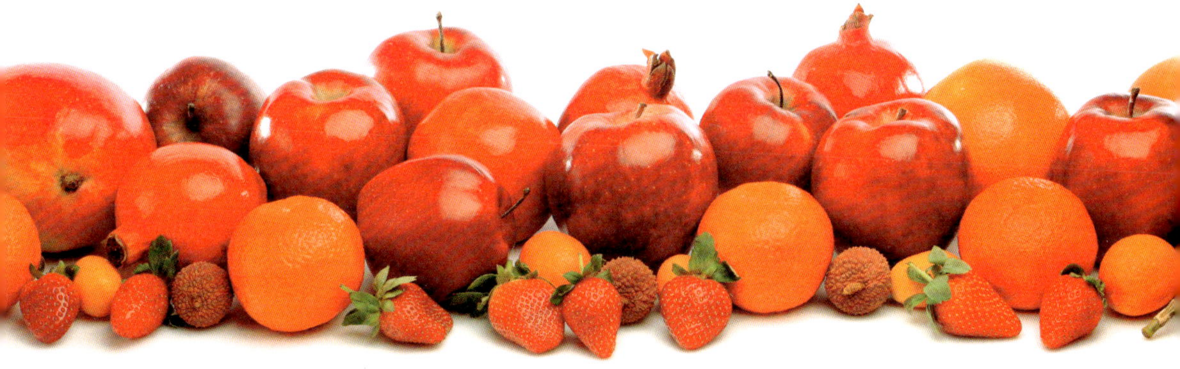

Das ABC der Vitamine: Fettlösliche Vitamine

	Tägl. Zufuhr-empfehlung*	Gute Nahrungsquellen	Wirkungsweise
A (Retinol) und Beta-Carotin (Vitamin-A-Vorstufe)	0,8 mg / 1,0 mg	Leber, Butter, Margarine, Eigelb, Milch, grüne, gelbe, rote Gemüse (Karotten, Tomaten, Spinat, Grünkohl)	Haut- und Schleimhautfunktion, Aufbau des Sehpurpurs, Schutz vor Nachtblindheit
D (Calciferol)	20 µg bei fehlender Eigensynthese durch Sonnenbestrahlung	Leber, Fettfisch (z. B. Hering), Käse, Milch, Eigelb	Kalzium- und Knochenstoffwechsel, Prävention von Stürzen, Frakturen und Kraftverlust bei älteren Menschen
E (Tocopherol)	12 mg / 14 mg	Pflanzenöle, Nüsse, Samen, grünes Blattgemüse	Antioxidans, Schutz der Zellmembran („Zellschutzvitamin")
K (Phyllochinon)	60 µg / 70 µg	grünes Gemüse, Milch, Fleisch	normaler Ablauf der Blutgerinnung

* Bei Angabe von zwei Werten gelten die niedrigeren für Frauen / die höheren für Männer
1 mg = 1 Tausendstel Gramm, 1 µg = 1 Millionstel Gramm
Bei einigen wenigen Vitaminen und Spurenelementen werden in den Altersgruppen 51 bis unter 65 Jahren und 65 Jahre und älter geringfügig niedrige Zufuhrwerte empfohlen. Da im höheren Lebensalter der Energieumsatz sinkt, muss jedoch auf eine höhere Qualität (=Nährstoffdichte) beim Essen Wert gelegt werden.

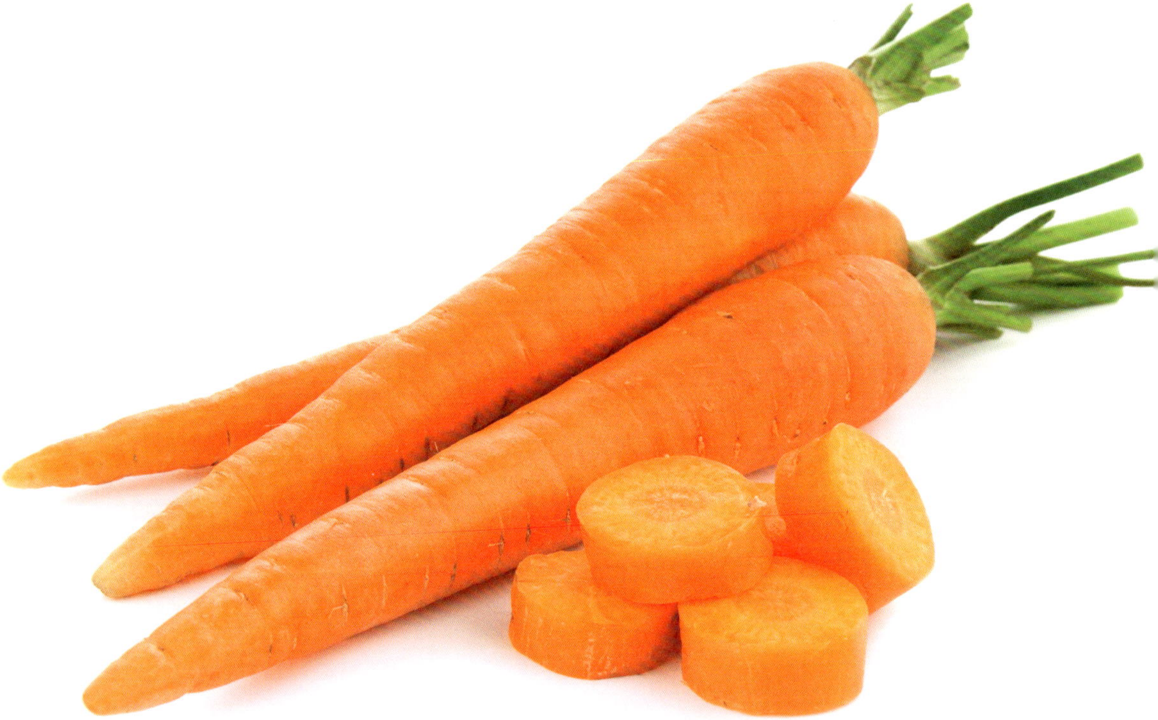

Das Lexikon der Mineralstoffe: Mengenelemente

	Tägl. Zufuhr-empfehlung*	Gute Nahrungsquellen	Wirkungsweise
Na/Natrium	550 mg	Kochsalz, Mineralwasser, mit Salz hergestellte Lebensmittel	Regulation des Wasserhaushalts
Cl/Chlorid	830 mg	Kochsalz, Mineralwasser, mit Salz hergestellte Lebensmittel	Regulation des Wasserhaushalts, Salzsäurebildung im Magen
K/Kalium	2 000 mg	Obst, insbesondere Bananen, Kartoffeln, Trockenobst, Fruchtsäfte, Gemüse, Reis	Regulation des Wasserhaushalts, Muskeltätigkeit
Ca/Kalzium	1 000 mg	Milch/-produkte, Brokkoli, angereicherte Sojaprodukte, Mineralwasser, Sesam	Aufbau von Knochen und Zähnen, Erregbarkeit von Nerven und Muskeln
P/Phosphor	700 mg	in fast allen Lebensmitteln	Aufbau von Knochen und Zähnen, Energieübertragung
Mg/Magnesium	300 mg / 350 mg	Vollkornprodukte, grüne Gemüse, Bananen, Nüsse, Hülsenfrüchte, Mineralwasser	Enzymaktivierung, Muskelfunktion, „Hochleistungselement" des Stoffwechsels

* Bei Angabe von zwei Werten gelten die niedrigeren für Frauen / die höheren für Männer
1 mg = 1 Tausendstel Gramm, 1 µg = 1 Millionstel Gramm
Bei einigen wenigen Vitaminen und Spurenelementen werden in den Altersgruppen 51 bis unter 65 Jahren und 65 Jahre und älter geringfügig niedrige Zufuhrwerte empfohlen. Da im höheren Lebensalter der Energieumsatz sinkt, muss jedoch auf eine höhere Qualität (=Nährstoffdichte) beim Essen Wert gelegt werden.

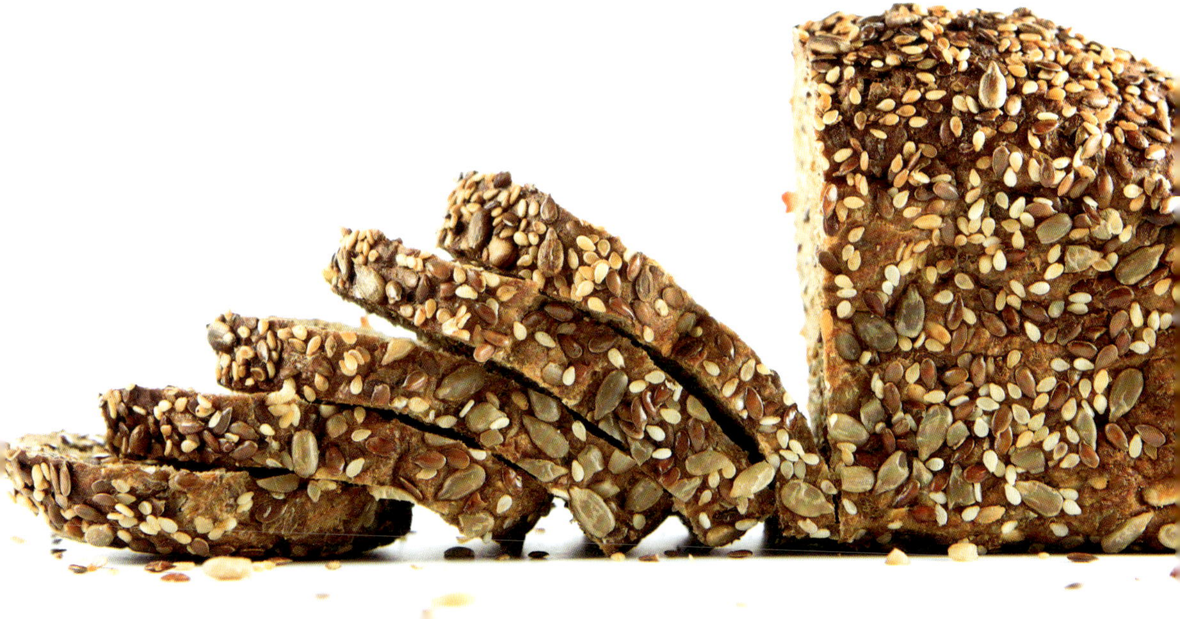

Das Lexikon der Mineralstoffe: Spurenelemente

	Tägl. Zufuhr-empfehlung*	Gute Nahrungsquellen	Wirkungsweise
Fe/Eisen	15 mg / 10 mg	Fleisch, Roggenbrot, Gemüse, Hafer, Hülsenfrüchte, Nüsse	Blutbildung, Sauerstofftransport
J/Jod	200 µg	Jodsalz, Seefisch, Milch/-produkte, mit Jodsalz hergestellte Lebensmittel	Bestandteil der Schilddrüsenhormone, Grundumsatzsteuerung
F/Fluorid	3,1 mg / 3,8 mg	Fisch, Meeresfrüchte, grüner Tee	Härtung des Zahnschmelzes
Zn/Zink	7,0 mg / 10,0 mg	Fleisch, Eier, Milch/-produkte, Meeresfisch und Muscheln, Vollkornprodukte, Linsen, Nüsse	Immunsystem, Eiweißstoffwechsel
Se/Selen	30 – 70 µg	Fleisch, Fisch, Nüsse, Linsen, Spargel, Knoblauch	Antioxidans
Cu/Kupfer	1,0 – 1,5 mg	Leber, Fisch, Schalentiere, Nüsse, Kakao	Eisenstoffwechsel, Blutbildung
Mn/Mangan	2,0 – 5,0 mg	Tee, Lauch, Kopfsalat, Spinat, Erdbeeren	Enzymaktivierung
Cr/Chrom	30 – 100 µg	Fleisch, Leber, Eier, Hafer, Tomaten	Kohlenhydratstoffwechsel, „Glukose Toleranz-Faktor"
Mo/Molybdän	50 – 100 µg	Hülsenfrüchte, Getreide	Enzymbestandteil

* Bei Angabe von zwei Werten gelten die ersten für Frauen / die zweiten für Männer

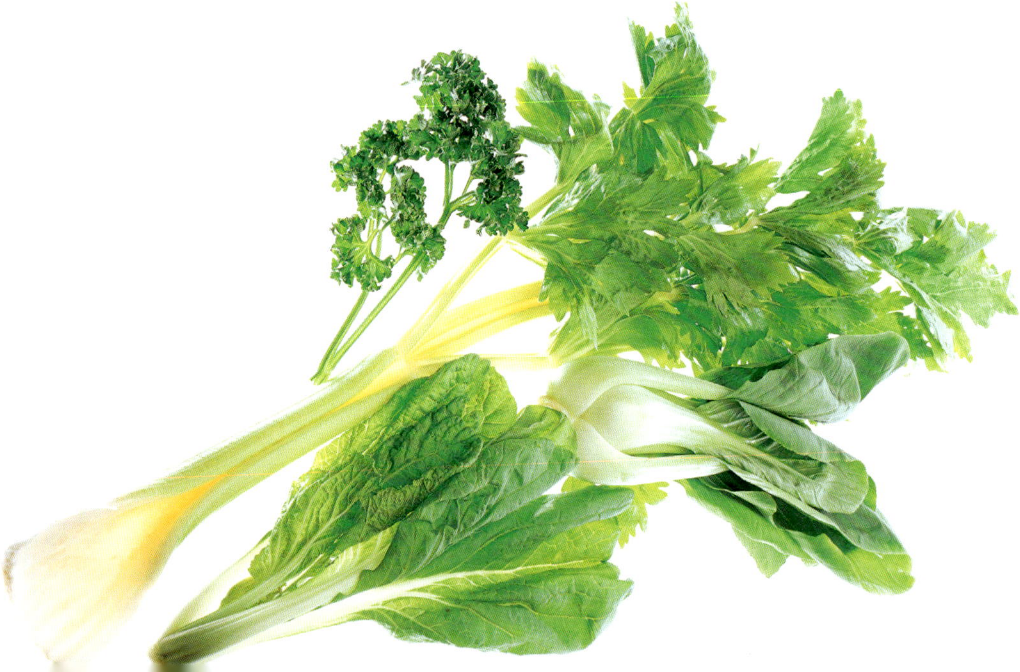

Sekundäre Pflanzenstoffe – bunte Vielfalt

Sekundäre Pflanzenstoffe	z. B. enthalten in …	Möglicher Schutz vor …*
Carotinoide Gelbe, orangerote und rote Farbstoffe der Pflanzen	Möhren, Paprika, Aprikosen, Tomaten, Kürbis, dunkelgrünes Gemüse	Herz-Kreislauf-Erkrankungen, Zellschäden durch freie Radikale, Schwächung des Immunsystems, Abnahme der Sehleistung
Glucosinolate Schwefelhaltige Verbindungen mit scharfem Geschmack und intensivem Geruch	Kohlgemüse, Rettich, Kresse, Radieschen, Sauerkraut	Herz-Kreislauf-Erkrankungen, Infektionen durch Viren/Bakterien/Pilze
Enzyminhibitoren Pflanzenstoffe, die die Verdauung von Eiweiß und Stärke hemmen	Getreide, Sojabohnen, Erbsen, Linsen, Bohnen, Kartoffeln	Zellschäden durch freie Radikale, Diabetes
Phytoöstrogene (Isoflavone und Lignane) Pflanzliche Hormone, die im Aufbau und in der Wirkung dem weiblichen Sexualhormon Östrogen ähneln	Sojabohnen, Getreide, Leinsamen, Erbsen, Linsen, Bohnen	Herz-Kreislauf-Erkrankungen, Wechseljahrsbeschwerden, Osteoporose, Prostataerkrankungen
Phytosterine Pflanzliche Fette, die im Aufbau dem tierischen Cholesterin ähneln, aber dessen Aufnahme hemmen	Soja, Avocado, Sonnenblumenkerne, Sesam, Getreidekeime, Nüsse, kaltgepresste, nichtraffinierte Pflanzenöle	Herz-Kreislauf-Erkrankungen, erhöhten Blutcholesterinspiegeln
Polyphenole Flavonoide = gelbe, leuchtend rote, violette und blaue Pflanzenfarbstoffe Phenolsäuren = aromagebende Gerb-, Bitter- und Scharfstoffe	Flavonoide in Rotkohl, Radieschen, roten Salaten, Auberginen, roten Kirschen, Äpfeln, Pflaumen, Pfirsichen, Kakao, Wein, Tee; Phenolsäuren in Erdbeeren, Walnüssen, Trauben	Herz-Kreislauf-Erkrankungen, Zellschäden durch freie Radikale, Infektionen durch Viren/Bakterien/Pilze, Entzündungen, Diabetes, Thrombozytenaggregation („blutverdünnende Wirkung")
Saponine Pflanzliche Inhaltsstoffe mit bitterem Geschmack, Emulgator- und Schaumwirkung	Erbsen, Bohnen, Linsen, Spargel, Spinat, Rote Bete	Herz-Kreislauf-Erkrankungen, Infektionen durch Viren/Bakterien/Pilze, Schwächung des Immunsystems
Sulfide Schwefelhaltige Wirkstoffe mit starkem Geruch und Geschmack	Lauchgewächse wie Knoblauch, Zwiebel, Porree, Schnittlauch, Bärlauch	Herz-Kreislauf-Erkrankungen, erhöhter Blutgerinnungsneigung („blutverdünnende Wirkung"), Zellschäden durch freie Radikale, Infektionen durch Viren/Bakterien/Pilze, Entzündungen, Verdauungsstörungen
Monoterpene Aromatische, ätherische Öle in Pflanzen	Gewürze wie Kümmel, Anis, Fenchel, Koriander, Basilikum, Zitrusfrüchte, Pfefferminze	Verdauungsstörungen, Infektionen durch Viren/Bakterien/Pilze

* Angaben gemäß AID-Broschüre Nr. 1426/2004 „Gesundheit mit Obst und Gemüse. Sekundäre Pflanzenstoffe."

Die Schutzfunktion der Vitamine und Mineralstoffe wird noch unterstützt durch die unübersehbare Fülle so genannter **sekundärer Pflanzenstoffe** (s. Seite 75). Diese hochwirksame Hilfstruppe, die wir als Farb-, Duft- und Geschmacksstoffe von Pflanzen kennen, erfreuen nicht nur unsere Sinne beim Essen. Als so genannte Antioxidanzien (s. dazu auch Seite 62) halten sie reaktionsfreudigen Sauerstoff in Schach und schützen uns vor so genannten Freien-Radikal-Krankheiten, an denen also aggressive Sauerstoffschadwirkungen mit beteiligt sind (wie z. B. Arteriosklerose, grauer Star sowie vorzeitige Alterserscheinungen und Demenzerkrankungen). Unter Dach und Fach bekommen Sie die Fülle dieser Mikronährstoffe und bioaktiven Pflanzenschutzstoffe durch eine möglichst bunte Palette von Gemüse und Obst – am besten nach den Ampelfarben Grün, Gelb und Rot –, ergänzt durch Vollkorn und die genannten tierischen und pflanzlichen Proteinlieferanten.

Teamwork statt Einzelkampf

Es ist nicht die Wirkung eines einzelnen Mineralstoffes oder Vitamins, aus der wir unseren gesundheitlichen Nutzen ziehen. Erst das komplexe Zusammenspiel aller Inhaltsstoffe aus Obst und Gemüse, Fisch und Fleisch oder Milchprodukten garantiert den Schutzeffekt. Vitamine, Nähr- und Schutzstoffe wirken stets im Team, wie die folgenden Beispiele zeigen.

- **Zur Erhaltung der Knochendichte:**
  Kalzium, Vitamin D, Fluorid, Vitamin K, Soja-Isoflavone
- **Für Durchblutung und Gefäßschutz:**
  Vitamine E und C, Flavonoide, Folsäure, Vitamine B_6 und B_{12}, Sulfide, einfach ungesättigte Fettsäuren, Omega-3-Fettsäuren, Magnesium
- **Für starke Abwehrkräfte:**
  Vitamin C, Flavonoide, Zink, Carotinoide, Vitamin A, Eiweiße, Selen, Sulfide, Glukosinolate, Prä- und Probiotika
- **Für Sehkraft, Nerven- und Gehirnleistung:**
  Vitamin C, Flavonoide, Carotinoide – insbesondere Lutein aus gelbem und grünem Gemüse –, Omega-3-Fischfettsäuren (insbesondere DHA, s. Seite 33), Folsäure und weitere B-Vitamine, Magnesium

- **Für gesunde Haut, Haare und Nägel:**
  Aminosäuren (= Eiweißbausteine), mehrfach ungesättigte Fettsäuren, Zink, Eisen, Kalzium, Carotinoide, Vitamin E, B-Vitamine – insbesondere Biotin.

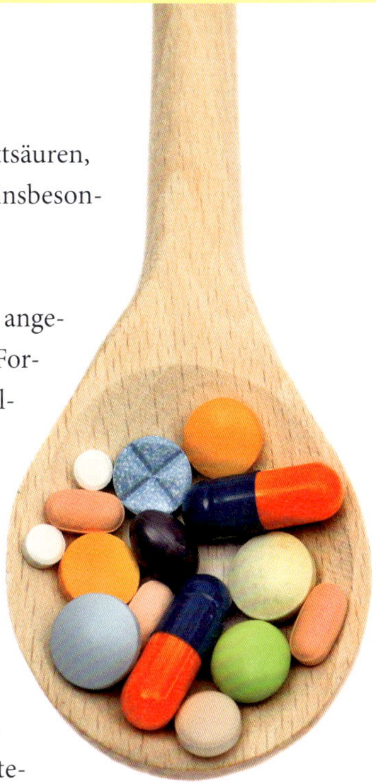

Viel hilft nicht immer viel: An erster Stelle steht deshalb ein ausgewogener, vitaminreicher Speiseplan. Sprechen Sie mit Ihrem Arzt, ob Sie zusätzlich das eine oder andere Vitaminpräparat benötigen.

Bevor Sie jetzt an Nahrungsergänzungsmittel (Supplemente) oder angereicherte Lebensmittel (Functional Food) mit diesen Schutzstoff-Formeln denken, möchten wir Sie auf die Well-Aging-Nahrungsmittelpyramide verweisen, die wir für Sie auf der Seite 151 abgebildet haben. Wenn Sie nach dieser Vorgabe essen und trinken, können Sie alle genannten Anforderungen an eine 50-plus-Fitnessernährung miteinander in Einklang bringen.

Nahrungsergänzend können eventuell Kalzium und Vitamin D (Osteoporose!) und / oder ein Omega-3-Konzentrat in Form von Fischölkapseln (Fettstoffwechselstörungen!) sowie mit Jod und / oder Folsäure angereicherte Lebensmittel und probiotische Lebensmittel (mit gesundheitsfördernden Milchsäurebakterien) hinzukommen. Befragen Sie hierzu immer erst Ihren Arzt. Alle Nahrungssupplemente sollten jedoch niemals die Bemühungen um eine ausgewogene und vollwertige Ernährung ersetzen. Sie können allerdings unter bestimmten Bedingungen die Versorgung erleichtern oder sicherstellen.

Wasser ist Leben

Ohne Wasser ist kein Leben möglich, und bekanntlich müssen wir mehr trinken als essen. Der gesamte Wasserbedarf von 2,0 bis 2,5 Liter pro Tag (ohne schweißtreibenden Sport) setzt sich zusammen aus mindestens **einem Liter Trinkflüssigkeit** und etwa 0,8 Liter Wasseranteil aus Lebensmitteln wie Obst, Gemüse und Brot. Ein kleiner Anteil – etwa 0,3 Liter pro Tag – stammt aus der Verbrennung von Nährstoffen – das ist das so genannte Oxidationswasser.

Wer wenig trinkt, wird das schnell an seiner Hautbeschaffenheit („Knitterfältchen") und an nachlassender Leistungsfähigkeit merken. Ein Wassermangel kann sich ähnlich wie ein Abfall des Blutzuckers in Form von nachlassender Konzentrationsfähigkeit äußern. Oft werden Durst und Hunger verwechselt. Man isst dann etwas, obwohl Wasser nicht nur für die Figur die bessere Lösung wäre.

Wer Sport treibt, schwitzt viel und muss entsprechend mehr trinken – im Allgemeinen mindestens 0,8–1 Liter pro Stunde sportlichen Einsatzes. Bewährt haben sich magnesiumreiches Mineralwasser, gut verdünnte Saftschorlen, Gemüsesäfte, Buttermilch oder Molke sowie Früchte-, grüner und Schwarztee mit etwas Zitronensaft und nur leicht gesüßt.

Tipp

Pro kg Körpergewicht benötigen Sie täglich 30 ml Wasser.

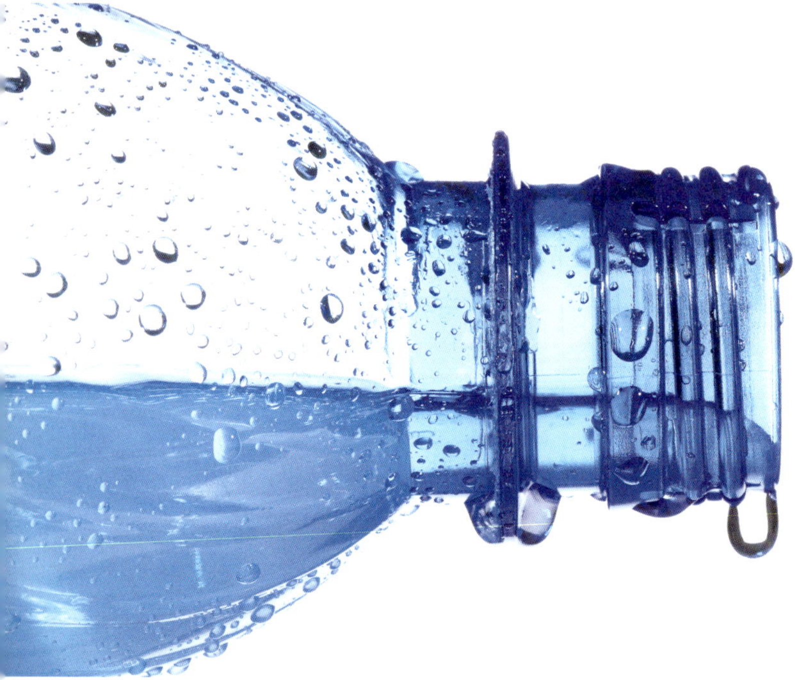

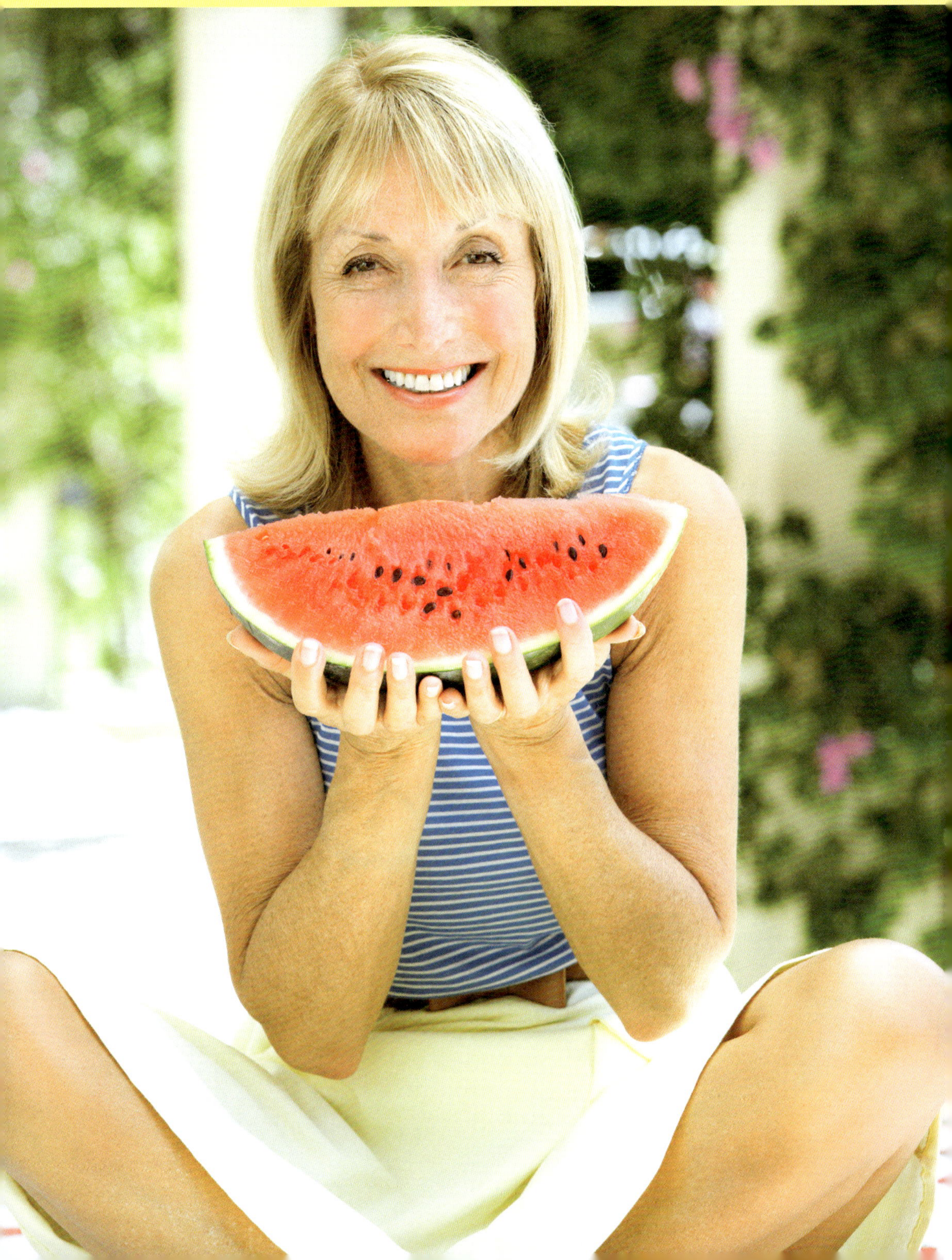

Mein Weg zur Fitness – mit Selbsttest und Bewegungsfahrplan

Das Trainingsmosaik 82

Mehr Ausdauer für mehr Fitness 82

Kraft und Koordination für die Vitalität 84

Beweglichkeit hält mobil 85

Welcher Aktivitätstyp bin ich? 87

Der Fitness-Test 87

Mein Ziel: aktiv gesund leben 94

Die 7 Vitalregeln zur Bewegung 94

Vor dem Start: Erst ist der Arzt gefragt 98

Daran sollten Sie auch denken 99

Hier gibt es Einschränkungen 99

Mein Vitalitäts-Bewegungsfahrplan 100

So bauen Sie Ihre Aktivitäten richtig auf 100

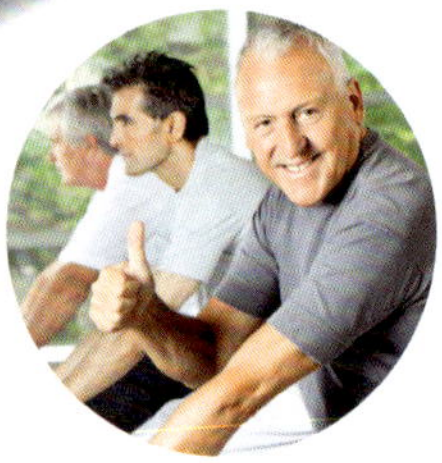

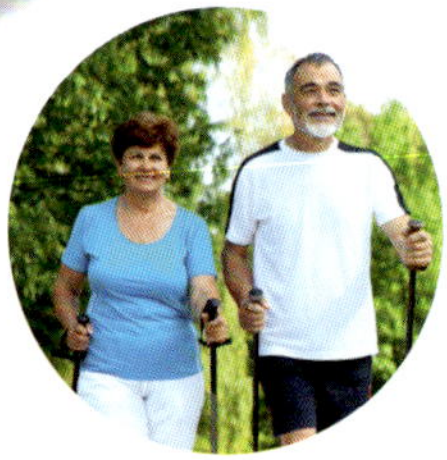

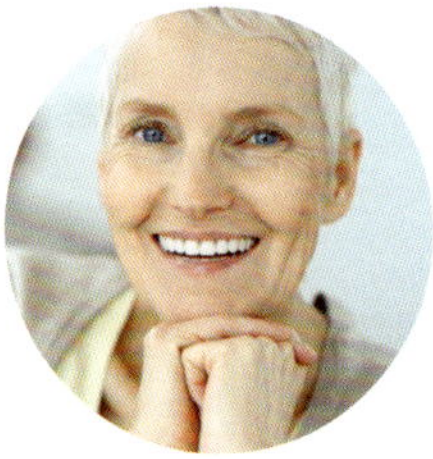

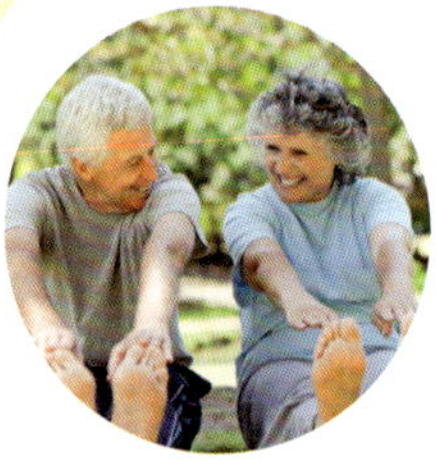

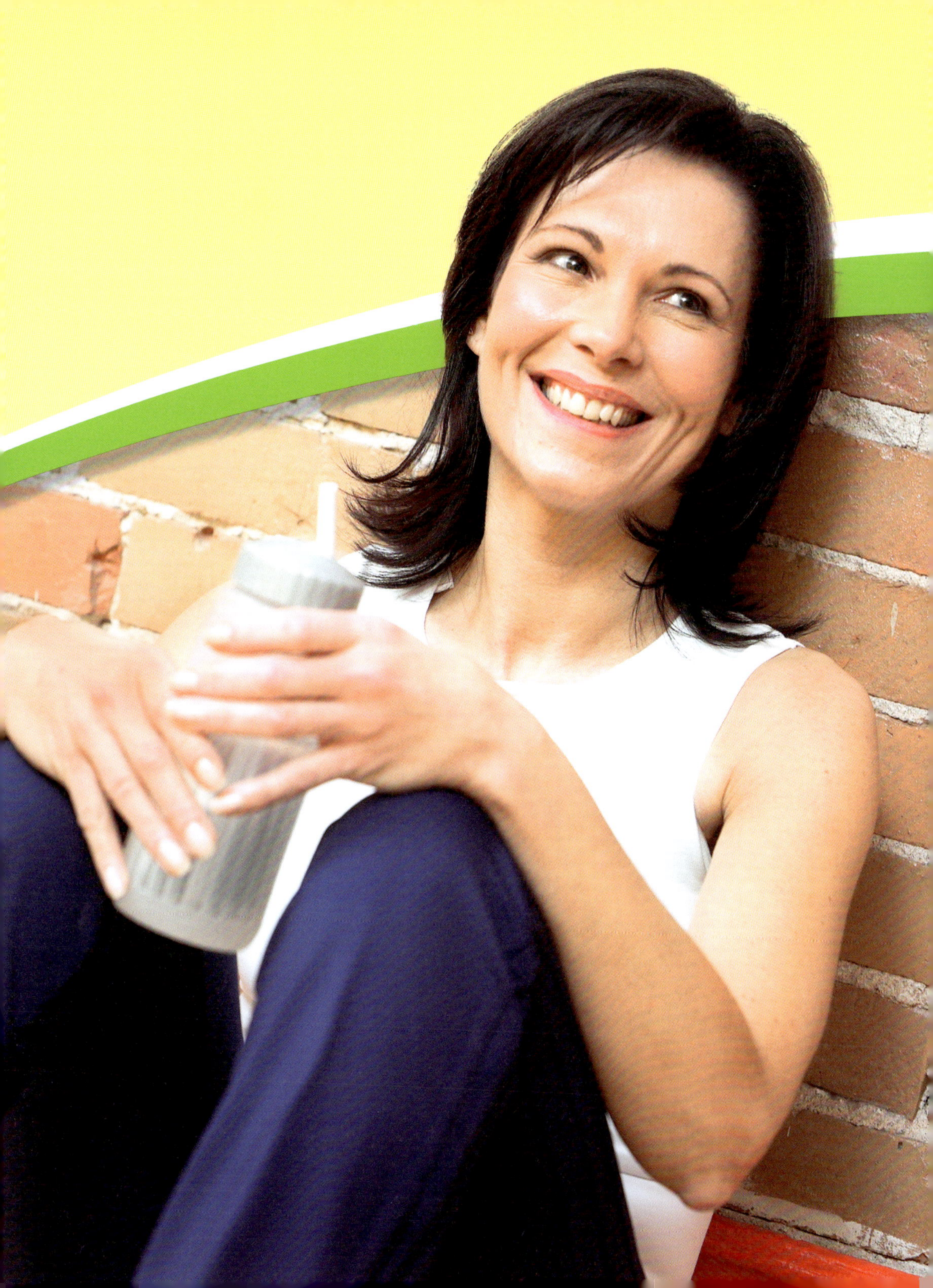

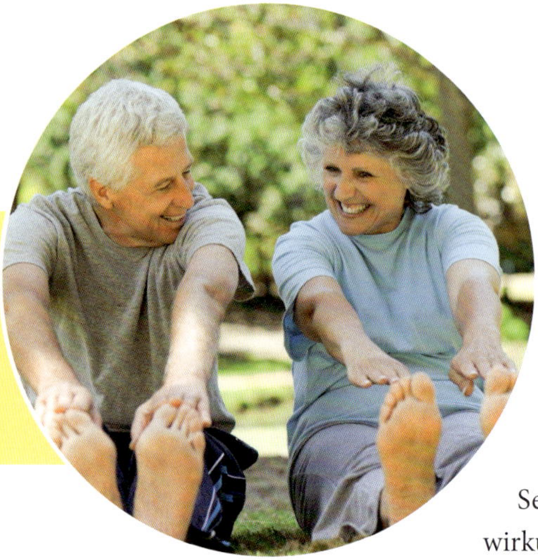

Das Trainingsmosaik

Bewegung als tragende Säule der Vitalitätsformel ist für alle Organe und Systeme der beste Jungbrunnen. Es ist das einzige „Medikament“, das ein so großes Wirkungsspektrum besitzt, dass der gesamte Körper, aber gleichzeitig auch Geist und Seele davon profitieren – und das ganz ohne Nebenwirkungen. Doch gewusst wie! Denn nur wenn die Belastungen den Bedürfnissen unseres Körpers und unserer Organsysteme entsprechen, stellt sich auch der gewünschte Erfolg ein.

Wenn es um die gesamte Vitalität geht, sind Ausdauer, Kraft, Beweglichkeit und Koordination gefragt. Während für das Herz-Kreislauf-System und das Immunsystem die Ausdauer im Vordergrund steht, profitieren die Muskeln zunächst vom Krafttraining, aber auch von allen anderen Aktivitätsformen. Bestimmte Bewegungs- und Sportarten trainieren mehrere Bereiche, wie z. B. Kraft, Ausdauer und Koordination, andere fördern gezielt bestimmte Fähigkeiten wie die Beweglichkeit. Die vier Aktivitätssäulen bilden zusammen das Fundament eines „bewegten“ Lebens.

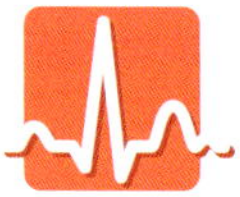

Mehr Ausdauer für mehr Fitness

Tipp

Herzstück des Well-Aging-Programms ist das Herz-Kreislauf- und Stoffwechseltraining.

Ausdauer bedeutet hier die Fähigkeit, eine gegebene Leistung oder Anforderung über möglichst lange Zeit „durchzuhalten“. Somit ist Ausdauer identisch mit der Ermüdungswiderstandsfähigkeit. D. h. Ihr Körper und die Vitalitätsorgane können mehr leisten, ohne zu ermüden oder überfordert zu sein. Damit schützen Sie nicht nur Ihren wichtigsten Motor, das Herz, sondern sorgen auch dafür, dass Sie belastbarer, leistungsfähiger und vitaler werden.

Es gibt verschiedene Formen der Ausdauer. Für die Gesundheit und die Vitalität ist jedoch die allgemeine Ausdauer, auch Grundlagenausdauer genannt, die beste und einzige Trainingsform. Dabei muss mindestens ein Sechstel der zur Verfügung stehenden Muskelmasse aktiv sein, weil nur so der Gesamtorganismus einen entsprechenden Reiz erfährt. Bei weniger Muskelmasse unterbleibt der zentrale Reiz, und es verbessert sich nur die örtlich begrenzte Ausdauer eines Muskels.

Sauerstoff heißt Leben

Entscheidend für den Erfolg des Ausdauertrainings ist die Energiebereitstellung. Der Körper kann Energie mit und ohne Sauerstoff gewinnen (blättern Sie zurück auf Seite 59). Bei der allgemeinen Ausdauer deckt er nahezu den gesamten Energiebedarf unter ausreichender Sauerstoffzufuhr (= aerobe Ausdauer), und dies ist für das Vitalitätstraining genau richtig. Anaerobe Energiebereitstellung dagegen bedeutet, dass die Nährstoffe ohne die ausreichende Menge an Sauerstoff umgewandelt werden. Dabei werden fast keine Fettsäuren mehr verbraucht. Der Körper bedient sich aus den vorhandenen, schnell verfügbaren Reserven, und es entsteht das bereits erwähnte Laktat (Milchsäure) als Stoffwechselendprodukt, das den Muskel übersäuert, ein Ziehen und Brennen verursacht und ihn sehr schnell ermüden lässt. Für das richtige allgemeine Ausdauer-, also Vitalitätstraining muss der Laktatwert relativ niedrig bleiben (s. dazu die Grafik auf Seite 84). Das optimale Herz-Kreislauf- und Stoffwechseltraining setzt also voraus, dass die Belastungsintensität gering bis moderat ist und genügend Sauerstoff zur Verfügung steht.

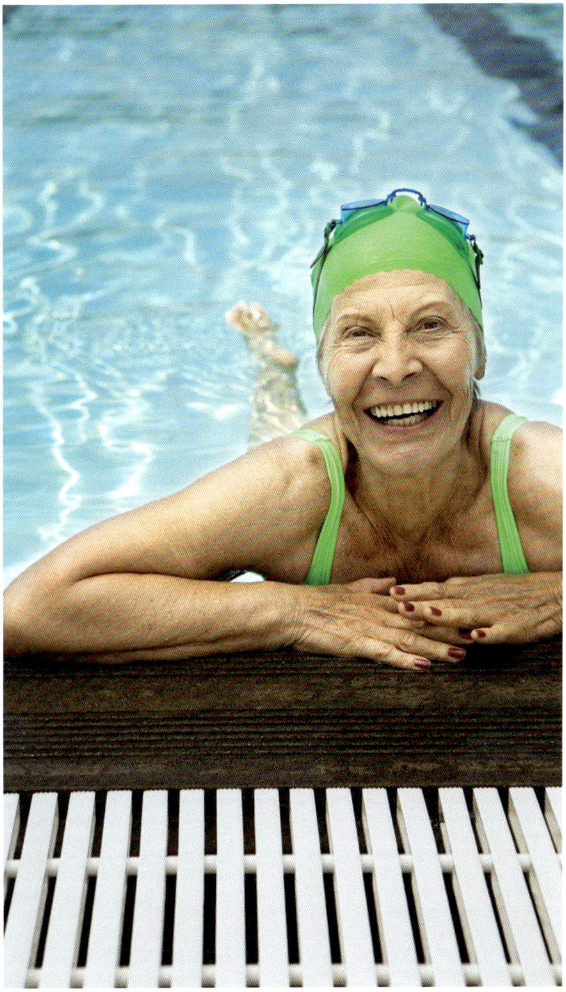

Fit wie ein Fisch im Wasser

Denn auch bei einer länger andauernden Belastung sollte die Laktatkonzentration im Blut 2 mmol pro Liter bei den meisten Menschen nicht übersteigen. Diese Grenze heißt aerobe Schwelle (s. Grafik unten). Bis zu dieser Schwelle wird die Energie primär unter Sauerstoffbedingungen erzeugt. Die anaerobe Schwelle liegt bei etwa 4–6 mmol Laktat pro Liter Blut. Oberhalb dieses Bereichs wird der Energiebedarf zunehmend anaerob, d. h. ohne genügend Sauerstoff, gedeckt. Also: langsames Tempo! Dies dankt der Körper dann mit umfassenden positiven Anpassungen, die ein vitales und fittes Leben garantieren. Es verbessert nicht nur die körperliche Leistungsfähigkeit, sondern spielt auch die entscheidende Rolle in der Vermeidung von Herz-Kreislauf-Erkrankungen sowie Fettstoffwechselstörungen und Übergewicht.

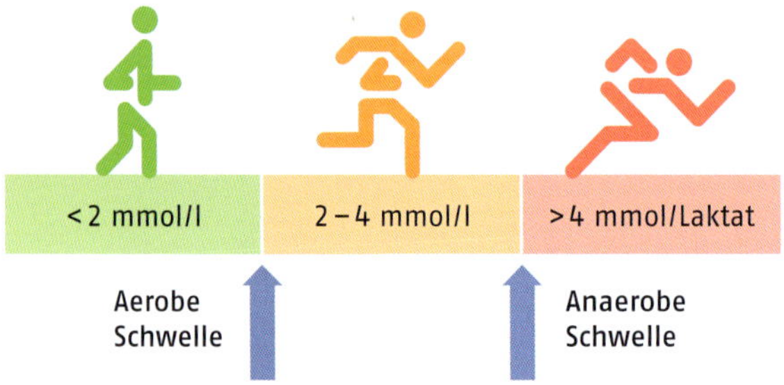

Kraft und Koordination für die Vitalität

Wer körperlich aktiv sein will, braucht starke, mobile Muskeln. Die Muskeln müssen sich ganz flexibel an unterschiedliche Anforderungen anpassen und die Gelenke für größere Belastungen stabilisieren können. Mit einem wohl dosierten Kraft- und Koordinationstraining stärken Sie Ihre Muskeln und ziehen dann mehr Freude und Nutzen aus Ihrem Sport. Je nach Ihren Zielen können Sie folgende Bereiche speziell fördern:

- **Das Nerv-Muskel-Zusammenspiel:** Dies können Sie sogar schon ohne richtiges Training verbessern. Führen Sie eine Bewegung mit ganz niedrigen Belastungen und Widerständen korrekt und bewusst aus (dazu reicht z. B. das eigene Körpergewicht bei einer Kniebeuge). Es genügt, die Bewegung 10- bis 12-mal zu wiederholen. Auf diese Weise lernt der Körper, die Muskeln gezielt und ohne unnötige Hilfsbewegungen anzusprechen und zusammenzuziehen. Bewegen Sie sich also viel, dann stellt sich der Erfolg ganz einfach nebenbei ein.

Tipp

Krafttraining besteht in der Regel aus gymnastischen Übungen und dem gezielten Training mit Geräten.

- **Die Kraftausdauer einzelner Muskelgruppen:** Ein gut durchbluteter Muskel ermüdet nicht so leicht. Um das zu fördern, wählen Sie am besten niedrige, d.h. kleine Widerstände (z.B. durch Übung mit kleiner Hantel, s. Bild). Wiederholen Sie die entsprechende Bewegung 20- bis 25-mal, aber ohne große Mühe und Anstrengung.
- **Das Dickenwachstum** (Hypertrophie): Für eine straffe, gut ausgebildete Muskulatur sind höhere Widerstände erforderlich, die Sie schon ganz schön anstrengen. Nach 12 bis 15 Wiederholungen sollten Sie das Gefühl haben, dass der Muskel „brennt" und Sie höchstens noch ein bis zwei Wiederholungen schaffen könnten.
- **Die Elektronik der Muskeln** (intramuskuläre Koordination): Wenn die Nervenimpulse die Muskelfasern schneller und intensiver reizen, werden auch die größten, sonst ungenutzten Fasern mit einbezogen. Das erreichen Sie mit fast maximalen Belastungen, die Sie nur 1- bis 4-mal unter größter Anstrengung ausführen. Wichtig ist dabei: Das Atmen nicht vergessen.

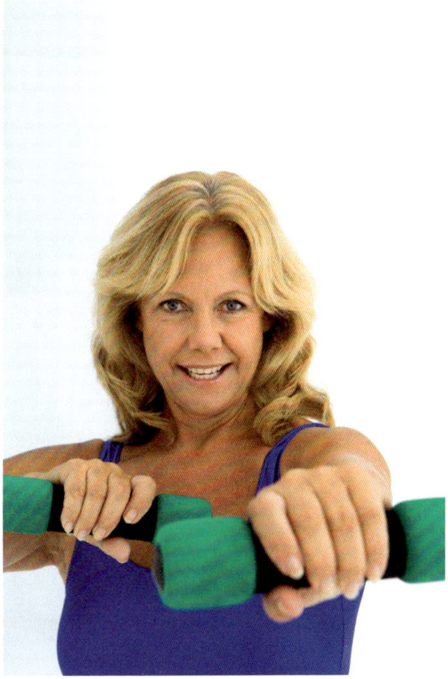

Für das Vitalitätstraining sind vor allem Kraftausdauer sowie Dickenwachstum sinnvoll. Beide Trainingsformen verbessern die Leistungsfähigkeit der Muskeln und stabilisieren Gelenke und Wirbelsäule.

Beweglichkeit hält mobil

Alle Muskeln und auch die von Muskeln umspannten Gelenke leben nicht nur von der Kraft, sondern auch von ihrer Beweglichkeit. Dazu müssen sie flexibel (dehnfähig) sein. Mit Beweglichkeits- bzw. Flexibilitätstraining erreichen Sie, dass der Muskel an Länge zunimmt und die Gelenke ihren Bewegungsspielraum erhalten. Zusätzlich verbessert sich die Dehnfähigkeit des Bindegewebes. Es gibt zwei grundsätzlich verschiedene Formen des Flexibilitätstrainings, die keinen nachweisbaren Unterschied in der Wirkung haben. Probieren Sie aus, welche Ihnen mehr zusagt:

- **Aktive Dehnmethode:** Hier wird typischerweise der muskuläre Gegenspieler des zu dehnenden Muskels aktiv angespannt. Zwar gibt es auch Unterformen, die bekannteste Version ist aber jene, in der Sie durch kleine, sich steigernde rhythmische Bewegungen die Schwingungsbreite vergrößern (s. unser Poster: Dehnungsübung der Oberschenkelrückseite). Es darf dabei aber nicht schwunghaft, ruckartig oder gar zerrend gedehnt werden. Pro Muskelgruppe sollten Sie etwa 15 bis 20 rhythmische, langsame Bewegungen durchführen.
- **Passive Dehnmethode:** Der wohl bekannteste Vertreter dieser Dehnmethode mit all ihren Unterformen ist das so genannte „Stretching". Hierbei nehmen Sie langsam (über etwa 5 Sekunden) eine Dehnposition ein. Halten Sie die Endposition dann 15 – 20 Sekunden bzw. ziehen Sie dabei noch leicht nach. Richtiges Stretching setzt jedoch schon ein ausgeprägtes Körpergefühl voraus und ist deshalb für Anfänger nicht immer einfach zu erlernen.

i wissenswert

Das Training der Flexibilität

- *hält die Muskulatur leistungsfähig,*
- *sichert die Beweglichkeit der Gelenke,*
- *lockert und entspannt,*
- *ökonomisiert die Bewegungen,*
- *hilft, mobil zu bleiben.*

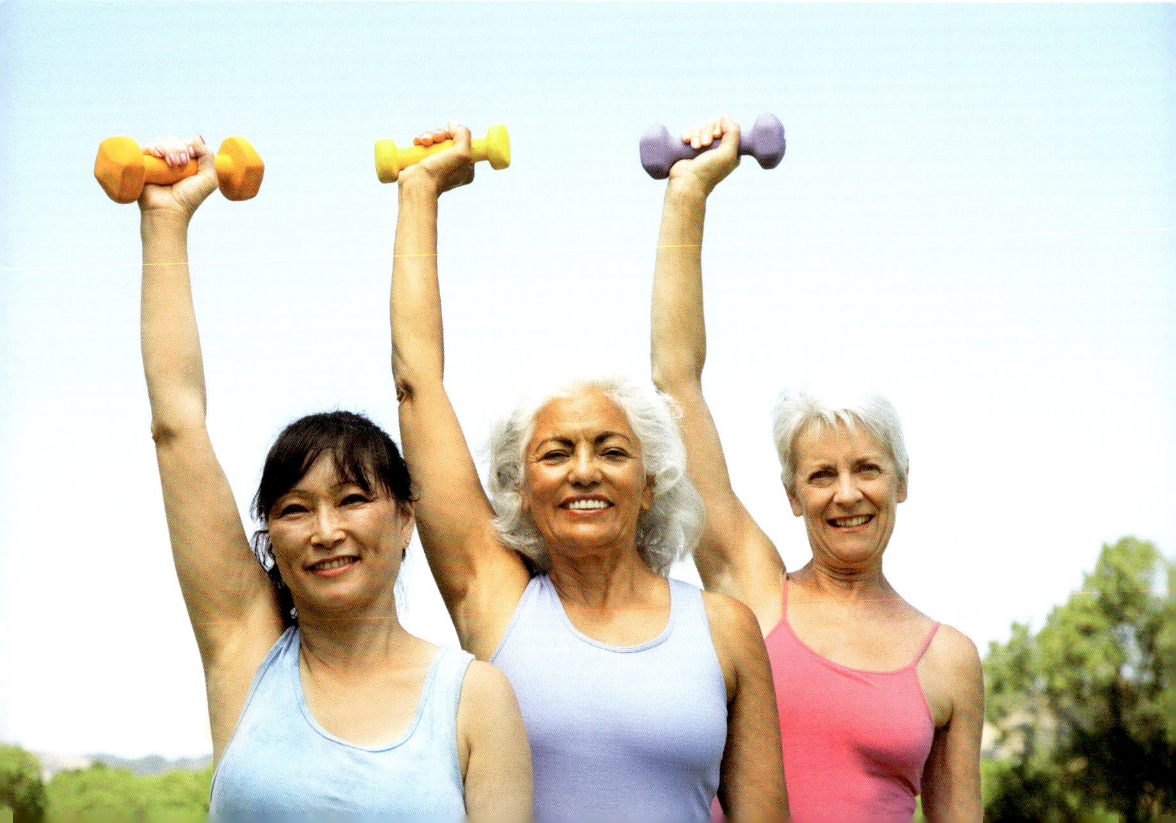

Welcher Aktivitätstyp bin ich?

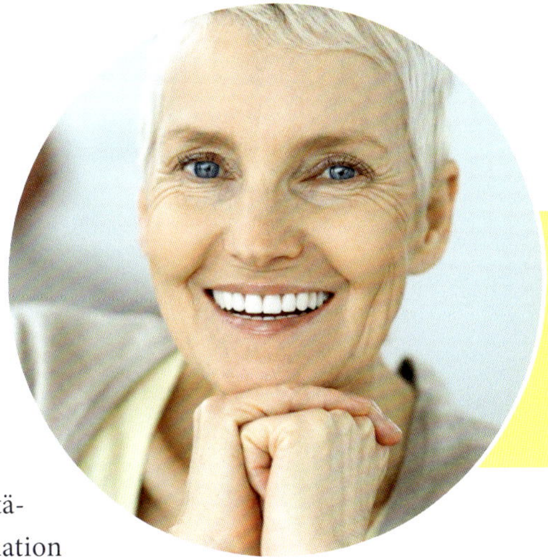

Ausdauer, Kraft, Beweglichkeit und Koordination sind die Schlüssel zu körperlicher Vitalität. Idealerweise trainieren Sie alle Bereiche gleichmäßig. Häufig ist es notwendig, zuerst gezielter schwächere Punkte zu fördern, ohne die anderen zu vernachlässigen. Entscheidend ist es also, dass Sie alle Aktivitäten auf Ihre persönliche Kondition und Lebenssituation ausrichten.

Der Fitness-Test

Bevor Sie anfangen, Ihr Leben aktiv neu zu gestalten oder auch nur einfach Ihre bereits bestehende Vitalität zu stabilisieren, sollten Sie eine kurze Bestandsaufnahme wagen. Diese hilft Ihnen zu erkennen, wie fit Sie sind. Hierzu haben wir Ihnen einen kurzen Test zusammengestellt, der Ihnen mehr über Ihre momentane Kondition verrät. Er gibt Ihnen einen Anhaltspunkt, ob Sie ein normales Fitness-Niveau aufweisen, über oder unter dem Durchschnitt liegen und zu welchem Aktivitätstyp Sie gehören.

Den Fitness-Test können Sie zu Hause ohne große Geräte durchführen. Sie brauchen dazu nur:

- einen Stuhl,
- eine Treppe,
- ein paar Bücher,
- einen Zollstock und
- eine Uhr mit Sekundenanzeige.

Dann können Sie sofort loslegen. Es warten insgesamt 5 Aufgaben auf Sie, die etwa 10 Minuten in Anspruch nehmen. Viel Erfolg!

Tipp

Ziehen Sie für diesen Test bequeme Kleidung an, Turn- oder Gymnastikschuhe, oder machen Sie ihn barfuß.

1. Ausdauer-Step-Test

Vorbereitung:

Zuerst ermitteln Sie Ihren Ruhepuls. Zählen Sie hierzu 15 Sekunden Ihren Puls, indem Sie mit Ihren drei mittleren Fingern am inneren Handgelenk die Pulsschläge tasten. Nehmen Sie diesen Wert mal 4. (Den exakten Ruhepuls erhalten Sie am besten morgens im Bett vor dem Aufstehen oder tagsüber nach einer längeren Ruhepause.)

Durchführung:

Stellen Sie sich mit geschlossenen Beinen vor eine Stufe. Steigen Sie drei Minuten lang auf und ab, wechseln Sie das aufsteigende Bein nach 90 Sekunden (Auf- und Abstieg jeweils 1 Schritt).

Messen Sie unmittelbar nach dieser Belastung 15 Sekunden lang Ihren Puls, und nehmen Sie diesen Wert mal 4.

Berechnen Sie nun Ihren Wert, indem Sie von diesem Belastungspuls den Ruhepuls abziehen: Das ist Ihr Ergebnis! Vergleichen Sie Ihr Ergebnis mit der Auswertung in der Tabelle. Die Tabelle zeigt die für Sie geltenden Beurteilungen an.

Der Puls unmittelbar nach Belastung ist Ihr Belastungspuls.

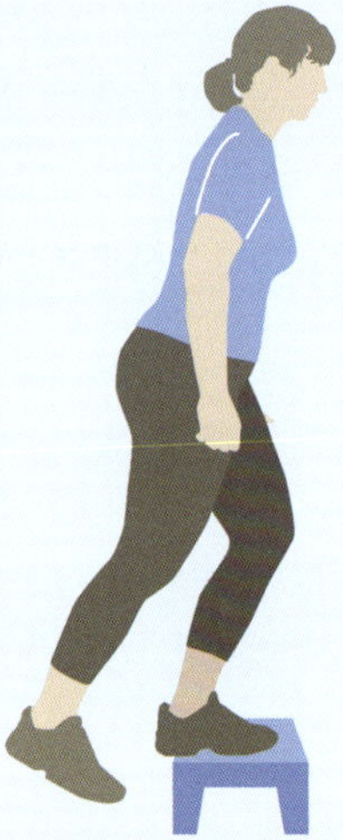

Belastungspuls – Ruhepuls = Ihr Wert

__________ – ________ = _______

Auswertung

(Pulsfrequenz nach Belastung minus Ruhepuls)

schlecht trainiert		Durchschnitt		gut	
Männer	> 55	Männer	45 – 55	Männer	< 45
Frauen	> 60	Frauen	55 – 60	Frauen	< 55

2. Beweglichkeit der Körperrückseite

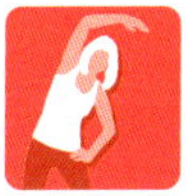

Vorbereitung:

Für diese Aufgabe brauchen Sie einen stabilen Zollstock, dessen „Null-Ende“ senkrecht auf dem Boden steht.

Durchführung:

Stellen Sie sich mit geschlossenen Beinen und gestreckten Knien aufrecht hin, den Zollstock nehmen Sie wie einen Stock in eine Hand, das „Null-Ende“ steht senkrecht auf dem Boden. Nun beugen Sie sich so weit wie möglich nach vorne. Schauen Sie dabei zu Boden, und versuchen Sie, mit den Fingerspitzen den Boden zu berühren. Gleiten Sie dabei mit der Hand, die den Zollstock hält, in Richtung Boden. Nun können Sie den Abstand zwischen dem Boden und Ihren Fingerspitzen leicht in Zentimetern am Zollstock ablesen. **Wichtig**: Gleichmäßig atmen, und abschließend langsam wieder hochrollen.

Stufe A: Sie berühren mit der Hand oder mit den Fingerspitzen den Boden.

Stufe B: Sie haben zum Boden einen Abstand von **5** bis **10** cm.

Stufe C: Sie haben zum Boden einen Abstandvon **10** bis **20** cm.

Stufe D: Sie haben zum Boden einen Abstandvon **20** bis **30** cm.

Stufe E: Sie haben zum Boden einen Abstand von mehr als **30** cm.

Auswertung

(Beweglichkeitsstufen A – E)

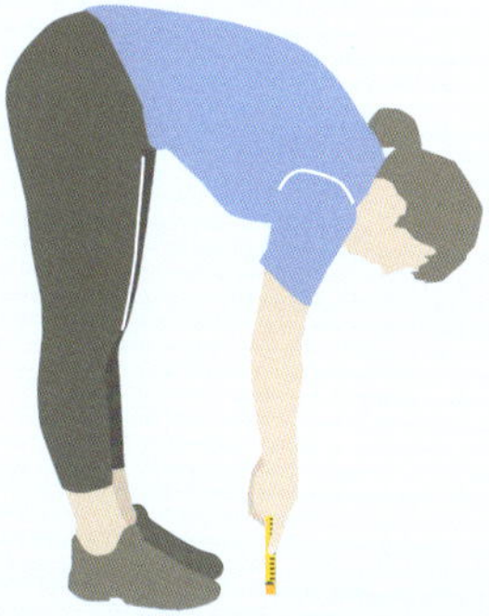

schlecht trainiert		Durchschnitt		gut	
Männer	D, E	Männer	D, C	Männer	A, B
Frauen	D, E	Frauen	D, C	Frauen	A, B

3. Bauchmuskelkraft

Vorbereitung:

Schichten Sie am Boden einen Bücherstapel auf, der etwa einen halben Meter hoch ist.

Durchführung:

Legen Sie sich vor den Bücherstapel. Rollen Sie Ihren Oberkörper so weit auf, dass Sie den obersten Buchtitel lesen können. Stützen Sie sich dabei nicht mit Ihren Armen auf.

Wichtig:

Ihre Lendenwirbelsäule bleibt am Boden liegen. Wie lange schaffen Sie es, diese Position bei gleichmäßiger Atmung zu halten?

Auswertung

(Haltezeit in Sekunden)

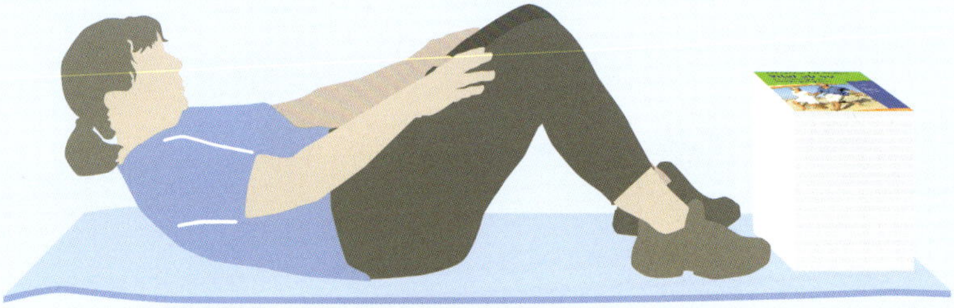

schlecht trainiert		Durchschnitt		gut	
Männer	< 12	Männer	12 – 15	Männer	> 15
Frauen	< 10	Frauen	10 – 13	Frauen	> 13

4. Beinmuskelkraft

Vorbereitung:

Suchen Sie sich einen Stuhl mit vier Beinen, der stabil ist und sich nicht drehen kann.

Durchführung:

Stellen Sie Ihre Füße etwa schulterbreit auseinander, und setzen Sie sich auf die vordere Stuhlkante. Der Winkel zwischen Ober- und Unterschenkel beträgt etwa 90 Grad. Halten Sie den Rücken gerade. Wie oft schaffen Sie es, innerhalb von 30 Sekunden ohne Schwung aufzustehen? (Falls Sie Probleme mit dem Gleichgewicht haben, halten Sie sich mit der Hand an einem Tisch fest. Stützen Sie sich dabei aber nicht ab.)

Auswertung

(Anzahl der vollständigen Aufstehversuche)

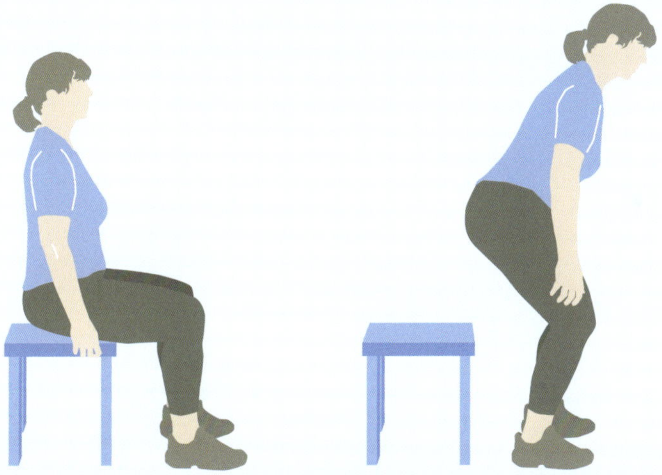

schlecht trainiert		Durchschnitt		gut	
Männer	< 19	Männer	19 – 21	Männer	> 22
Frauen	< 15	Frauen	15 – 17	Frauen	> 18

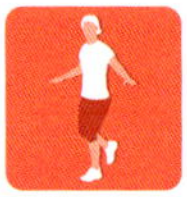

5. Einbeinstandtest – Koordination

Vorbereitung:

Suchen Sie sich einen Untergrund, der keinen oder nur einen dünnen, rutschfesten Teppich hat. Ziehen Sie die Schuhe aus.

Durchführung:

Stellen Sie sich nun auf ein Bein, auf das Bein, auf dem Sie sich sicherer fühlen. Der Körper sollte dabei aufgerichtet sein. Der Fuß des anderen Beins liegt locker an der Wade des Standbeins. Mit den Armen können Sie, wenn nötig, Unsicherheiten ausgleichen. Achten Sie darauf, dass ein Stuhl in Ihrer Nähe oder eine Wand als Stütze dienen kann, sollten Sie das Gleichgewicht verlieren. Lassen Sie bei dieser Aufgabe zunächst die Augen geöffnet, und schauen Sie einfach geradeaus (nicht nach unten auf den Boden!). Wenn Sie es sich zutrauen, dann können Sie die Übung auch einmal mit geschlossenen Augen probieren.

Stufe A: Beidbeiniger Stand mit geschlossenen Augen über 10 Sekunden.

Stufe B: Einbeinstand mit offenen Augen über 10 Sekunden.

Stufe C: Einbeinstand mit geschlossenen Augen über 10 Sekunden.

Stufe D: Einbeiniger Zehenstand mit offenen Augen über 10 Sekunden.

Stufe E: Einbeiniger Zehenstand mit geschlossenen Augen über 10 Sekunden.

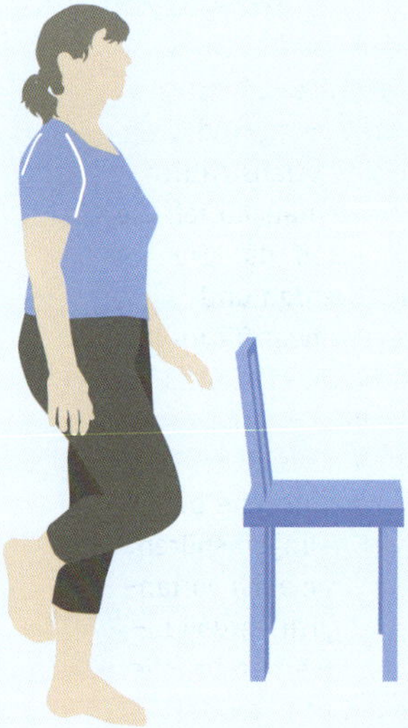

Auswertung

(Schwierigkeitsstufen A – E)

schlecht trainiert		Durchschnitt		gut	
Männer	A	Männer	B	Männer	C, D, E
Frauen	A	Frauen	B	Frauen	C, D, E

Gesamt-Auswertung Ihrer Fitness

Die Einzelbewertungen ergeben jeweils folgende Punktzahlen:

	Test	1	2	3	4	5	Gesamtpunktzahl
schlecht trainiert	1 Punkt	____	____	____	____	____	
Durchschnitt	2 Punkte	____	____	____	____	____	
gut	3 Punkte	____	____	____	____	____	______

Aktivitätstypen: Je nach Gesamtpunktzahl sind Sie …

Typ I
Aktivitätsmuffel
(unter 9 Punkte)

Ihre Fitness ist dringend verbesserungsbedürftig. Sie sind offensichtlich ein Aktivitätsmuffel. Die Zeit ist reif, dass Sie aktiv werden und gezielt etwas für Ihre Vitalität und Gesundheit unternehmen. Schon nach kurzer Zeit werden Sie erste positive Wirkungen spüren. Gehen Sie auch vorrangig mögliche individuelle Schwächen an, die Sie mit unserem Test entdeckt haben

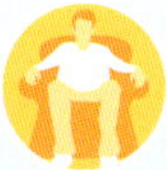

Typ II
Genießer
(9 bis 11 Punkte)

Ihre Fitness liegt im Normalbereich. Eine gute Ausgangsbasis, um schon bald auf ein überdurchschnittliches Niveau mit optimaler Vitalität zu gelangen. Achten Sie dabei auf eine harmonische Entwicklung von Ausdauer, Kraft und Beweglichkeit. Da Sie ein Genießertyp sind, suchen Sie Aktivitäten, die Ihnen Spaß machen, dann werden Sie bald sehen, wie schnell Sie sich entwickeln

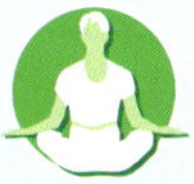

Typ III
Athlet
(über 12 Punkte)

Ihr Fitness-Niveau ist überdurchschnittlich. Sie sind ein echter Athlet und lieben es, aktiv zu sein. Erhalten Sie sich Ihre Leistungsfähigkeit, und bauen Sie diese gegebenenfalls sogar weiter aus. Wichtig ist dabei, dass Sie sich vielseitig fordern und auch mal neue Dinge ausprobieren. Gönnen Sie sich aber auch Pausen, denn der Körper braucht Erholung, um sich entwickeln zu können

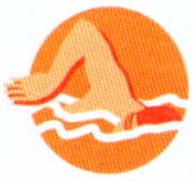

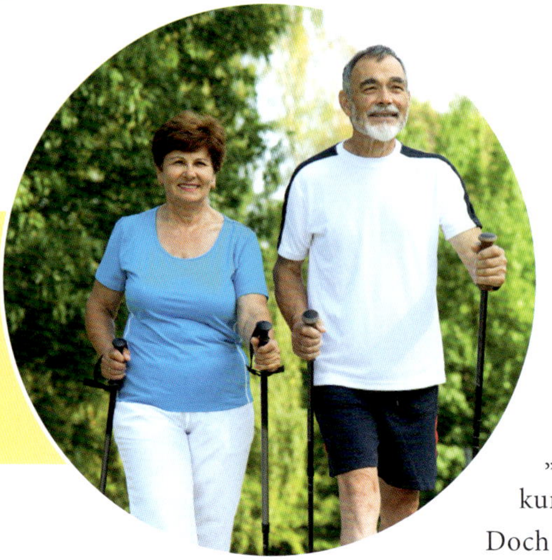

Mein Ziel: aktiv gesund leben

Gesundheit ist kein Zustand, der stabil ist und bleibt. Gesundheit ist ein Prozess, den es aktiv zu gestalten und zu beeinflussen gilt. Dabei sind die Bewegung, der Sport und die Ernährung ideale „Motoren“, die Sie in ihrer positiven Gesamtwirkung auf Körper, Geist und Seele nutzen können. Doch nur im moderaten Umsetzen der Ziele liegt die Chance, nur wenn Sie mit Spaß und bewusst bei der Sache sind, dann wird es auch klappen. Übertreiben Sie nichts, und gehen Sie in kleinen Schritten vorwärts. Das fördert die Motivation, denn das Glück liegt in den kleinen „Siegen“ verborgen, nicht in den großen. In **sieben Vitalregeln** werden wir Ihnen zuerst die wichtigsten Bausteine für Ihr vitales Bewegungsprogramm aufzeigen. Die sieben Vitalregeln zur Ernährung finden Sie ab Seite 141.

Die 7 Vitalregeln zur Bewegung

1. In der Dosis liegt das Geheimnis

Ob das Bewegungsprogramm wirkt und nützt oder ob es sogar „schädlich“ ist, hängt ganz wesentlich von Umfang und Intensität ab. Tasten Sie sich vorsichtig an eine Aktivität heran, und horchen Sie dabei in sich hinein. Der Körper wird Ihnen sagen, ob es gut war oder nicht. Der größte Fehler, den Sie machen können, ist, sich zu überfordern. Darauf reagiert der Körper sehr sensibel mit Schlafstörungen, Infektanfälligkeit, erhöhter Herzfrequenz, Gelenkproblemen und mit Lustlosigkeit. Achten Sie also auf Ihre Körpersignale, denn der Körper ist der beste „Trainer“, den Sie haben. „Powern“ Sie sich nicht aus, sondern „unterfordern“ Sie sich anfänglich ganz bewusst. Später dann können Sie auch schon mal richtig loslegen!

2. Beanspruchen Sie Ihren ganzen Körper

Für Ihren neuen, aktiven Lebensstil wählen Sie die Inhalte aus, die Ihnen Spaß machen, die aber auch den gesamten Körper mit all seinen Systemen einbeziehen. Das Allerwichtigste ist zunächst das Herz-Kreislauf- und Stoffwechseltraining. Dabei handelt es sich um Ausdaueraktivitäten wie Walking, Jogging, Radfahren, Schwimmen u. a. Deren Merkmal ist, dass Sie über eine längere Zeitdauer (mindestens 30 bis 40 Minuten am Stück) aktiv sind. Wenn Sie dies zwei- bis dreimal pro Woche ausführen, stellt sich der gewünschte Effekt und der optimale Gesundheitsschutz am besten ein. Auf keinen Fall vergessen sollten Sie jedoch Ihre Muskulatur. Die Muskulatur ist eine der wenigen „biologischen Uhren", die man zurückdrehen kann. Kräftigen und dehnen Sie an Ihren aktiven Tagen oder auch öfter mal zwischendurch Ihre Muskeln. Ein Gymnastikprogramm lässt sich an drei bis fünf Tagen in fünf bis zehn Minuten leicht durchführen und ist der Garant für eine leistungsfähige Muskulatur und hervorragende Mobilität.

3. Ran an die Fette

Da wir uns im Alltag viel zu wenig bewegen, haben wir es verlernt, die „lästigen" Fette zu verbrennen. Wir sind zu „Zuckerverbrennern" geworden, weil diese Energiequelle viel leichter zu verbrauchen ist. Die Fette auf den Hüften und die Fettsäuren im Blut bereiten jedoch Probleme, da sie viele Krankheiten des Stoffwechsels, aber auch die gefürchtete Arteriosklerose mit verursachen. Daher ist es besonders wichtig, den Fettstoffwechsel zu aktivieren und zu trainieren. Dies geschieht am besten durch ein Ausdauertraining mit einem relativ niedrigen Beanspruchungsgrad. Das heißt, mindestens 30 bis 40 Minuten am Stück Belastung und dabei unterhalb der aeroben Schwelle bleiben (mehr dazu ab Seite 83). Nur wenn genügend Sauerstoff zur Verfügung steht, werden die Fette ausreichend verbrannt. Nur mit langsamer, moderater und über längere Zeit kontinuierlicher Belastung geht es: Ran an die Fette!

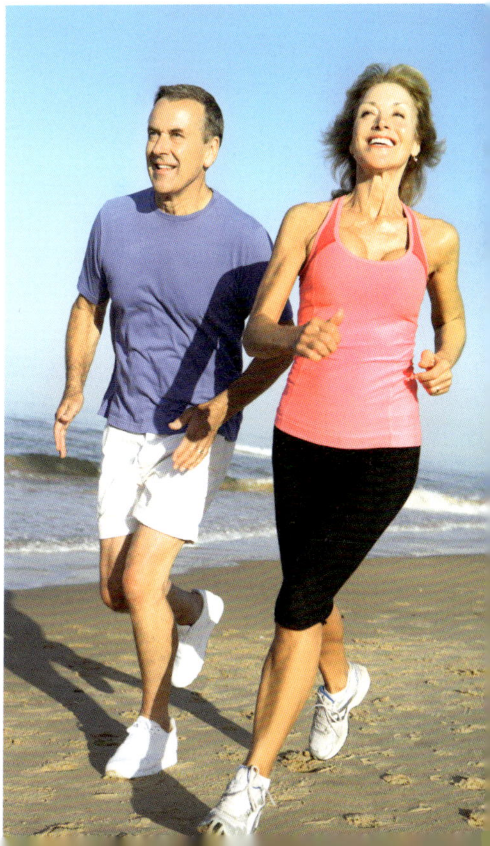

4. ideal: 2000 kcal mehr pro Woche verbrauchen

Die Frage wird uns oft gestellt: „Wie viel und wie oft muss man sich eigentlich bewegen?“ Das ist natürlich pauschal schwierig zu bewerten. Jedoch wissen wir heute, dass für einen optimalen Gesundheitsschutz etwa 1500 bis 2000 Kilokalorien pro Woche über Aktivität, Bewegung und Sport verbraucht werden sollen. Verbraucht man weniger, ist der Gesundheitsschutz nicht ausreichend. Verbrennt man mehr, lohnt der Aufwand sich kaum, denn der Effekt wird kaum größer. Wie viel Sie bei den einzelnen Sportaktivitäten verbrauchen, können Sie aus unserer Tabelle in der hinteren Umschlagklappe zum Kalorienverbrauch ablesen. Nicht selten ist dies aber alleine über Sport nicht zu erreichen. Deshalb unser Tipp: Bewegen Sie sich auch im Alltag mehr. Nutzen Sie die Treppenhäuser, fahren Sie mit dem Rad und nicht mit dem Auto, und gehen Sie öfter zu Fuß. Dann ist es gar nicht mehr so schwierig, diese 2000 Kilokalorien zusätzlich zu verbrennen.

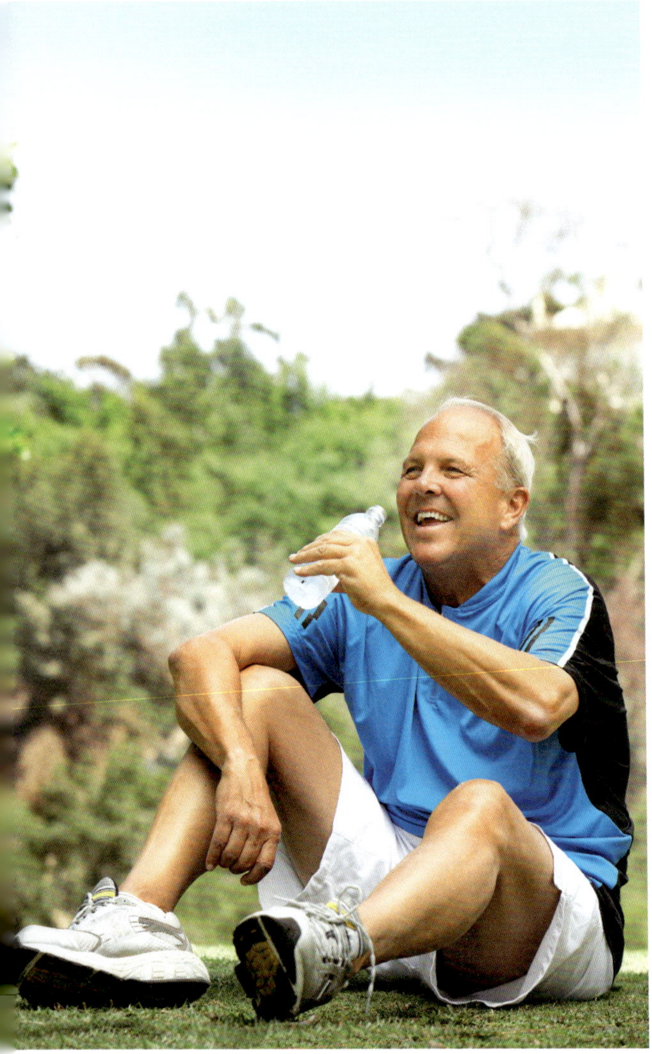

5. Gleichen Sie Ihre Defizite aus

Sollte unser Fitness-Test (ab Seite 87) Schwachstellen bei Ihnen aufgedeckt haben, dann versuchen Sie, diese gezielt anzugehen und zu beheben. Das ist wichtig, damit die bestehenden Defizite, sei es in der Kraft oder Ausdauer, Ihre Bewegungsaktivitäten nicht negativ beeinflussen und Ihnen den Spaß an der Sache rauben.

6. Gönnen Sie sich Pausen

Es mag erstaunlich klingen, aber die Pause bringt letztlich den Erfolg. Nach einer Aktivität, die den Organismus beansprucht und Energie verbraucht, benötigt der Körper Zeit, um das „alte" Leistungsvermögen wiederherzustellen und um es dann sogar noch zu vergrößern.

Je nach Belastungsart und -intensität ermöglicht die Regenerationsphase dem Körper, sich an die höhere Beanspruchung anzupassen. Planen Sie also nach Ausdaueraktivitäten mindestens 1 bis 2 Tage Regenerationszeit ein. Dann kann der Körper seine Vitalität erst richtig entwickeln.

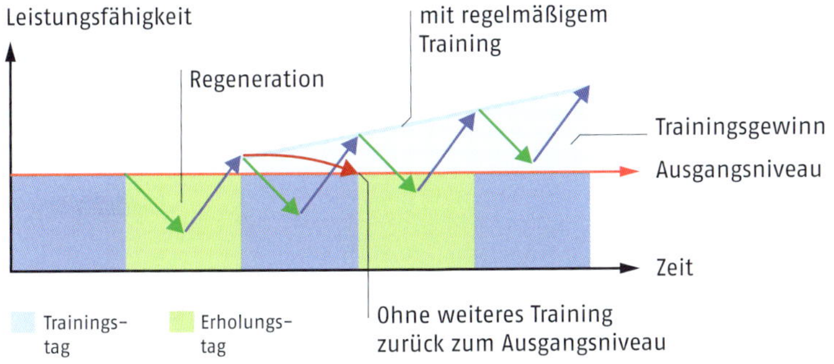

7. Mäßig, aber regelmäßig

Haben Sie sich einmal zu einem aktiven Leben entschlossen, dann ist es wichtig, dass Sie sich auch regelmäßig bewegen. Die biologischen Systeme brauchen zum Teil mehrere Monate, bis sie sich eingestellt haben. Einmalige intensive Reize bringen gar nichts. Nur moderate, ständig wiederkehrende Reize lassen den Körper wachsen. Und wenn Sie Ihre Erfolge spüren, dann lassen Sie nicht nach, denn „es ist schneller wieder verschwunden, als Ihnen lieb ist" – also: dranbleiben!

Vor dem Start: Erst ist der Arzt gefragt

Bevor Sie jedoch Ihr neues, vitales Leben in die Tat umsetzen, klären Sie mit Ihrem Arzt,

- ob etwas dagegen spricht, dass Sie mit körperlicher Bewegung und Sport beginnen,
- ob Krankheitssymptome vorliegen, die es zu berücksichtigen gibt.

Es geht vor allem darum, gesundheitliche Risiken auszuschließen. Der Arzt kann Ihnen aber auch hilfreiche Tipps geben, wie Sie Ihr Training gestalten. Der folgende kurze Fragenkatalog hilft Ihnen, sich auf den Besuch beim Arzt vorzubereiten.

Kleiner Check vor dem Arztbesuch

Hat Ihr Arzt Ihnen gegenüber jemals geäußert, dass Probleme im Herz-Kreislauf-System vorliegen und dass Sie körperliches Training nur nach Rücksprache mit ihm aufnehmen sollten?	ja	nein
Verspüren Sie, wenn Sie sich körperlich betätigen, Schmerzen in der Brust?	☐	☐
Hatten Sie in den vergangenen Monaten Atemnot oder Schmerzen in der Brust, ohne aktiv zu sein?	☐	☐
Verlieren Sie manchmal Ihr Gleichgewicht, oder leiden Sie unter Schwindelgefühlen?	☐	☐
Haben Sie Knochen- oder Gelenkprobleme, die sich durch körperliche Bewegung verschlimmern?	☐	☐
Nehmen Sie regelmäßig Medikamente?	☐	☐
Kennen Sie einen anderen Grund, weshalb Sie nicht körperlich aktiv sein sollten?	☐	☐

Wenn Sie nur eine dieser Fragen mit „Ja" beantwortet haben, sollten Sie Ihr Training keinesfalls ohne Rücksprache mit Ihrem Arzt starten.

Daran sollten Sie auch denken

- **Ab dem 35. Lebensjahr** sollten alle Neu- und Wiedereinsteiger vor Trainingsbeginn zum Arzt.
- In unserem Körper spielen sich ständig Veränderungen ab. Reden Sie mit Ihrem Arzt deshalb mindestens **einmal jährlich** über die Fortsetzung des Trainings. Das gilt besonders für alle **ab 50,** auch wenn sie fit sind.
- Wenn Sie **Fieber** haben oder sich ein grippaler Infekt zeigt, ist auf jeden Fall von Sport abzuraten. Kurieren Sie die Symptome erst aus, bevor Sie weitertrainieren.
- Wer **starkes Übergewicht** (BMI ab 30) hat, sollte möglicherweise bestimmte Sportarten (z. B. Jogging) anfangs nicht ausführen, weil die Gelenke sonst zu stark beansprucht würden. Fragen Sie Ihren Arzt!

Hier gibt es Einschränkungen

- **Entzündliche (rheumatische) Erkrankungen:** kein Sport während einer akuten Entzündungsphase.
- **Osteoporose:** Bestimmte Sportarten, v. a. solche mit erhöhtem Sturz- und Schlagrisiko, sind ausgeschlossen. Krafttraining wirkt dagegen positiv.
- **Künstliche Gelenke:** Sportarten mit extremer Gelenkbeugung oder Schlagrisiko (z. B. Fußball, Squash, Reiten, Ski alpin) kommen nicht bzw. nicht ohne Vorerfahrung in Frage.
- **Medikamente:** Einige Medikamente (z. B. Betablocker) beeinflussen unter Belastung die Herz-Kreislauf-Reaktionen.
- **Neurologische Symptome** (z. B. nach Schlaganfall): Bestimmte Sportarten sind hier ausgeschlossen.

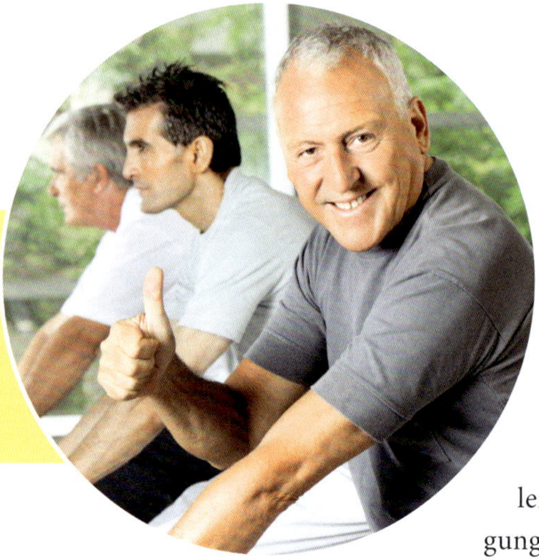

Mein Vitalitäts-Bewegungsfahrplan

Wie das Essen besteht auch das Bewegungs- und Aktivitätsmenü aus verschiedenen Zutaten. Dabei ist es wichtig, dass Bewegung und Sport sich nicht nur ein- oder zweimal pro Woche in Ihrem Wochenablauf wiederfinden. Das können die Höhepunkte sein, in denen Sportarten mit Freunden oder in der Natur absolviert werden. Zu einem vitalen Lebensstil gehört mehr. Bauen Sie viele Bewegungsbausteine in Ihren Wochenplan mit ein. Wie Sie das tun, das steht Ihnen frei und sollte zu Ihrem Tages- und Wochenplan passen. Beispiele für ein Ausdauertraining und Gymnastikprogramm finden Sie ab Seite 104.

IHR WOCHENPLAN

Mo Di Mi Do Fr Sa So

5-mal pro Woche
morgens nach dem Aufstehen recken und strecken und alle Gelenke durchbewegen (3 bis 5 Minuten).

Mo Di Mi Do Fr Sa So

Täglich
Treppen steigen, mindestens 2 bis 3 Etagen, d.h. pro Woche mindestens 20 Etagen. Suchen Sie Treppen, und lassen Sie den Aufzug mal ohne Sie fahren.

Mo Di Mi Do Fr Sa So

4 – 5-mal pro Woche
Kräftigung und Dehnung der Muskulatur.

Mo Di Mi Do Fr Sa So

2 – 3-mal pro Woche
Ausdauertraining/Ausdauersport.

Mo Di Mi Do Fr Sa So

1-mal pro Woche
Ruhepause einlegen und die Seele baumeln lassen.

So bauen Sie Ihre Aktivitäten richtig auf

Bauen Sie Ihr Training langsam, aber kontinuierlich auf, und orientieren Sie sich an Ihren Leistungsfortschritten. Richtgröße für Ihr Ausdauertraining ist am besten Ihre Herzfrequenz. Ihr Arzt kann Ihnen den richtigen Trainingspuls nennen. Oder Sie errechnen ihn selbst.

Als grobe Faustregel gilt: Ziehen Sie von 220 Ihr Alter ab (= maximale Herzfrequenz), und errechnen Sie davon je nach Leistungsvermögen 50 bis 70 Prozent.

Mit zunehmendem Leistungsvermögen können Sie die Belastung steigern und dann mit einer höheren Trainingspulsfrequenz Sport treiben. In Fitness-Studios können Sie Ihren Trainingspuls ebenfalls jeweils ganz individuell bestimmen lassen.

Stufenplan für Ihr Ausdauertraining

1. Aufbaustufe	2. Trainingsstufe	3. Vitalitätsstufe
Dauer der Stufe: 2 bis 3 Monate	**Dauer der Stufe:** 12 bis 18 Monate	**Dauer der Stufe:** lebenslang
Belastung: 50% der maximalen Herzfrequenz	**Belastung:** 60 bis 65% der maximalen Herzfrequenz	**Belastung:** 60 bis 70% der maximalen Herzfrequenz
Häufigkeit: 2- bis 3-mal pro Woche	**Häufigkeit:** 2- bis 4-mal pro Woche	**Häufigkeit:** 3- bis 4-mal pro Woche
Umfang: auf 30 bis 45 Minuten steigern	**Umfang:** 45 bis 60 Minuten	**Umfang:** 60 Minuten
Inhalte: Wandern, Walking, Nordic Walking, Radfahren, Schwimmen	**Inhalte:** Walking, Nordic Walking, Jogging, Schwimmen	**Inhalte:** viele verschiedene Sportarten

Die Well-Aging-Sportarten

Der passende Sport: neue Power plus Wohlfühleffekt 106

Gymnastik – die vitale Grundlage 107

Yoga – entspannt zu neuer Energie 109

Aqua-Fitness (Wassergymnastik) – ideal für die Gelenke 110

Tanzen und Sporttanzen – mit Schwung in die Vitalität 113

Wandern und Bergwandern – von gemäßigten bis zu höchsten Zielen 114

Walking und Nordic Walking – mit sanfter Power unterwegs 117

Laufen (Jogging) – auf und davon ins Vitalvergnügen 119

Radfahren – Tritt für Tritt mehr Aktivität 122

Schwimmen – gelenkschonend und sportlich 125

Ski-Langlauf – gesunder Schneespaß 127

Tennis – Fitness für Spielernaturen 129

Fußball – Rundumtraining mit Anschluss 131

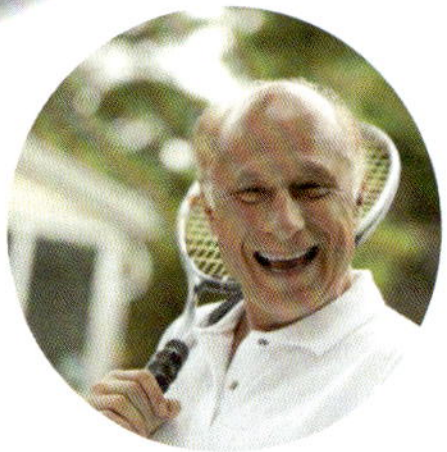

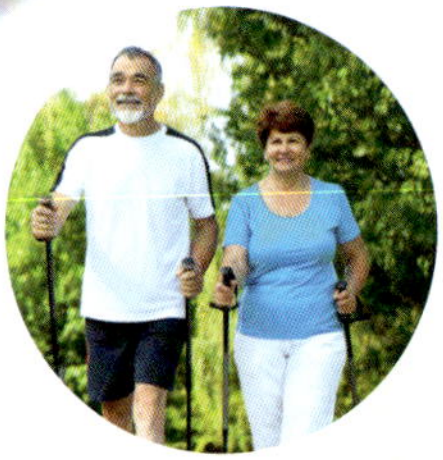

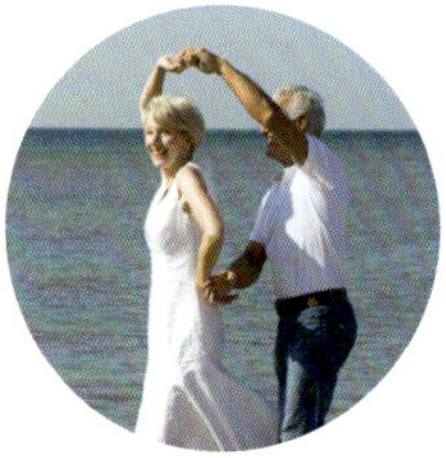

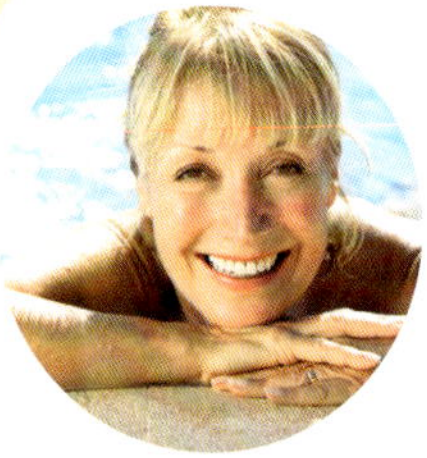

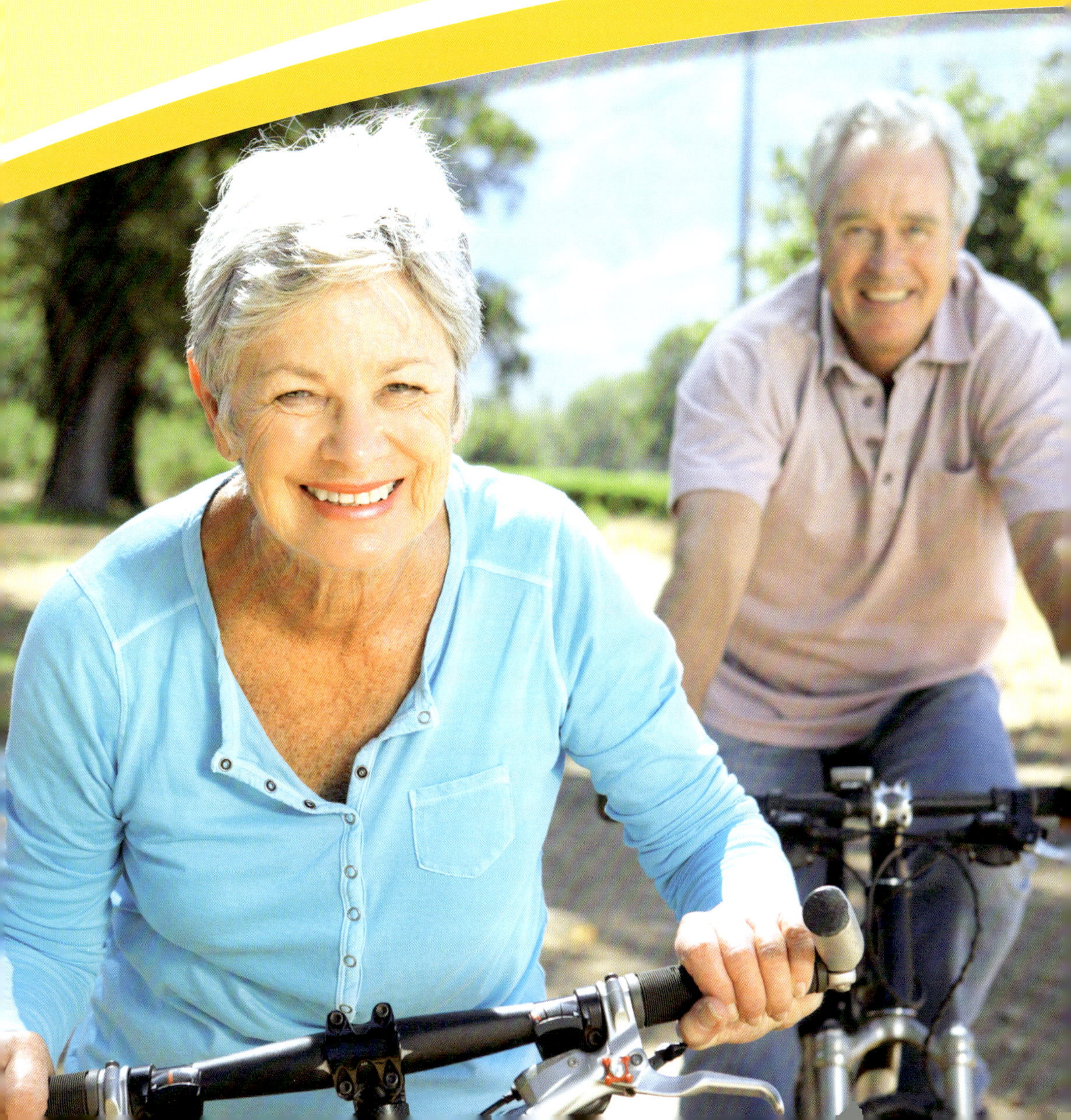

			Eignung					
Sportart	Typ	Seite	geeignet bei Übergewicht	geeignet für Anfänger	geeignet bei Gelenkproblemen	Kalorienverbrauch hoch	geeignet zur Entspannung/ Stressabbau	geeignet zum Herz-Kreislauf-Training
Aqua-Fitness / Aqua-Power					x	x		x
Autogenes Training			x	x			x	
Fußball						x		
Gymnastik			x	x	x			
Jogging / Laufen						x		x
Qi Gong			x	x	x		x	
Radfahren			x	x	x			x
Schwimmen			x		x	x		x
Ski alpin								
Ski-Langlauf			x		x	x		x
Tanzen / Sporttanzen				x				x
Tennis						x		
Walking / Nordic Walking			x	x	x		x	x
Wandern / Bergwandern			x	x				x
Yoga							x	

Anforderungen				
Kraft	Ausdauer	Beweg-lichkeit	Koordi-nation	Schnellig-keit
x	x		x	
	x		x	x
x		x	x	
	x			
		x	x	
	x			
	x			
x			x	
	x		x	
			x	
x			x	x
	x		x	
	x			
	x	x		

Typ I:
für Aktivitätsmuffel

Typ II:
für Genießer

Typ III:
für Athleten

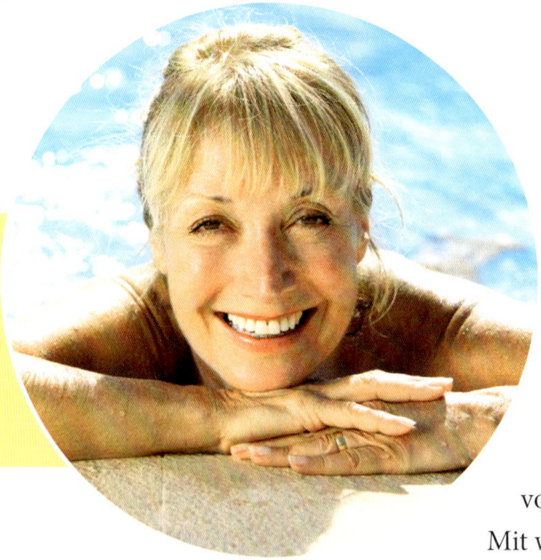

Der passende Sport: neue Power plus Wohlfühleffekt

Es gibt unzählige Sportaktivitäten, und immer wieder kommen neue Formen auf. Altbewährte Sportarten erhalten moderne Namen und werden um das ein oder andere Detail ergänzt. Wir haben aus dieser Vielzahl jene Sporttypen ausgewählt, die vor allem geeignet sind, Ihre Vitalität zu optimieren. Mit welcher Sportart Sie welches Trainingsziel besonders gut erreichen können, das sehen Sie auf der einleitenden Tabelle zwei Seiten zuvor. Einzelinformationen dazu finden Sie auf den nachfolgenden Seiten. Wir haben die Aktivitäten vorangestellt, die auch für Einsteiger und Ungeübte geeignet sind, und in möglichst knapper Form die wesentlichen Merkmale zusammengefasst, und zwar nach:

Tipp

Die richtige Sportart für Ihren Typ? Machen Sie zuerst den Test ab Seite 87, und lesen Sie auch Seite 104.

Vitalitätsfaktor: Er besagt, wie die jeweilige Sportart, regelmäßig betrieben, Ihre Vitalität speziell fördert und welche Vorteile sich daraus ergeben.

Aktivitätsfaktor: Dieser Faktor beschreibt, unter welchen Bedingungen die Sportart ausgeführt werden kann, für wen und für welchen Aktivitätstyp (s. Test Seite 87 ff.) sie geeignet ist.

Vitalitätsplan: Hier erfahren Sie, wie ein „Trainingsplan“ aussehen kann, der speziell darauf ausgerichtet ist, Ihre Vitalität zu optimieren.

Wann eher nicht: Einige Sportarten sind für manche Menschen nicht oder nur eingeschränkt zu empfehlen, wenn z. B. bestimmte Erkrankungen vorliegen.

Darauf sollten Sie achten: Damit eine Sportart auch den gewünschten Effekt und Spaß zugleich bringt, ist es gut, die dafür notwendigen Voraussetzungen zu kennen und zu beherzigen.

Welche Sportart Sie nun aber aktiv betreiben wollen, das bestimmen immer Sie (nach Rücksprache mit Ihrem Arzt). Und jetzt: Packen Sie es an, und suchen Sie sich die Sportart aus, die am besten zu Ihnen passt!

Gymnastik – die vitale Grundlage

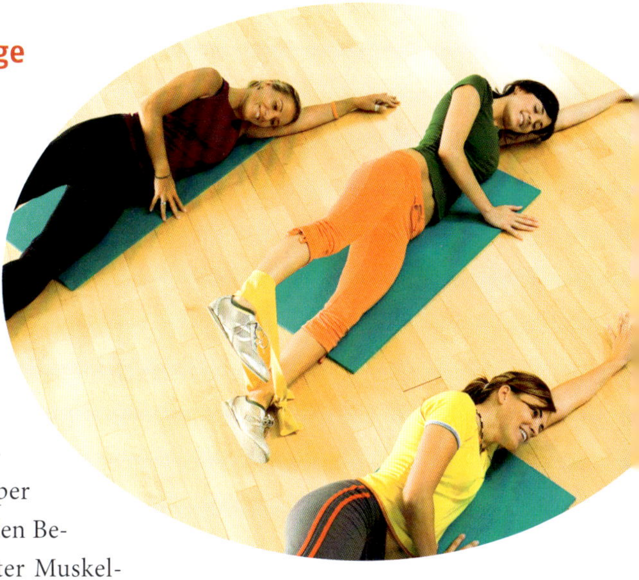

Vitalitätsfaktor

Gymnastik kräftigt und dehnt die Muskeln, macht die Gelenke geschmeidig und hält beweglich. Gymnastik stellt so für alle Sportarten eine sinnvolle Ergänzung dar. Sie kann aber auch ohne andere Aktivitäten die Vitalität verbessern. Daher sollten gymnastische Übungen grundsätzlich zum festen Repertoire eines aktiven Lebensstils gehören. Sie können damit hervorragend den ganzen Körper trainieren und spezielle Schwerpunkte in den Bereichen Kraft, lokale Ausdauer bestimmter Muskelgruppen (z. B. der Wadenmuskulatur beim Laufen), Beweglichkeit, Koordination und Entspannung setzen. Durch die Gymnastik wird das Aktivitätsniveau ausgeglichen, d. h. Beanspruchung und Entspannung, Über- und Unterforderung werden harmonisiert.

Aktivitätsfaktor

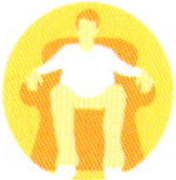

Gymnastik ist für jeden bis ins hohe Alter hervorragend geeignet, da sich gezielt ganz unterschiedliche, individuelle Schwerpunkte setzen lassen. Durch die Gymnastik können Sie persönliche Schwachpunkte (z. B. Rücken, Bauch, Ausdauer) besonders trainieren. Aufgrund verschiedener Schwierigkeitsgrade (Funktions-, Schon-, Wirbelsäulengymnastik, „Low- oder High-Impact"-Aerobic etc.) lässt sich die Intensität der Gymnastik sehr gut steuern und fordert damit jeden Trainierenden auf seinem Niveau.

Tipp

Gemeinsames Trainieren in der Gruppe motiviert zusätzlich.

Vitalitätsplan

Gymnastik ist ein Jungbrunnen. Sie können nicht nur speziell die Muskeln kräftigen, sondern gleichzeitig auch Beweglichkeit und Bewegungssicherheit fördern. Dabei reicht das eigene Körpergewicht als Belastung bei den Übungen meist aus, um entsprechende Anpassungen zu erzielen. Die Muskeln kräftigen Sie, indem Sie jede Übung 10- bis 15-mal wiederholen. Variieren lassen sich die Bewegungen durch unterschiedliche Ausgangspositionen, einen erweiterten Bewegungsumfang und die Mitarbeit jeweils anderer Muskelgruppen. Zum Dehnen der Muskeln nehmen Sie am besten eine Dehnposition ein und behalten diese für sechs bis maximal zehn Sekunden bei (s. Übung Seite 121). Dann lösen Sie die Dehnung und wiederholen den Vorgang. **Wichtig bei allen Übungen:** nie die Luft anhalten, sondern immer gleichmäßig weiteratmen. Integrieren Sie die Gymnastik anfangs zwei- bis dreimal in Ihren Wochenplan. Länger als 10 bis 15 Minuten Zeit benötigen Sie dafür nicht. Fortgeschrittene können das Gymnastikprogramm vier- bis fünfmal in der Woche oder später sogar täglich durchführen – Ihr Körper wird es Ihnen danken!

Tipp

Sie fühlen sich dann allgemein wohler, weil Sie insgesamt fitter werden.

Wann eher nicht?

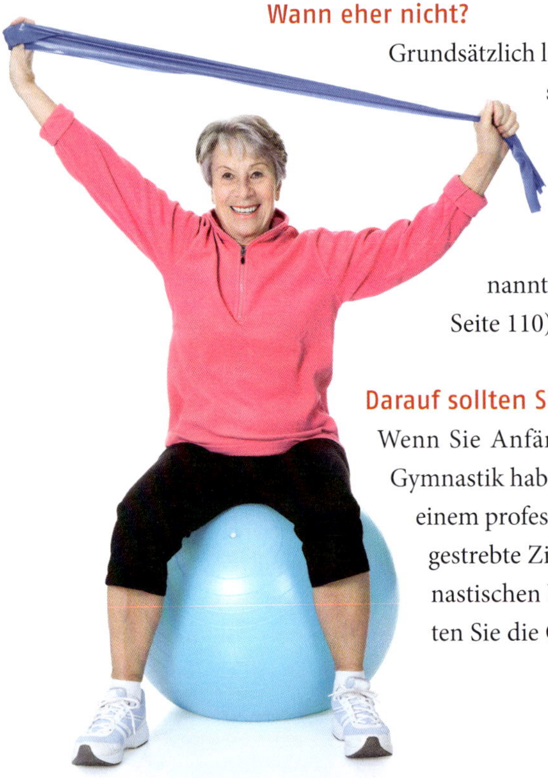

Grundsätzlich lassen sich für gymnastische Aktivitäten keine Einschränkungen benennen. Für alle jedoch, die starke Gelenkprobleme oder eine fortgeschrittene Arthrose haben oder die Beschwerden bei der Gymnastik verspüren, ist es häufig angenehmer, im Wasser zu trainieren oder an so genannten „Aqua-Kursen" teilzunehmen (s. Aqua-Fitness, Seite 110).

Darauf sollten Sie achten

Wenn Sie Anfänger sind und bisher nur wenig Erfahrung mit Gymnastik haben, macht es Sinn, sich zunächst einer Gruppe mit einem professionellen Trainer anzuschließen. Denn um das angestrebte Ziel zu erreichen, ist es entscheidend, dass die gymnastischen Übungen auch korrekt ausgeführt werden. Gestalten Sie die Gymnastik möglichst vielseitig, planen Sie Pausen ein, und achten Sie darauf, dass Sie den gesamten Körper mit in das Trainingsprogramm einbeziehen.

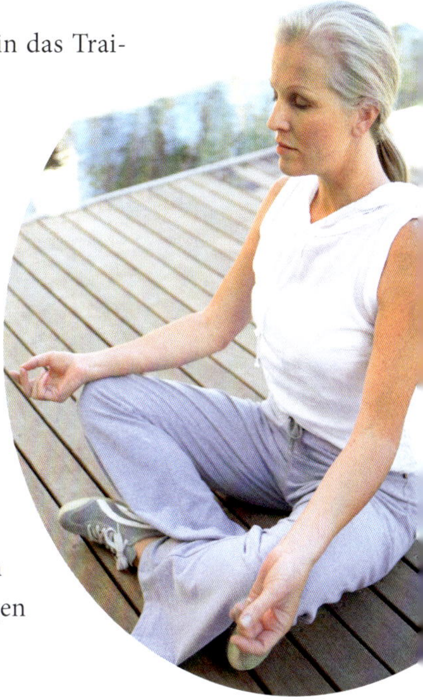

Der Extra-Vorteil: • In jedem Alter möglich • ohne Hilfsmittel • einfach und ohne Aufwand • zu Hause • bei jedem Wetter
Ausrüstung: • Gymnastikmatte • Sportkleidung • Turnschuhe
Kosten: • Gymnastikmatte: 10 – 30 € • Turnschuhe: 30 – 70 €

Yoga – entspannt zu neuer Energie

Vitalitätsfaktor

Yoga ist ein ganzheitlicher Übungsweg mit dem Ziel, Körper und Geist zu innerem Gleichgewicht zu bringen. Es eignet sich deshalb besonders zum Entspannen und Stressabbauen. Zudem stärken die Körperübungen die Muskulatur, lockern Verspannungen und halten Gelenke und Wirbelsäule beweglich.

Aktivitätsfaktor

Wer von innerer Rastlosigkeit geplagt ist, für den ist Yoga ideal, um die Harmonie zwischen Körper und Geist wiederherzustellen. Stress wird bewusst abgebaut. Dadurch können Sie im Nachhinein gesteigerte Wachheit und Konzentrationsfähigkeit erleben. Ferner geben die Übungen bei Erschöpfung und Schwäche wieder Kraft zurück. Die speziellen Atemübungen lassen den Atem regelmäßiger fließen und können die Lungenfunktion stärken, was gerade für Asthmatiker hilfreich sein kann. Letztlich profitieren aber alle von Yoga, da es viele Vorteile hat und sich grundsätzlich positiv auf die Vitalität auswirkt.

Vitalitätsplan

Eine Yoga-Trainingseinheit setzt die innere Bereitschaft voraus, die Umwelt „loszulassen" und sich nur mit sich und seinen körperlichen Signalen auseinander zu setzen. Aus diesem Grunde sollte eine Yoga-Einheit – besonders bei Anfängern – ungefähr 30 Minuten dauern. Kürzere Zeiten sind eher für Fortgeschrittene geeignet, die die wesentlichen Techniken schon ausreichend beherrschen. Jedoch ist es auch für Fortgeschrittene sinnvoll, in der Regel 30 bis

Tipp

Es gibt viele verschiedene Formen und Schulen des Yoga, von denen jeder die richtige für sich heraussuchen muss.

45 Minuten zu trainieren. Zwei- bis dreimal pro Woche sollten Sie üben, damit sich die gewünschten Effekte auch einstellen. Bleiben Sie anfangs nicht länger als 20 bis 30 Sekunden in den einzelnen Übungspositionen, um die beanspruchten Körpersysteme nicht zu überlasten.

Tipp

Wenn sich erste Trainingsfortschritte zeigen, können Sie die Belastungszeiten ausdehnen und die Belastungen intensivieren.

Wann eher nicht?

Yoga setzt die Bereitschaft voraus, sich auch auf meditative Übungen einzulassen und sich auf sich selbst zu konzentrieren, um zu einer physischen und psychischen Entspannung zu gelangen. Ansonsten gibt es bei korrekter Anwendung kaum Einschränkungen.

Darauf sollten Sie achten

Um mit Yoga innerlich zur Ruhe zu kommen und zu entspannen, ist eine ruhige und angenehme Übungsatmosphäre ganz besonders wichtig. „Mal so eben zwischendurch“ ist bei dieser Trainingsform nicht angezeigt. Denken Sie immer daran, dass Yoga auf einer sanften Vorgehensweise basiert. Bei den Körper- bzw. Dehnungsübungen sollten Sie nicht über die individuelle Schmerzgrenze hinausgehen, sondern sich nur langsam dieser annähern. Einsteiger erlernen die Yoga-Techniken am besten zunächst unter fachlicher Anleitung, bevor sie eigenständig üben.

Der Extra-Vorteil: • Stressabbau, inneres Gleichgewicht • für alle, die täglich großen Belastungen ausgesetzt sind

Ausrüstung: • Bequeme Kleidung • Gymnastikmatte

Kosten: • Kurs: 50 – 80 € (10 Einheiten) • Gymnastikmatte: 10 – 30 €.

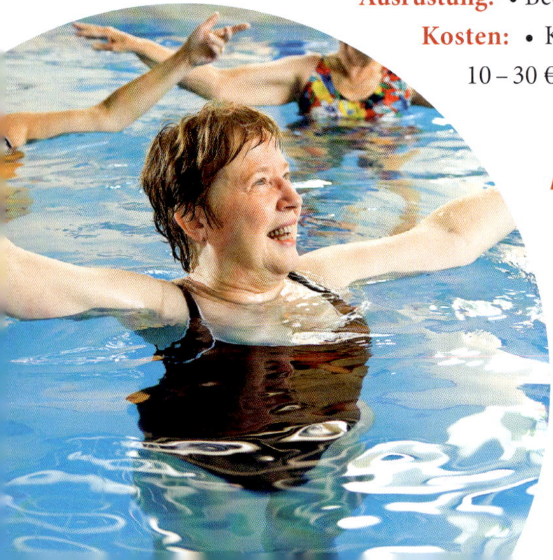

Aqua-Fitness (Wassergymnastik) – ideal für die Gelenke

Vitalitätsfaktor

Hinter dem modernen Begriff Aqua-Fitness verbirgt sich die traditionelle Wassergymnastik, die in den letzten Jahren teilweise weiterentwickelt wurde (Aqua-Power, Aqua-Aerobic). Das Training im Wasser nutzt die Vorteile des Mediums Wasser – wie z. B. Auftrieb und Widerstand – als Steuerungselemente. Aqua-Fitness fördert neben der allgemeinen Ausdauer auch die Kraft, die Koordination und die Beweglichkeit. In erster Linie werden die gesamte Rumpf- und Oberkörpermuskulatur sowie die Beinmuskulatur gekräftigt. Spezielle Aqua-Trainingsgeräte können diesen Widerstand zusätzlich modifizieren.

wissenswert

Der besondere Muskeltrainingsreiz ergibt sich aus dem Widerstand des Wassers, der, je nach Bewegungsgeschwindigkeit, deutlich höher ist als der Luftwiderstand.

Aktivitätsfaktor

Das Wasser trägt (besonders durch den Auftrieb) den Körper, sodass die Gelenke entlastet werden. Daher ist die Wassergymnastik besonders für Menschen mit Gelenkproblemen und Übergewicht geeignet. Aqua-Fitness bietet ein gutes Herz-Kreislauf-Training und ist auch bei Gewebsschwäche und Venenleiden empfehlenswert. Sprechen Sie jedoch in jedem Fall vorher mit Ihrem Arzt.

Vitalitätsplan

Aqua-Fitness ist eine recht sanfte Form des Trainings. Das Medium Wasser entlastet den Körper einerseits, bringt aber auch zusätzlich gesteigerte Belastungen mit sich. Besonders der Kältereiz, die Verlagerung des Blutvolumens hin zur Körpermitte (s. Seite 112) sowie der erhöhte Bewegungswiderstand beanspruchen den Organismus mehr. Belasten Sie sich deshalb anfangs nur gering, und beobachten Sie, wie Ihr Körper reagiert. Wenn Sie Aqua-Fitness oder gar eine spezielle Form – das Aqua-Jogging – mit dem Ziel betreiben, Ihr Herz-Kreislauf-System zu trainieren, gibt es einige Regeln zu beachten. Wie beim Schwimmen (s. Seite 125) wird durch den höheren Wasserdruck der venöse Blutrückstrom zum Herzen erhöht und der Puls erniedrigt. Die Belastung sollte daher immer im **aeroben Bereich** liegen (s. Seiten 58 und 83), damit kein Sauerstoffdefizit entsteht. Orientieren Sie sich dabei an Ihrem Atem: Wenn Sie während der Übungen ruhig weiteratmen und sich noch mit dem Trainingspartner unterhalten können, dann ist

wissenswert

Der richtige Puls für die Aqua-Fitness:
Für das Training im Wasser sollte die Herzfrequenz etwa um 10 bis 15 Schläge niedriger als beim Jogging liegen.

Faustregel:
Ruhepuls + (220 – Lebensalter – Ruhepuls) x Fitnessfaktor. Anschließend noch mindestens 15 Schläge abziehen.

Fitnessfaktor:

0,5	=	*untrainiert*
0,6	=	*mäßig trainiert*
0,7	=	*ausdauertrainiert*
0,75	=	*Leistungssport*

es richtig. Wenn Sie sich nach der Herzfrequenz richten, dann sollte diese noch etwas niedriger als z. B. beim Jogging liegen (s. kleiner Kasten auf Seite 120). Soll das Medium Wasser der Kräftigung Ihrer Muskulatur dienen, dann resultieren daraus etwas andere Belastungsvorgaben. Ziel ist es dabei, die Kraftausdauer zu verbessern sowie die Muskulatur und den Haltungsaufbau allgemein zu stärken.

Tipp

Trainieren Sie zu Beginn nicht mehr als zweimal pro Woche, damit die Muskulatur Zeit hat, sich zu regenerieren und anzupassen.

Wiederholen Sie die einzelnen Übungen innerhalb einer Trainingseinheit etwa 15- bis 20-mal. Fortgeschrittene können die Wiederholungen auf zwei bis maximal drei Minuten ausdehnen mit jeweils 15 Wiederholungen pro Minute (2 min x 15) und so die Beanspruchung angemessen steigern.

Wann eher nicht?

Herzpatienten und Menschen mit hohem Blutdruck sollten bei Übungen ab brusttiefem Wasser unbedingt zuvor Rücksprache mit dem Arzt halten. Die möglichen Blutvolumenverschiebungen durch den zunehmenden Wasserdruck können die Herz-Kreislauf-Reaktionen verändern. Gehen Sie nicht mit offenen Wunden und Hauterkrankungen ins Wasser. Auch wenn Sie Allergien haben, sollten Sie vor Trainingsbeginn einen Arzt fragen, da chlorhaltiges Wasser allergische Reaktionen hervorrufen kann.

Achtung

Bedenken Sie auch, dass im Wasser eine höhere Gefahr besteht, sich zu überfordern, da man die Anstrengung durch die kühlenden Effekte oft nicht so empfindet.

Darauf sollten Sie achten

Wechseln Sie die nasse Kleidung, wenn Sie aus dem Wasser kommen, um Harnwegsinfektionen zu vermeiden. Auch die Haut müssen Sie nach längerem Aufenthalt im Wasser gut eincremen, damit sie nicht austrocknet.

Der Extra-Vorteil: • In jedem Alter möglich • durch die „Schwerelosigkeit" im Wasser wird das gesamte Skelettsystem entlastet

Ausrüstung: • Badeanzug • Schwimmbrille • eventuell: Schwimmbrett • Paddel und weiteres Trainingszubehör

Kosten: • Schwimmbad 5 – 8 € • Kurs: 20 – 25 € • Badeanzug: 30 – 80 €

Tanzen und Sporttanzen – mit Schwung in die Vitalität

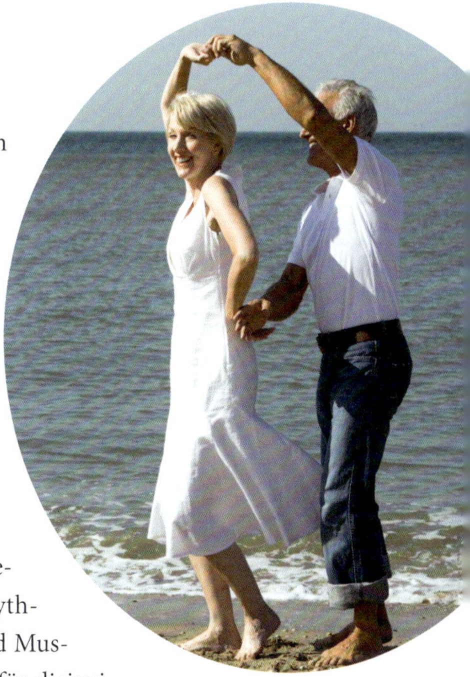

Vitalitätsfaktor

Das Tanzen, ob nun als traditionelle Gesellschaftstanzen oder auch in seinen modernen Formen wie Jazztanz, Salsa oder Hip-Hop, zählt zu jenen Aktivitäten, die einen hohen sozialen und kommunikativen Charakter besitzen. Zusätzlich fördert es die Beweglichkeit und schult die Bewegungskoordination. Die sportliche Variante aktiviert darüber hinaus noch das Herz-Kreislauf-System, wegen der höheren Belastung.

Aktivitätsfaktor

Das Tanzen ist eine Aktivität, die nahezu jeder ausüben kann. Anfänger profitieren von der Anforderung an die Bewegungskoordination. Sie entwickeln dadurch mehr Rhythmusgefühl, und auch das Zusammenspiel von Nerven und Muskeln verbessert sich. Besonders geeignet ist diese Sportart für diejenigen, die gerne intensiv gesellschaftliche Kontakte pflegen und Entspannung von den Alltagsbelastungen suchen.

Vitalitätsplan

Die Anforderungen an die Bewegungskoordination sollten gerade Anfänger nicht unterschätzen. Zwar wird der Organismus energetisch nicht sehr stark belastet, jedoch fordert das sehr sensible neuro-muskuläre Zusammenspiel seinen Tribut. Das heißt, dass Sie anfangs zwei- bis maximal dreimal pro Woche jeweils 60 bis 90 Minuten – natürlich mit kleinen Pausen – das „Tanzbein schwingen“ dürfen. Das koordinative System benötigt etwa 48 bis 72 Stunden, um sich zu regenerieren und anzupassen, und diese Zeit sollten Sie ihm geben. Fortgeschrittene, deren Bewegungsfähigkeit im Tanz schon weiterentwickelt ist, können diese Sportart zum Herz-Kreislauf-Training nutzen. Drei- bis viermal pro Woche ist dann empfehlenswert, um die entsprechenden Reize auszulösen. Wichtig ist dabei natürlich auch wieder die Herzfrequenz als Steuerungsgröße des Trainings (s. Kasten auf Seite 114).

Tipp

Das Sporttanzen richtet sich an Fortgeschrittene, die damit ihren gesamten Organismus durchtrainieren können.

Wann eher nicht?

Grundsätzlich gibt es für niemanden ein Tanzhindernis, da die Vielfalt der Tänze und die jeweils unterschiedliche Beanspruchung keinerlei Probleme bergen. Nur bei sehr sportlichen Tänzen sollten Menschen mit Herz-Kreislauf-Problemen sowie mit Gleichgewichtsstörungen vorher ihren Arzt um Rat fragen.

wissenswert

Der richtige Tanz-Puls:
Ruhepuls + (220 – 3/4 Lebensalter – Ruhepuls) x Fitnessfaktor

Fitnessfaktor:
0,5 = untrainiert
0,6 = mäßig trainiert
0,7 = ausdauertrainiert
0,75 = Leistungssport

Darauf sollten Sie achten

Häufig ist das Tanzparkett relativ glatt. Wählen Sie deshalb Schuhe, die eine gewisse Standfestigkeit garantieren, ohne jedoch die Tanzqualität zu behindern. Lassen Sie sich darüber hinaus nicht durch die Musik zu ungewohnten Bewegungen sowie zu intensiven Belastungen „verführen". Der animative Charakter der Musik verleitet nicht selten dazu, die eigenen Grenzen zu vergessen und seinem Körper zu viel zuzumuten. Suchen Sie sich eine(n) Tanzpartner(in), der/die in etwa Ihrem Leistungsvermögen sowohl körperlich als auch tänzerisch entspricht, damit Sie mit Freude und dann auch mit Erfolg bei der Sache sein können und natürlich dabei bleiben.

Der Extra-Vorteil: • Hoher sozialer und kommunikativer Faktor • erhöht das seelische Wohlbefinden • fördert die Koordination und die geistige Leistungsfähigkeit durch die Verbindung von Bewegung und Musik

Ausrüstung: • Tanzschuhe!

Kosten: • Tanzschuhe 120 – 250 € • Tanzkurs ab 60 € (ca. 10 € pro Stunde)

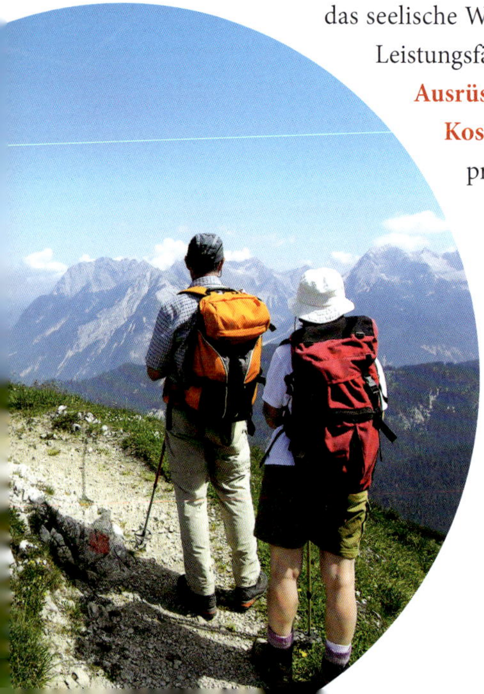

Wandern und Bergwandern – von gemäßigten bis zu höchsten Zielen

Vitalitätsfaktor

Das Wandern gehört zu den moderaten Ausdauersportarten und erfreut sich in den letzten Jahren zunehmender Beliebtheit. Wenn Sie regelmäßig wandern, werden Sie insgesamt fitter, können die allgemeine

Sauerstoffversorgung und Stoffwechselsituation verbessern und Übergewicht vorbeugen. Zudem trainieren Sie, vor allem auch beim Bergwandern, die Beinmuskulatur. Die sich so entwickelnde Muskelkraft schützt die Gelenke und Knochen besser. Beim Bergwandern im Hochgebirge ergeben sich zusätzliche Belastungen durch die Höhe, die aber auch gleichzeitig positive Anpassungen, wie sie seit vielen Jahren im Hochleistungssport genutzt werden, auslösen. Die Anzahl der roten Blutkörperchen steigt bei längerem Aufenthalt in höheren Lagen, was eine bessere Sauerstoffversorgung des Körpers nach sich zieht. Der Zeitraum hierzu ist bei einmaligen Bergwanderungen sicher zu kurz, bei regelmäßigem Aufenthalt und längeren Touren in der Höhe aber ein durchaus angenehmer Nebeneffekt.

Tipp

Die Bewegung an der frischen Luft hilft, das Immunsystem zu stärken. In der Ruhe der Natur können Sie sich vom stressigen Alltag erholen und seelisches und körperliches Gleichgewicht finden.

Aktivitätsfaktor

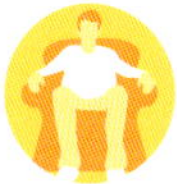

Wandern im flachen Gelände gilt allgemein als „sanftes" Herz-Kreislauf-Training und eignet sich besonders für all diejenigen, die gerne in der freien Natur sind. Sie können sowohl alleine als auch in der Gruppe unterwegs sein. Je nach Charakteristik des Geländes (angenehme Flachlandwege bis hin zu anspruchsvollen Gipfeltouren) sind die Anforderungen an den Wanderer sehr unterschiedlich und sollten nach dem eigenen Können und der Gesundheit (v. a. von Herz und Kreislauf) ausgewählt werden.

wissenswert

Touren im Hochgebirge:
Gehen Sie anfangs am besten mit einem Bergführer und nie allein in unbekanntes Gelände. Anfängerkurse bietet u. a. der Deutsche Alpenverein an.

Vitalitätsplan

Allgemein geeignet sind Wandertouren im Flachland oder in den Mittelgebirgen. Wandern ist eine ideale Wochenendaktivität. Auch hier gilt: Ziehen Sie regelmäßig los. Beginnen Sie langsam auf kürzeren Wanderwegen von ein, zwei Stunden. Weiten Sie die Touren allmählich aus, bis Sie schließlich Strecken von vier bis sechs Stunden schaffen. Wer zwei- bis dreimal pro Woche in die Wanderschuhe schlüpft, wird sich bald immer wohler fühlen und so aus gutem Grund zum passionierten Wanderer. Soll Bergwandern als Trainingsform dienen, dann ist es notwendig, mindestens zwei- bis dreimal pro Woche die Berge aufzusuchen. Wenn Sie zum ersten Mal zum Bergwandern gehen wollen, wählen Sie für den Anfang zunächst einfachere und kürzere Bergtouren aus, bleiben Sie anfangs noch unter 1500 Metern. Vergessen Sie nicht, auch den Abstieg mit einzukalkulieren. Steigern sie erst allmählich Dauer und

Tipp

Bevor Sie starten, besorgen Sie sich die regionale Notrufnummer und speichern sie auf Ihrem Handy!

Achtung

Die geringere Sauerstoffsättigung der Luft in größerer Höhe kann für jemand, der Herz-Kreislauf-Probleme hat, problematisch werden. Halten Sie deshalb vor dem Bergwandern unbedingt mit Ihrem Arzt Rücksprache. Bleiben Sie in Höhen unter 2000 Metern.

Tipp

Bevor Sie Urlaub in den Bergen machen, sollten Sie auf jeden Fall Ihren Organismus vorbereiten und frühzeitig – mindestens acht Wochen vorher – mit sportlichen Aktivitäten beginnen. Walking und Gymnastik sind die ideale Vorbereitung für einen entspannten und erholsamen Urlaub in den Bergen.

Tipp

Probieren Sie aus, mit Teleskopstöcken zu wandern, weil dadurch das Herz-Kreislauf-System um bis zu 20 Prozent weniger belastet wird. Auch die Trittsicherheit erhöht sich. Teleskopstöcke lassen sich bequem auseinander ziehen, wieder zusammenschieben und so auf den Rucksack packen.

Schwierigkeitsgrad der Touren. Wichtig ist dabei allerdings, den Schwierigkeitsgrad Ihrer Leistungsfähigkeit anzupassen und vor allem auch die Wetterverhältnisse zu berücksichtigen. Die Wege in höheren Berglagen sind anstrengend, oft sehr steil und steinig. Sie sollten schwindelfrei und trittsicher sein.

Wann eher nicht?

Längere Wanderungen, auch im Flachland, beanspruchen besonders die Muskulatur und die Gelenke. Wenn Sie unter ausgeprägter Arthrose oder einer rheumatischen Erkrankung leiden, befinden Sie sich in einem Teufelskreis: Einerseits lebt das Gelenk von Bewegung, andererseits sollten Sie weitere Schädigungen vermeiden. **Daher gilt für Sie:** Lieber kürzere Strecken, diese aber mehrmals in der Woche. Zwei Stöcke helfen dann, die Gelenke zu entlasten, besonders wenn Sie sich in hügeligem oder gar bergigem Gelände bewegen. Vermeiden Sie es dann aber auf jeden Fall, längere Strecken bergab zu gehen. Nutzen Sie in den Bergen doch die Seilbahn: zu Fuß hinauf und bequem mit der Bahn hinunter.

Darauf sollten Sie achten

Unerlässlich sind eine umfassende Tourenplanung mit gutem Kartenmaterial, die entsprechende Ausrüstung und eine geeignete Verpflegung mit ausreichend Getränken. Der Körper braucht viel Flüssigkeit, um die Wasserverluste und die ausgeschwitzten Mineralstoffe zu ersetzen. Nehmen Sie sich bei längeren Wanderungen Zeit, kurze Pausen einzulegen, um Lockerungsübungen v. a. für den Schultergürtel durchzuführen, bei steileren Aufstiegen den Puls zu beruhigen und den Blutdruck zu normalisieren.

Der Extra-Vorteil: • Viel Bewegung in frischer Luft und in der Natur – das optimale Menü für Vitalität

Ausrüstung: • Feste Wanderschuhe • Funktionsbekleidung nach dem Mehrschichtprinzip (Funktionsunterwäsche, Hemd, Fleecejacke, Wetterschutzjacke und -hose) • Rucksack (und eine Flasche mit 2 Liter Flüssigkeit) oder, noch besser, Trinkrucksack (2 l) • Karten, Kompass, Höhenmesser, evtl. Pulsmessgerät • Teleskopstöcke • Sonnenschutzmittel, Sonnenbrille, Hut • Handy (sich vor dem Aufbruch nach den örtlichen Notrufnummern erkundigen)

Kosten: • Wanderschuhe: 100 – 180 € • Funktionsunterwäsche: 20 – 80 € • Teleskopstöcke: 30 – 100 € • Rucksack: 20 – 100 €

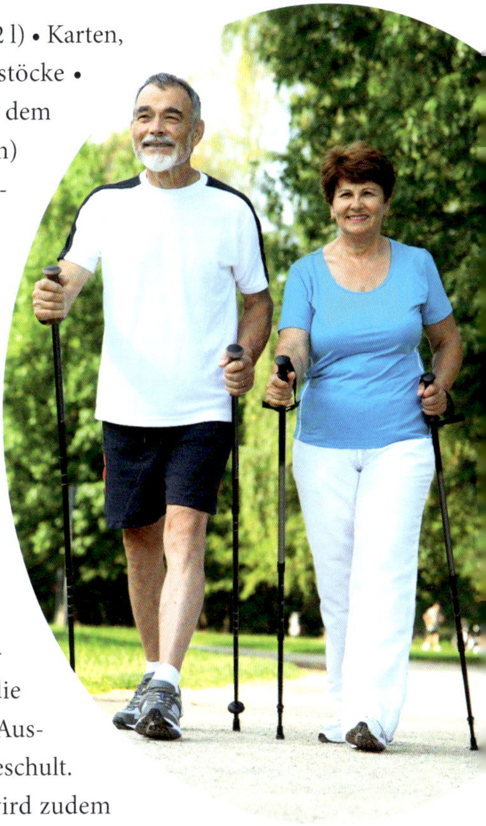

Walking und Nordic Walking – mit sanfter Power unterwegs

Vitalitätsfaktor

Walking und Nordic Walking zählen zu den idealen Ausdauersportarten. Dabei handelt es sich um ein Ganzkörpertraining, bei dem bis zu 90 Prozent der gesamten Muskulatur (circa 500 Muskeln) beansprucht werden. Dementsprechend hoch ist die Stoffwechselaktivierung. Und bei korrektem Tempo wird speziell auch die Fettverbrennung angeregt (s. Seiten 60 – 61). Neben der Ausdauer werden die Beweglichkeit und die Koordination geschult. Durch den aktiven Stockeinsatz beim Nordic Walking wird zudem der Bewegungsapparat, besonders das Knie- und Hüftgelenk, geringer entlastet, was diese Sportart auch für Übergewichtige interessant macht. Gleichzeitig trainieren Sie damit – bei korrekter Technik – den Oberkörper, v. a. die Arme und den Schultergürtel.

Walking (engl. gehend oder Gehen) kam als Sportart aus den USA zu uns. Beim schnellen Gehen schwingen die angewinkelten Arme gegengleich mit. Bei der neueren Variante aus Finnland, dem Nordic Walking, gehören Stöcke dazu. Vorbild hierfür war u. a. das Sommertraining der finnischen Skilangläufer.

Aktivitätsfaktor

Walking und Nordic Walking sind sehr gute Einstiegssportarten für alle, die sich damit langsam auf das Laufen (Jogging) vorbereiten wollen. Wer gerne in der freien Natur sportlich aktiv sein möchte, für den ist Walking das Richtige, ob er nun mit Stöcken oder ohne voraneilt. Leistungssportler können im Nordic Walking bzw. Nordic Running eine gute Abwechslung finden. Schließlich bieten Walking und Nordic Walking Menschen mit Gelenkproblemen (Hüfte, Knie) und mit Übergewicht ideale Bewegungsmöglichkeiten.

wissenswert

Der richtige Puls beim Walking:
Faustregel für die optimale Trainingsherzfrequenz:
Ruhepuls + (220 − 3/4 Lebensalter − Ruhepuls) x Fitnessfaktor

Fitnessfaktor:

0,5	=	*untrainiert*
0,6	=	*mäßig trainiert*
0,7	=	*ausdauertrainiert*
0,75	=	*Leistungssport*

Vitalitätsplan

Gerade das Nordic Walking hat in den letzten Jahren viele bisher weniger aktive Menschen zum Sporttreiben gebracht. Walking und Nordic Walking stellen ein hervorragendes Herz-Kreislauf-Training dar, mit dem Sie viel für die Gesundheit und die Vitalität erreichen können. Drei- bis viermal die Woche zu jeweils 45 bis 60 Minuten ist das Walking der ideale Einstieg in den Ausdauersport und kann damit Wegbereiter für andere intensivere Sportarten, wie z. B. das Jogging, sein. Das Wichtigste ist, dass Sie mit der richtigen Herzfrequenz walken (s. Kasten links. Mehr dazu bei Jogging, Seite 120). Die Trainingsintensität beim Walken können Sie variieren, indem Sie Geräte wie Hanteln oder Gewichtsmanschetten hinzunehmen. Das kräftigt gleichzeitig die Muskulatur, bedeutet aber auch eine Belastungssteigerung. Kontrollieren Sie deshalb entsprechend den Trainingspuls (s. Kasten links). Beim Nordic Walking können Sie die Armbewegung und den Schub nach hinten verändern und auch weitere Techniken anschließen, wie Skating, Jumping oder Running. Diese sollten aber eher fortgeschrittenen Sportlern vorbehalten sein.

Tipp

Wichtig ist die richtige Technik beim Stockeinsatz. Lassen Sie sich deshalb in einem Kurs anleiten. Aber auch fürs Walking ist es sinnvoll, sich den korrekten Bewegungsablauf durch erfahrene Trainer zeigen zu lassen.

Wann eher nicht?

Wer Probleme mit den Finger- und Handgelenken hat, wie z. B. bei der chronischen Polyarthritis, kann beim Nordic Walking Beschwerden durch den Griff bekommen. Bei akuten Schulterbeschwerden können die raumgreifenden Schulterbewegungen zu Problemen führen. In solchen Fällen ist das klassische Walking geeigneter.

Darauf sollten Sie achten

Besonders beim Nordic Walking verspricht nur eine korrekt und gut ausgeführte Technik ein effektives, gesundheitsförderndes Ganzkörpertraining.

Aus diesem Grund empfiehlt es sich, das Nordic Walking zunächst unter professioneller Anleitung zu erlernen. Hierbei wird der Trainer auf die Feinheiten der Technik hinweisen, wie z. B. Auf-und-zu-Greifbewegung der Hände, die raumgreifende Armbewegung mit weitem Schub hinter den Körper, richtige Fußarbeit etc.

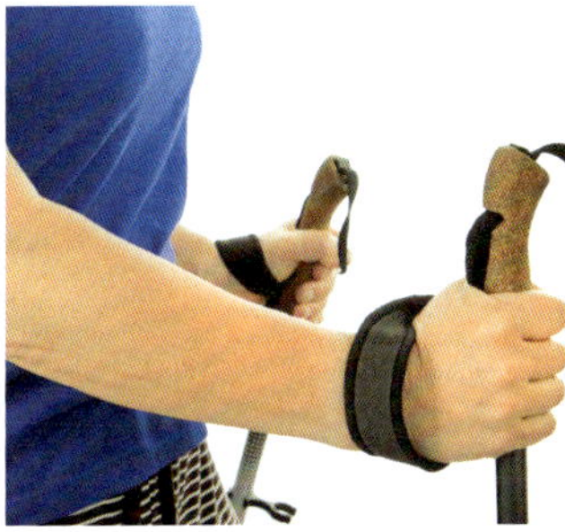

Der Extra-Vorteil: • Ganzkörpertraining und Naturerlebnis • alleine oder in der Gruppe möglich • überall und zu jeder Jahreszeit durchführbar

Ausrüstung: • Nordic Walking Stöcke mit speziellem Handschlaufensystem (leicht stabil und stoßdämpfend) • gutes Schuhwerk (Walking-, Jogging- oder Trekkingschuh) • je nach Wetterlage angemessene Kleidung • eventuell Herzfrequenzmesser zur Kontrolle des Trainings

Kosten: • Stöcke: 40 – 120 € • Schuhwerk: 50 – 120 €

Tipp

Für die Wahl der richtigen Stocklänge gilt die Formel: Körpergröße x 0,66. Liegt der Wert genau zwischen zwei im Handel erhältlichen Stocklängen, nehmen sie eher den etwas kürzeren.

Laufen (Jogging) – auf und davon ins Vitalvergnügen

Vitalitätsfaktor

Das Jogging bzw. Laufen ist einer der effektivsten und ökonomischsten Bewegungsarten, um die allgemeine Ausdauer zu trainieren. Regelmäßiges Laufen regt den Stoffwechsel an und kräftigt das Herz-Kreislauf-System. Das kann den Zivilisationskrankheiten, wie z. B. Bluthochdruck, hohe Cholesterinwerte, Typ-2-Diabetes, vorbeugen. Auch das Immunsystem wird nachweislich durch regelmäßiges Laufen gestärkt. Zusätzlich erzielt das Laufen, je nach Intensität und Umfang, einen hohen Kalorienverbrauch. Es eignet sich optimal zum Fettabbau und lässt sogar die Glückshormone (Endorphine, s. Seite 49) „sprießen".

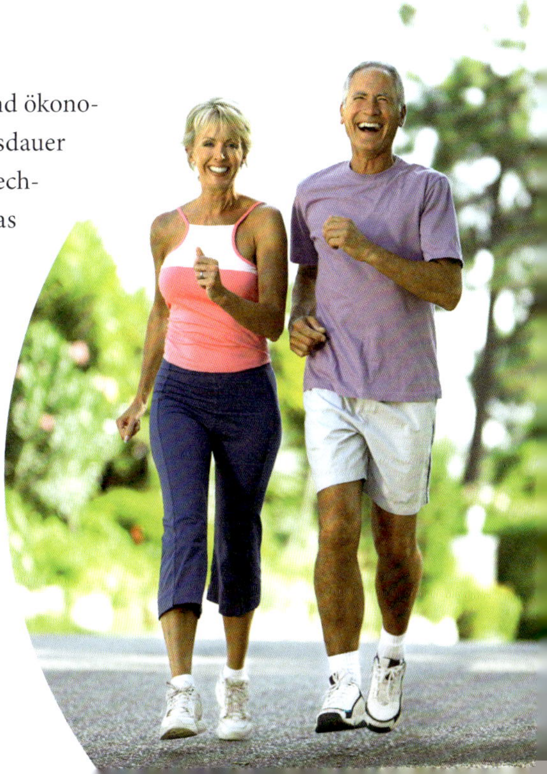

Aktivitätsfaktor

Laufen kann man überall und zu jeder Tageszeit, das macht es so sinnvoll. Allerdings sollten es auch schon bald 30 bis 45 Minuten sein, da sich dann alle positiven Mechanismen schneller einstellen. Laufen ist besonders zeitökonomisch, da es den ganzen Körper beansprucht und dafür sorgt, dass nach getaner Arbeit die Sorgen des Alltags schnell verschwinden.

wissenswert

Der richtige Puls beim Laufen:
Faustregel für die optimale Trainingsherzfrequenz:
Ruhepuls + (220 − 3/4 Lebensalter − Ruhepuls) x Fitnessfaktor

Fitnessfaktor:

0,5 = untrainiert
0,6 = mäßig trainiert
0,7 = ausdauertrainiert
0,75 = Leistungssport

Rechenbeispiel:
60 Jahre, untrainiert, Ruhepuls 68:
68 + (220 − 45 − 68) x 0,5 =
68 + (107 x 0,5) = 121,5
(maximale Trainingsherzfrequenz).

Vitalitätsplan

Zu Beginn reicht eine Belastung zwischen 20 und 30 Minuten vollkommen aus. Dabei kann es durchaus sinnvoll sein, zwischen Laufen und Gehen zu wechseln, z. B.: 2 Minuten laufen, 1 Minute gehen, dann 3 Minuten laufen und 1 Minute gehen. Steigern Sie allmählich auf 45 bis 60 Minuten laufen. Als Richtlinie für eine geeignete Intensität beim Jogging kann der allgemeine Grundsatz **„Laufen ohne zu schnaufen"** gelten, oder falls Sie mit einer Pulsuhr trainieren, sollten Sie zwischen 50 und 70 Prozent der Maximalherzfrequenz laufen. Sollten Sie noch keine Pulsuhr besitzen, dann können Sie sich auch an der **Atmung** orientieren. Für Anfänger gilt: auf vier Schritte einmal aus- und auf die nächsten vier Schritte einatmen. Fortgeschrittene können den Atemrhythmus auf drei Schritte verkürzen.

Wann eher nicht?

Jogging eignet sich nicht für Menschen mit starkem Übergewicht (BMI > 30), starken Achsabweichungen der Beinsymmetrie oder mit Fußfehlstellungen, da dadurch Sehnen, Bänder und Knorpelgewebe einseitig abgenutzt werden und es somit zu Schäden kommen kann. Wer ausgeprägte Fehlstellungen des Knie- und Hüftgelenks, eine bereits fortgeschrittene Arthrose, ausgeprägte Knorpelschäden sowie gravierende Funktionsstörungen nach Verletzungen hat, sollte nicht regelmäßig laufen. Solche Gelenkprobleme können den Bewegungsapparat zusätzlich in unerwünschter Weise beanspruchen, sodass sich die Beschwerden verstärken bzw. erst auftreten.

Tipp

Bei starkem Übergewicht ist es besser, zunächst eine andere Bewegungsform (Walken, Radfahren) zu wählen, da beim Laufen die gesamte Körpermasse selbst getragen werden muss und somit unvorbereitete Gelenke stark belastet werden.

Darauf sollten Sie achten

Wählen Sie als Anfänger den Trainingsumfang und die Intensität der Laufbelastung zuerst nicht zu hoch, und steigern Sie beides nur allmählich. Das Herz-Kreislauf-System und der Bewegungsapparat brauchen eine gewisse Zeit, um sich der Belastung anzupassen. Gewährt man diese Anpassungszeit nicht, so kann es zu einem Missverhältnis zwischen Belastbarkeit und Belastung kommen und somit zu Überlastungsschäden.

Sinnvoll ist es, sich vor und nach dem Laufen auf- bzw. abzuwärmen, um Verletzungen vorzubeugen und eine schnelle Regeneration zu fördern. Dehnen und kräftigen Sie zusätzlich zum Lauftraining vor allem die Beinmuskulatur, so können Sie Muskelkrämpfen entgegenwirken (s. Abb. unten). Kräftigen sollten Sie auch die Rumpfmuskulatur, weil das Laufen eine höhere Stabilisationsfähigkeit der Rumpfmuskulatur erfordert als beispielsweise das Gehen.

Der Extra-Vorteil: • Jederzeit ausführbar • Bewegung in der frischen Luft und in schöner Umgebung • Lauftreffs oder Laufpartner erhöhen den Spaßfaktor

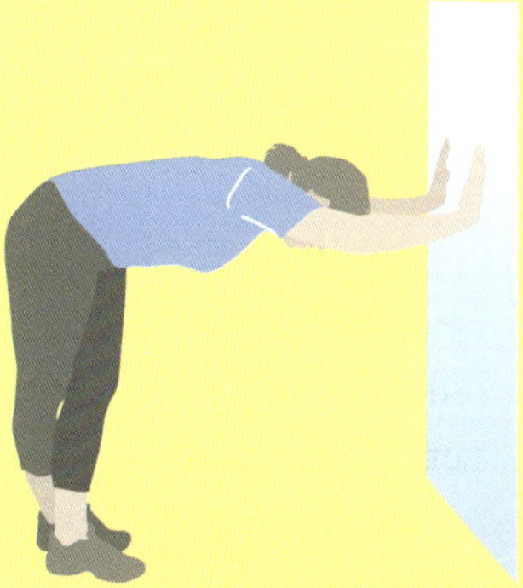

Stellen Sie die Beine über Kreuz, beugen Sie den Oberkörper aus der Hüfte nach vorne. Kopf und Rücken bleiben in gerader Linie. Strecken Sie nun die Knie. Stützen Sie sich dabei mit den Armen ab.

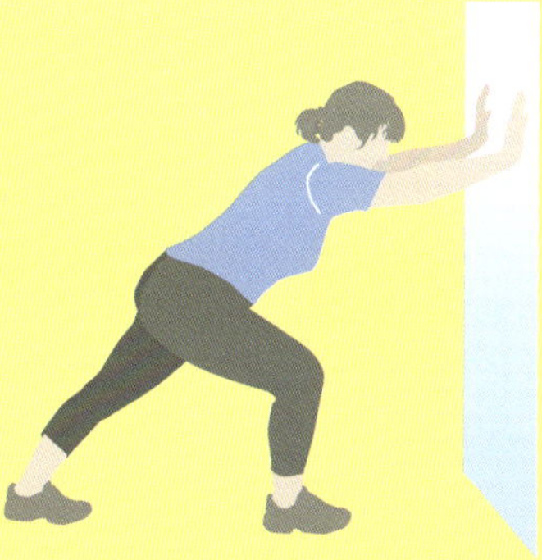

Sie stehen vor einer Wand. Drücken Sie mit geraden Armen dagegen. Setzen Sie ein Bein in Schrittstellung vor, das andere strecken Sie durch. Die Ferse bleibt dabei am Boden. Kurz halten, die Seite wechseln.

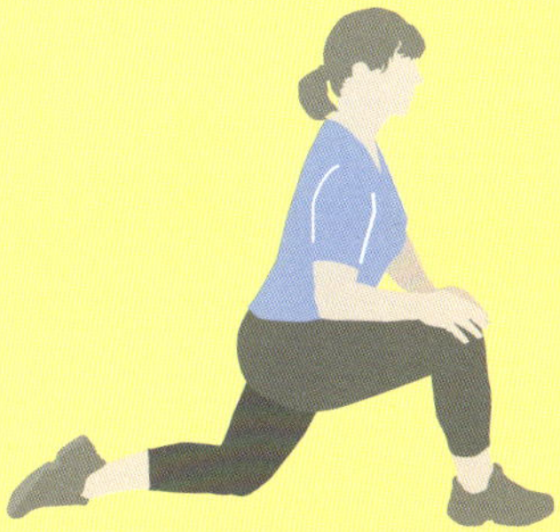

In Schrittstellung beugen Sie das vordere Knie und setzen das andere am Boden ab. Sie stützen sich mit den Händen auf das vordere Knie, richten den Oberkörper auf, schieben das Becken leicht vor. Halten, dann mit der anderen Seite ausführen.

Ausrüstung: • Funktionsbekleidung • Pulsuhr • geeignete Laufschuhe (Auswahl u. U. mit individueller Fußanalyse)
Kosten: • Schuhe: 70 – 150 € • Pulsuhr: 30 – 400 €

Radfahren – Tritt für Tritt mehr Aktivität

Vitalitätsfaktor

Fahrradfahren gehört zu den idealen Ausdauersportarten. Ohne größere Belastung für die Gelenke trainiert regelmäßiges Radfahren in hervorragender Weise das Herz-Kreislauf-System sowie den Stoffwechsel und stärkt die Immunabwehr. Zudem wird die Bein- und Rückenmuskulatur gekräftigt. Der größte Teil des Körpergewichtes (60 bis 70 Prozent) wird vom Fahrrad getragen. Damit ist Radfahren auch besonders für Menschen mit Übergewicht geeignet.

Aktivitätsfaktor

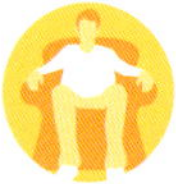

Gerade Sportanfänger und alle, die Wert darauf legen, in der freien Natur sportlich aktiv zu sein, sind im Sattel bestens aufgehoben. Wer Abwechslung zum Laufen sucht, dem bietet sich ebenfalls das Radfahren an. Es ist außerdem eine ideale Bewegungsform für Menschen mit Gelenkproblemen (Hüfte, Knie) und bei Übergewicht.

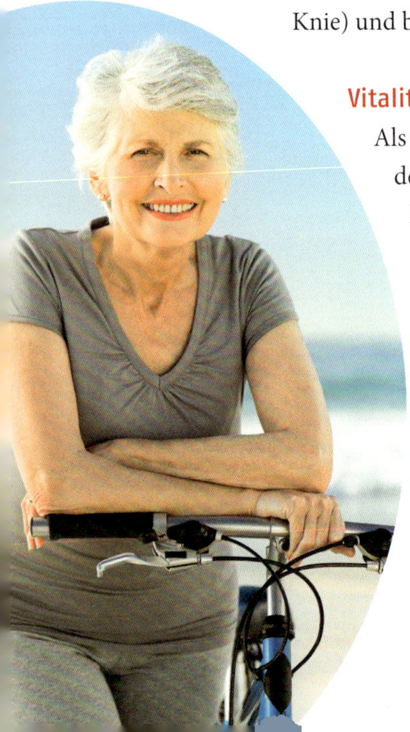

Vitalitätsplan

Als Verkehrs- und Fortbewegungsmittel lässt sich das Rad sehr gut in den Alltag integrieren. Es unterstützt Sie somit in Ihrem Bestreben hin zu einem aktiven Lebensstil. Selbst wenn Sie nur kürzere Strecken von 10 bis 20 Minuten am Tag radeln, kräftigen Sie bereits die Muskulatur, regen den Stoffwechsel an und stärken das Immunsystem. Um jedoch das Radfahren als optimales Ausdauertraining zu nutzen, muss es schon etwas mehr sein. Wir empfehlen, Trainingsintensität und -umfang stufenweise zu steigern.

Aufbaustufe: Beginnen Sie mit 20 bis 40 Minuten zwei- bis dreimal die Woche. Fahren Sie möglichst ausgeglichen mit niedriger Intensität, d. h. 50 bis 60 Prozent Ihrer Leistungsfähigkeit. Da beim Radfahren das Körpergewicht zum großen Teil vom Sattel getragen wird, kann die Pulsfrequenz durchaus etwa zehn Schläge über der Trainingsfrequenz fürs Laufen liegen. In dieser Aufbauphase von etwa zwei bis drei Monaten können sich Ihr Herz-Kreislauf-System und der Stoffwechsel an die Belastung anpassen, Sie lernen, die Bewegungsabläufe ökonomischer umzusetzen, und fühlen sich auch psychisch wohler.

Trainingsstufe: Sie steigern Fahrtdauer, jetzt 20 bis 90 Minuten, und Trainingsintensität. Je nach Zielsetzung gehen Sie auf 70 bis 85 Prozent Ihrer Leistungsfähigkeit. Wer auf diese Weise intensiver trainiert, kann seine Grundlagenausdauer weiterentwickeln, günstig auf den Fettstoffwechsel einwirken, sich länger im aeroben Bereich beanspruchen, die Herzfunktion erhöhen und stressresistenter werden.

Vitalitätsstufe: Wer längere Zeit – mindestens drei bis vier Monate – ohne größere Ermüdungserscheinungen in der Trainingsstufe aktiv war, kann schließlich bis zu 120 Minuten oder sogar länger fahren und dabei auch schon mal bis zu 95 Prozent der maximalen Herzfrequenz zulassen. Ein derart intensives Training ist auch eine gute Vorbereitung für leistungsorientiertes Radfahren, da der Stoffwechsel auf allen Ebenen verbessert wird und sich Ihre gesamte Leistungsspanne deutlich erweitert.

Wann eher nicht?

Kennzeichnend für das sportliche Radfahren ist die Oberkörpervorlage. Damit ist es nicht geeignet für Menschen, die Probleme an der Halswirbelsäule oder Lendenwirbelsäule haben. Da Sie dabei den Rücken relativ flach und nach vorne gebeugt halten, müssen Sie, um gut zu sehen, den Kopf zurückneigen. Das belastet die Wirbelsäulenstrukturen zusätzlich. Bei entsprechenden Beschwerden ist es ratsam, in nur leicht vorgeneigter Position (15 bis 20 Grad) Rad zu fahren.

wissenswert

Der richtige Puls beim Radfahren:

Faustregel:
Ruhepuls + (220 – 1/2 Lebensalter – Ruhepuls) x Fitnessfaktor

Fitnessfaktor:

0,5	=	*untrainiert*
0,6	=	*mäßig trainiert*
0,7	=	*ausdauertrainiert*
0,75	=	*Leistungssport*

Tipp

Beim Radfahren gibt es verschiedene Trainingsmethoden, z. B. das Fahrtspiel, die Dauer- oder Intervallmethode, mit denen Sie die Anforderungen variieren und steigern können.

Darauf sollten Sie achten

Schalten Sie zu Anfang eher in die kleinen Gänge mit niedrigen Übersetzungen, und treten Sie lieber häufiger in die Pedale. So 60 bis 70 Pedalumdrehungen pro Minute sollten es sein. Hohe Gänge bringen viel Druck auf die Gelenke, was u. U. zu Beschwerden führen kann. Gewöhnen Sie Ihre Muskulatur erst an die Belastung. Ferner sollte ein begleitendes Dehn- und Kräftigungsprogramm nicht fehlen. Wenden Sie sich v. a. der Halswirbelsäule und der Rumpf-, Bein-, Unterarm- sowie Handmuskulatur zu, um Überlastungsreaktionen zu vermeiden. Einen großen Beitrag zum Fahrvergnügen leistet die richtig eingestellte Radposition. Worauf es dabei ankommt, zeigt Ihnen die Abbildung oben. Natürlich sollte Ihr Rad auch den technischen Sicherheitsstandards entsprechen. Wählen Sie zudem einen Sattel aus, der Ihrer Anatomie entspricht und die Druckbelastung gut verteilt. Hierbei helfen z. B. die modernen Gel-Sättel, die das Körpergewicht optimal abfangen und den Druck auf die sensiblen Zonen verringern.

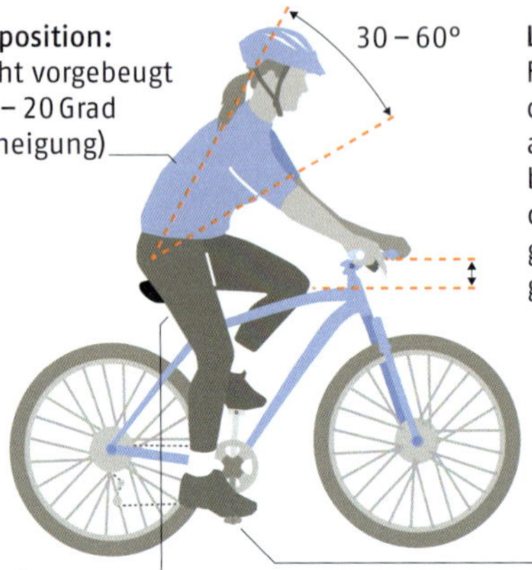
Sitzposition:
leicht vorgebeugt (15 – 20 Grad Vorneigung)
30 – 60°
Lenkerhöhe:
Für relativ aufrechtes Fahren sollte der Lenker höher eingestellt werden als der Sattel;
bei sportlichen Radfahrern tragen die Arme größere Teile des Körpergewichtes, und der Lenker ist auf gleicher Höhe wie der Sattel
Klickpedale:
fördern eine runde und physiologische Trittbewegung – man muss den Einsatz allerdings langsam einüben
Sitzhöhe:
leicht gebeugtes Knie bei senkrecht unten stehendem Pedal

Tipp

Lassen Sie sich im Fachhandel bei der Auswahl des richtigen Sattels helfen. Der Sattel sollte genauso individuell ausgesucht werden wie ein Schuh!

Der Extra-Vorteil: Naturerlebnis • alleine oder als Gruppensport • direkt vor der Haustür kann es losgehen!

Ausrüstung: • Fahrrad • Helm • Funktionsbekleidung (gepolsterte Radlerhosen, Handschuhe, Schutzbrille, Klickpedale und entsprechende Schuhe)

Kosten: • Fahrrad: 300 – 2000 € • Helm: 80 – 200 € • Brille: 40 – 80 € • Radlerhose: 50 – 120 € • Trikot: 60 – 120 €

Schwimmen – gelenkschonend und sportlich

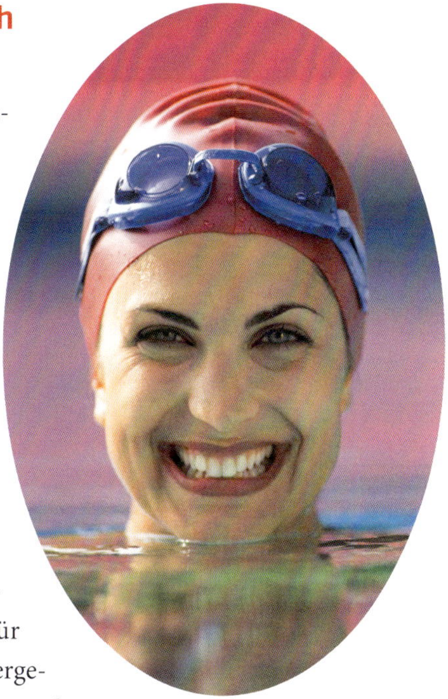

Vitalitätsfaktor

Mit Schwimmen trainieren Sie vor allem die allgemeine Ausdauer, aber auch die gesamte Rumpf- und Oberkörpermuskulatur. Ferner ist Schwimmen eine der besten Formen, um überschüssige Kalorien loszuwerden, denn bereits in einer halben Stunde kann der Körper bis zu 350 Kalorien verbrennen. Allerdings setzt längeres Schwimmen eine sehr gute Schwimmtechnik und eine sportliche Ausdauer voraus.

Aktivitätsfaktor

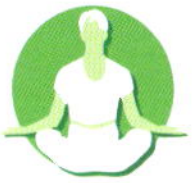

Schwimmen ist eine der gesündesten Sportarten überhaupt. Aufgrund seiner physikalischen Bedingungen trägt das Wasser den gesamten Körper, sodass die Gelenke entlastet werden. Somit eignet sich das Schwimmen nicht nur für „Wasserratten", sondern insbesondere für Menschen mit Übergewicht und mit Gelenkproblemen. Ferner wird beim Schwimmen das Herz-Kreislauf-System angeregt, der Körper optimal durchblutet und die Atemmuskulatur gekräftigt. Dies ist gerade auch bei asthmatischen Beschwerden von Bedeutung. Darüber hinaus ist für viele Rehabilitationsziele das Schwimmen (insbesondere das Rückenschwimmen) eine effektive Sportart, und für manche Beschwerdebilder kommt es sogar als Therapieform in Frage.

Vitalitätsplan

Schwimmen ist eine ideale Trainingsform für das Herz-Kreislauf-System. Um das jedoch wirkungsvoll umzusetzen, sind Belastungszeiten von 30 bis 40 Minuten am Stück notwendig. Das ist für viele aufgrund eingeschränkter Schwimm- und Atemtechnik schwierig. Daher sollten Anfänger zunächst die Schwimmtechniken erlernen. Mit einem Wechsel der verschiedenen Schwimmtechniken während des Trainings können Sie dann unterschiedliche Muskelgruppen beanspruchen. Fortgeschrittene und schwimmerfahrene Sportler sollten drei- bis viermal pro Woche „ihre Bahnen ziehen". Wählen Sie dabei das Tempo immer so, dass die Belastung im aeroben Bereich liegt

(s. Seiten 58 und 83). Orientierung ist auch hierbei die Herzfrequenz, die aufgrund der Blutvolumenverschiebung zum Herzen etwa um 10 bis 15 Schläge niedriger als beim Jogging liegen sollte (s. Seite 120).

wissenswert

Der richtige Puls beim Schwimmen:
Für das Training im Wasser sollte die Herzfrequenz etwa um 10 bis 15 Schläge niedriger als beim Joggen liegen.

Faustregel:
Ruhepuls + (220 – Lebensalter – Ruhepuls) x Fitnessfaktor

Fitnessfaktor:

0,5	=	*untrainiert*
0,6	=	*mäßig trainiert*
0,7	=	*ausdauertrainiert*
0,75	=	*Leistungssport*

Wann eher nicht?

Herzpatienten und Menschen mit hohem Blutdruck sollten erst Rücksprache mit ihrem Arzt halten, da durch den höheren Wasserdruck der venöse Rückstrom zum Herzen erhöht wird und sich dadurch der Puls erniedrigt. Wenn Sie zu allergischen Hautreaktionen neigen, sichern Sie sich ebenfalls bei Ihrem Arzt ab, und schwimmen Sie möglichst nicht in chlorhaltigem Wasser. Bei Knieproblemen meiden Sie besser den Brustbeinschlag. Schwimmen Sie bevorzugt mit Kraul- bzw. Rückenbeinschlag. Wer Rücken- bzw. Halswirbelsäulenbeschwerden hat, für den ist das Brustschwimmen nur mit korrekter Technik angesagt, weil beim Brustschwimmen mit fixierter Kopfhaltung die Halswirbel- und Brustwirbelsäule häufig überstreckt werden!

Darauf sollten Sie achten

Wärmen Sie sich vor dem Schwimmen auf, auch wenn das Schwimmen eine der Sportarten ist, die die wenigsten Verletzungsrisiken bergen. Regelmäßiges Dehnen hält die Muskeln geschmeidig und beugt Muskelproblemen vor. Wichtig ist auch eine gute Wasserqualität – Schwimmen in verunreinigtem Wasser kann Infektionen der Atemwege, des Magen- und Darmtraktes sowie der Haut und Augen bzw. Pilzerkrankungen hervorrufen. Da das Wasser den Körper etwa viermal schneller auskühlt als die Luft, liegt die richtige Wassertemperatur für einen längeren Aufenthalt im Wasser bei 24 bis 26 Grad Celsius. Rheumatiker sollten auf Temperaturen von etwa 30 Grad achten.

Der Extra-Vorteil: • In jedem Alter möglich • entlastet das gesamte Skelettsystem

Ausrüstung: • Badeanzug • Schwimmbrille • eventuell Schwimmzubehör wie Schwimmbrett, Paddel und anderes

Kosten: • Badeanzug: 30 – 100 € • Schwimmbrille: ab 2 € • Schwimmbadgebühren: 5 – 8 €

Ski-Langlauf – gesunder Schneespaß

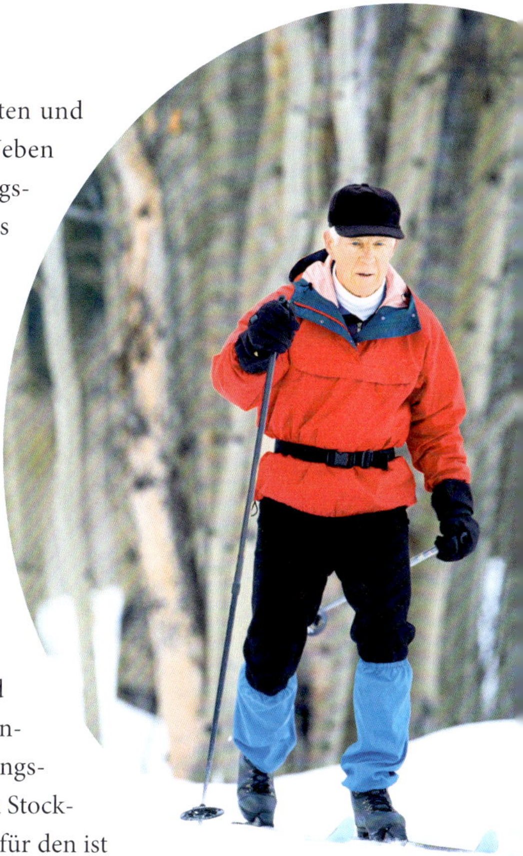

Vitalitätsfaktor

Ski-Langlauf ist eine der klassischen Wintersportarten und zählt zu den gesündesten Ausdauersportformen. Neben dem Herz-Kreislauf-System wird sowohl das Atmungssystem als auch die gesamte Muskulatur des Körpers trainiert. Es gibt zwei verschiedene Techniken: die klassische Technik im Diagonalschritt (s. Abb.) und die Skating-Technik wie beim Eisschnelllauf. Für Anfänger ist die Diagonal-Technik zu empfehlen. Mit der Skating-Technik können Sie zwar eine höhere Geschwindigkeit erreichen, sie ist aber auch schwieriger zu erlernen und setzt eine größere Muskelkraft und Koordination voraus.

Aktivitätsfaktor

Der Ski-Langlauf gilt nicht umsonst als eine der sanftesten Methoden, um das Herz-Kreislauf-System und den Stoffwechsel zu trainieren. Die gleitenden Bewegungen der Diagonal-Technik beanspruchen den Bewegungsapparat kaum, dagegen wird der Oberkörper durch den Stockeinsatz gekräftigt. Wer unter Rückenschmerzen leidet, für den ist Ski-Langlauf die ideale Sportart. Aufgrund der Gleitbewegung wird die Wirbelsäule weder gestaucht noch überstreckt. Auch ist die Druck- und Stoßbelastung wesentlich niedriger als beispielsweise beim Joggen, was wiederum die Gelenke entlastet. Der Ski-Langlauf hat im Vergleich zu anderen Sportarten ein wesentlich geringeres Verletzungsrisiko. Da Sie hier im Allgemeinen nicht so hohe Geschwindigkeiten erreichen, kommt es zu weniger Stürzen als beim Abfahrtslauf. Aufgrund all dieser Vorteile ist das Langlaufen besonders für Einsteiger und Sportbegeisterte im fortgeschrittenen Alter geeignet.

Tipp

Langlaufen ist wesentlich leichter zu erlernen als Ski alpin, und mit der richtigen Lauftechnik erfordert es auch keinen großen Kraftaufwand.

Vitalitätsplan

Wenn Sie ein optimales Herz-Kreislauf-Training betreiben wollen, sollten Sie drei- bis viermal pro Woche für 45 bis 60 Minuten auf die Langlaufski. Passen Sie das Tempo dem Gelände jeweils so an, dass Ihre Beanspruchung immer gleichbleibend ist und Sie sich nicht überfordern. Laufen Sie lieber langsamer als schnell, und genießen Sie die wunderschöne Schneelandschaft.

Wann eher nicht?

Für Menschen mit Finger- und Handgelenksproblemen wie bei der chronischen Polyarthritis ist der Ski-Langlauf weniger zu empfehlen. Wer mit Temperaturregulationsstörungen zu tun hat, sollte insbesondere bei extremer Kälte vor allem Hände und Füße schützen bzw. eventuell dann nicht langlaufen. Auch wenn Sie stark erkältet sind, verzichten Sie besser auf das Langlaufen.

wissenswert

Der richtige Puls beim Langlauf: *Um die gewünschte Wirkung zu erzielen, kommt es auch beim Ski-Langlauf auf die richtige Pulsfrequenz an, weil sie Auskunft gibt, ob die körperliche Belastung im „Soll" liegt.*

Faustregel:
Ruhepuls + (220 – 3/4 Lebensalter – Ruhepuls) x Fitnessfaktor

Fitnessfaktor:

0,5	=	*untrainiert*
0,6	=	*mäßig trainiert*
0,7	=	*ausdauertrainiert*
0,75	=	*Leistungssport*

Darauf sollten Sie achten

Wenn sie eine neue Sportart erlernen, sind viele Menschen sehr ehrgeizig und belasten sich zu hoch. Steigern Sie die Belastung wirklich nur langsam, um Verletzungen oder Überbeanspruchung zu vermeiden. Denn das Herz-Kreislauf-System und die Muskulatur passen sich schneller an als die Gelenke und Bänder. Hilfreich ist es, wenn Sie die Intensität durch die Herzfrequenzmessung steuern. Richten Sie sich bei der Wahl des Geländes nach Ihrem individuellen Leistungsstand. Also wagen Sie sich als Anfänger nicht gleich auf gefährliche Abfahrten und steile Anstiege. Gönnen Sie sich ein paar Stunden bei einem Skilehrer, wenn diese Sportart neu für Sie ist. Mit der richtigen Technik ist das Langlaufen weniger anstrengend, dafür jedoch sicherer (Bremsen will gelernt sein!)

Der Extra-Vorteil: • Sanft und ganzheitlich • Naturerlebnis

Ausrüstung und Kosten: • Langlaufski: 100 – 300 € • Ski-Stöcke (leicht, bruchfest): 20 – 70 € • Schuhe: 100 – 250 € • an die Wetterlage angepasste Kleidung • Achtung: Schlechtes bzw. schlecht angepasstes Material kann zu Stürzen bzw. zu frühzeitiger Ermüdung führen! Immer ein Handy mitnehmen und die örtlichen Notrufnummern einspeichern.

INFO

Ski alpin – Können und Kondition fahren mit

- Das Abfahrtsskifahren erfordert eine gute Ausdauer und Bewegungskoordination. Es ist in erster Linie für all diejenigen geeignet, die bereits Ski fahren können oder sporterfahren sind. Voraussetzung ist in jedem Fall, dass Sie die Grundtechniken beherrschen und das Abfahrtsgelände Ihren Fähigkeiten entsprechend wählen.
- Wer im Winterurlaub Ski laufen möchte, muss seinen gesamten Organismus rechtzeitig darauf vorbereiten. Das heißt, mindestens zwei, besser drei Monate vorher mit Skigymnastik sowie mit einem Herz-Kreislauf-Training zu beginnen. Starten Sie im Urlaub dann langsam. Ihr Körper benötigt Zeit, um sich auf die ungewohnte Beanspruchung sowie den Aufenthalt in der Höhe einzustellen.
- Ski alpin birgt erhöhte Verletzungsrisiken. Es belastet vor allem die Kniegelenke. Aber auch Hüft- und Beingelenke sind ständig im Einsatz. Wintersporteinsteiger wählen besser die Langlaufski. Auch damit können Sie einen äußerst erholsamen Urlaub in den Bergen mit viel Bewegung und frischer Luft erleben.

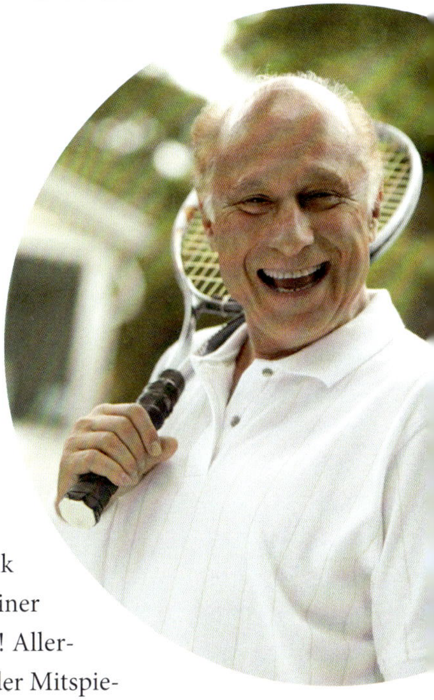

Tennis – Fitness für Spielernaturen

Vitalitätsfaktor

Tennis stellt relativ hohe Anforderungen an das Reaktionsvermögen, die Ausdauer und die Schnelligkeit des Spielers. Ferner schult es die Gesamtkoordination und verlangt hohe Konzentrationsfähigkeit. Mit Tennisspielen trainieren Sie den ganzen Körper.

Aktivitätsfaktor

Für alle, die gerne eine Sportart mit einem Partner bzw. einem direkten „Gegner“ ausüben, ist Tennis das Richtige. Es ist ein sehr abwechslungsreiches Spiel, das neben einer guten Technik auch eine gute Taktik erfordert. Sie können Tennis zudem in einer Mannschaft spielen und so für ein gemeinsames Ziel kämpfen! Allerdings lässt sich gerade durch die Einflussnahme des Gegners oder Mitspielers die Belastung manchmal nur schwer kontrollieren. Dazu kommt, dass es ja auch viel Spaß macht, sich mal so richtig auszutoben – dabei werden leicht die eigenen Grenzen übersehen.

Vitalitätsplan

Anfänger und auch Untrainierte sollten, nachdem sie die technischen Grundlagen erlernt haben, besser erst „im Doppel" spielen, weil sich dadurch die Laufwege verkürzen und die Belastung minimiert wird. Viele Vereine haben auch spezielle Angebote für Neueinsteiger und „Seniorenmannschaften". Neuerdings werden gesundheitsbewussten Sportlern auch das Angebot „Cardio-Tennis" offeriert, bei dem gezielt gesundheitliche Effekte angestrebt werden. Fortgeschrittene bevorzugen auch schon mal das Einzelspiel, sollten dabei aber darauf verzichten, jedem Ball hinterherzulaufen. Zwei- bis dreimal pro Woche Tennisspielen reicht aus, da der Körper sehr intensiv belastet wird und danach seine Ruhepause braucht. Vergessen dürfen Sie auch nicht die Ausgleichsgymnastik, um der relativ einseitigen Beanspruchung bestimmter Körperbereiche entgegenzuwirken.

wissenswert

Um dem „Tennisarm" vorbeugen, dehnen und kräftigen Sie gezielt die Unterarmmuskulatur!

Wann eher nicht?

Tennisspielen, vor allem mit einer schlechten Schlagtechnik, kann zu verschiedenen Beschwerden führen, besonders an Wirbelsäule und Unterarmmuskulatur. Die extreme Bogenspannung des Oberkörpers und gleichzeitige Verdrehungen bei Überkopfschlägen belasten die Wirbelsäulenstrukturen erheblich. Auch die häufigen Tempowechsel bzw. das abrupte Abstoppen können Stauchungen der Wirbelsäule verursachen. Spielen Sie daher bei akuten Wirbelsäulenproblemen eher nicht Tennis, oder stellen Sie die Technik radikal um. Gefürchtet ist besonders der „Tennisarm" bzw. -ellbogen, eine Entzündung der Sehne eines Muskels. Auslöser sind oft die falsche Schlagtechnik oder ein nicht passender Tennisschläger. Setzen Sie mit dem Tennisspielen aus, sobald Ihr Ellbogen schmerzt oder auch geschwollen bzw. außen druckempfindlich ist. Erst wenn die Symptome abgeklungen sind, können Sie wieder langsam anfangen.

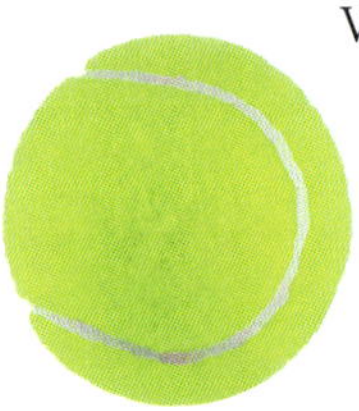

Darauf sollten Sie achten

Vor dem Spielen ist es notwendig, sich tennisgerecht aufzuwärmen. Erwärmen Sie insbesondere die Schultermuskulatur, da durch die Ausholbewegungen hier leicht Probleme auftreten. Dehnen und kräftigen Sie systema-

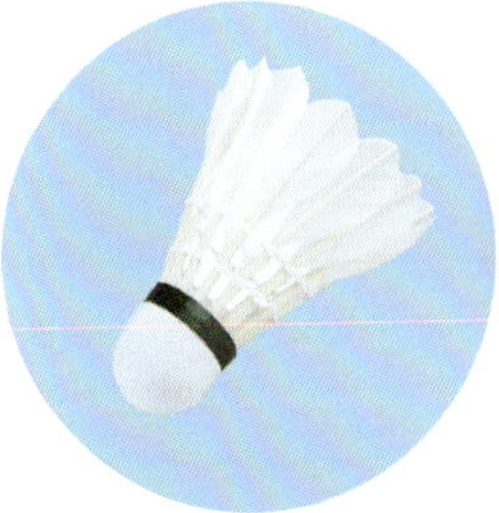

tisch die Muskulatur von Wirbelsäule, Unterarmen, Hüfte und Beinen, um Überlastungsreaktionen, wie dem Tennisarm, oder einer mechanischen Beanspruchung der Wirbelsäule vorzubeugen. Auch die verschiedenen Untergrundbeläge beanspruchen den Bewegungsapparat unterschiedlich. So ist z. B. das Verletzungsrisiko auf Hartplätzen größer als auf Sandplätzen, weil dort der Spieler kaum zum Ball rutschen kann und häufiger abrupt abstoppt. Spielen Sie als Anfänger primär auf den „langsameren" Sandplätzen.

Der Extra-Vorteil: • Abwechslungsreiche Bewegung • Spielen mit Freunden

Ausrüstung und Kosten: • Tennisschläger: 100 – 300 € • Tennisschuhe: 70 – 30 € • Tenniskleidung: 60 € • Mitgliedsbeitrag im Verein pro Saison: 100 – 300 € • Miete eines Platzes pro Stunde: 10 – 20 €

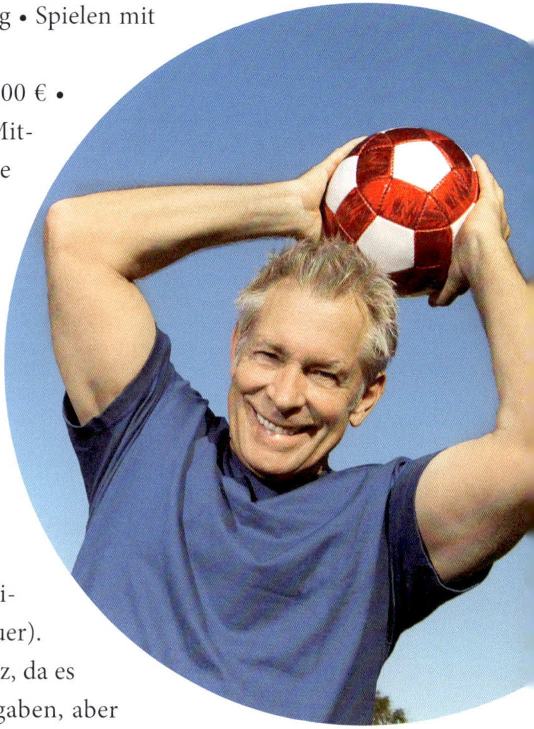

Fußball – Rundumtraining mit Anschluss

Vitalitätsfaktor

Fußball ist mehr als nur ein Spiel. Fußball bietet als Sport viele körperliche sowie emotionale Trainingsreize. Der Umgang mit dem Ball schult vielfältige technische und koordinative Bewegungsfähigkeiten und trainiert gleichzeitig auch eine Vielzahl motorischer Grundfertigkeiten (Kraft, Schnelligkeit, Ausdauer). Vor allem das Spiel an sich ist schon ein großer Anreiz, da es den Spielern ermöglicht, sich körperlich zu verausgaben, aber sich auch emotional auszuleben, wie es so im Alltag kaum möglich ist.

Aktivitätsfaktor

Beim Fußball spielt die soziale Komponente eine wichtige Rolle. Es wird im Team gespielt, und nur durch gut abgestimmte Zusammenarbeit ist ein Sieg zu erzielen. Neben der Technik hat vor allem die Taktik besondere Bedeutsamkeit. Anfänger haben daher zunächst häufig Probleme, die Spielzüge nachzuvollziehen. Dennoch ist Fußballspielen für all jene geeignet, die Spaß am Spiel haben und gleichzeitig ihr Herz-Kreislauf-System, ihre Kraft, aber speziell auch ihre Schnelligkeit trainieren wollen.

Vitalitätsplan

Fußball sieht im Fernsehen so einfach aus, und doch ist es so schwer. Grundvoraussetzung ist natürlich zunächst die balltechnische Fähigkeit. Unter dem Gesichtspunkt der Vitalität stellt jedoch eine ausreichende Ausdauer- und Kraftleistung die Basis für diesen Sport dar, sonst lässt sich eine Spielzeit kaum durchhalten. Deswegen müssen Sie parallel Ausdauer und Kraft trainieren. Während des Spiels sind insbesondere Schnelligkeit, Schnelligkeitsausdauer sowie die Bewegungskoordination gefragt. Da diese Belastungsformen mehr Energie fordern, benötigen Sie auch eine längere Regenerationszeit. Daher ist das Fußballspiel nur zwei- bis dreimal pro Woche zu empfehlen. Möchten Sie mehr Sport treiben, ergänzen Sie es mit Ausdauer- und Krafttraining (jeweils einmal pro Woche). Damit sind Sie dann auch besser für das Spiel gerüstet.

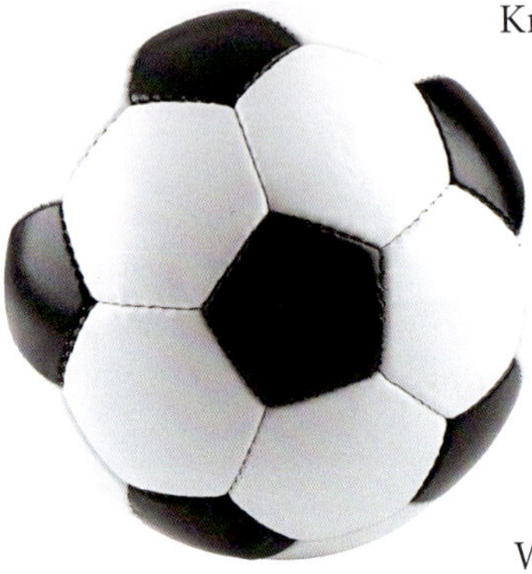

Wann eher nicht?

Wenn Sie unter Instabilität im Knie- und Fußgelenk leiden, müssen Sie beim Fußball besonders vorsichtig sein. Durch die fehlende muskuläre Sicherung kann es schnell zu Verletzungen kommen. Auch Menschen mit Herz-Kreislauf-Problemen sollten zunächst mit dem Arzt sprechen.

Darauf sollten Sie achten

Wer schlecht aufgewärmt und unvorbereitet auf den Platz geht, erleidet leichter Muskelverletzungen. Auch Ermüdungserscheinungen können die Ursache dafür sein. Durch den direkten Kontakt zum Gegenspieler ist Fußball ein sehr verletzungsträchtiger Sport. Es überwiegen Bagatellverletzungen (Schürfwunden, Prellungen), besonders im Beinbereich. Ferner werden häufig Kapselband-Verletzungen (Knie-, Fuß- und Schultergelenk) sowie Muskelverspannungen (Wade, Hüfte, Oberschenkel) diagnostiziert. Die verschiedenen Untergrundbeläge stellen dazu unterschiedliche Ansprüche an den Bewegungsapparat. So ist z. B. das Verletzungsrisiko auf Hallenplätzen größer als auf Rasenplätzen.

Extra-Vorteil: • Abwechslungsreiche Bewegung • Spaß und Spiel • Sieg und Niederlage erleben • Spielen mit Freunden • Spielen wie in der Jugend
Ausrüstung und Kosten: • Fußball 15 – 150 € • Fußballschuhe 45 – 80 € • Schienbeinschoner 10 – 30 € • Trikot 70 – 130 € • Mitgliedsbeitrag im Verein pro Saison 100 – 300 € • Platzmiete pro Stunde: 10 – 20 €

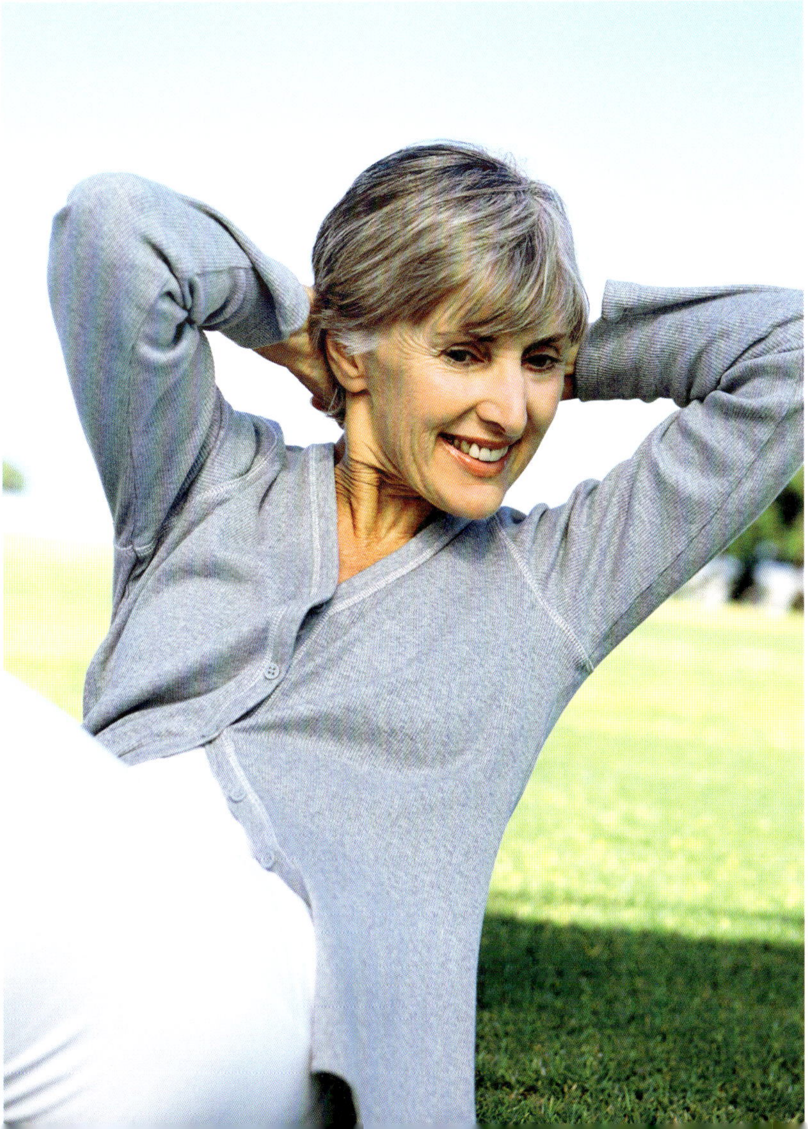

Mein persönlicher Ernährungs-Check und Essfahrplan

Bestandsaufnahme: der kleine Ernährungs-Check 136

Alles notieren – die preiswerteste Diät! 136

Überprüfen Sie Ihren Speiseplan 137

Die 7 Vitalregeln zur Ernährung 141

1. Sanftes Gewichtsmanagement 141
2. Weniger konzentrierte Kalorien, dafür höhere Nährstoffdichte 142
3. Stets den Überblick und einen guten Durchblick behalten 142
4. Knochenfreundlich ernähren 143
5. Essen Sie sich richtig satt! 144
6. Fett sparen ohne Genussverlust 144
7. Schritt für Schritt die Ernährung optimieren 145

Essfahrplan – das Baukastensystem 146

Die meditterane Vitalküche und die Well-Aging-Pyramide 151

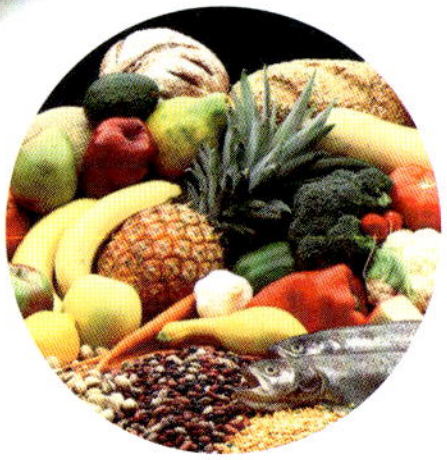

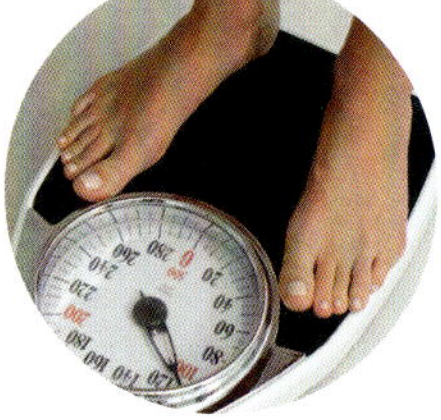

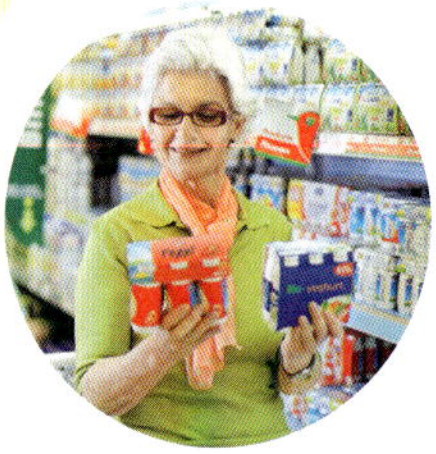

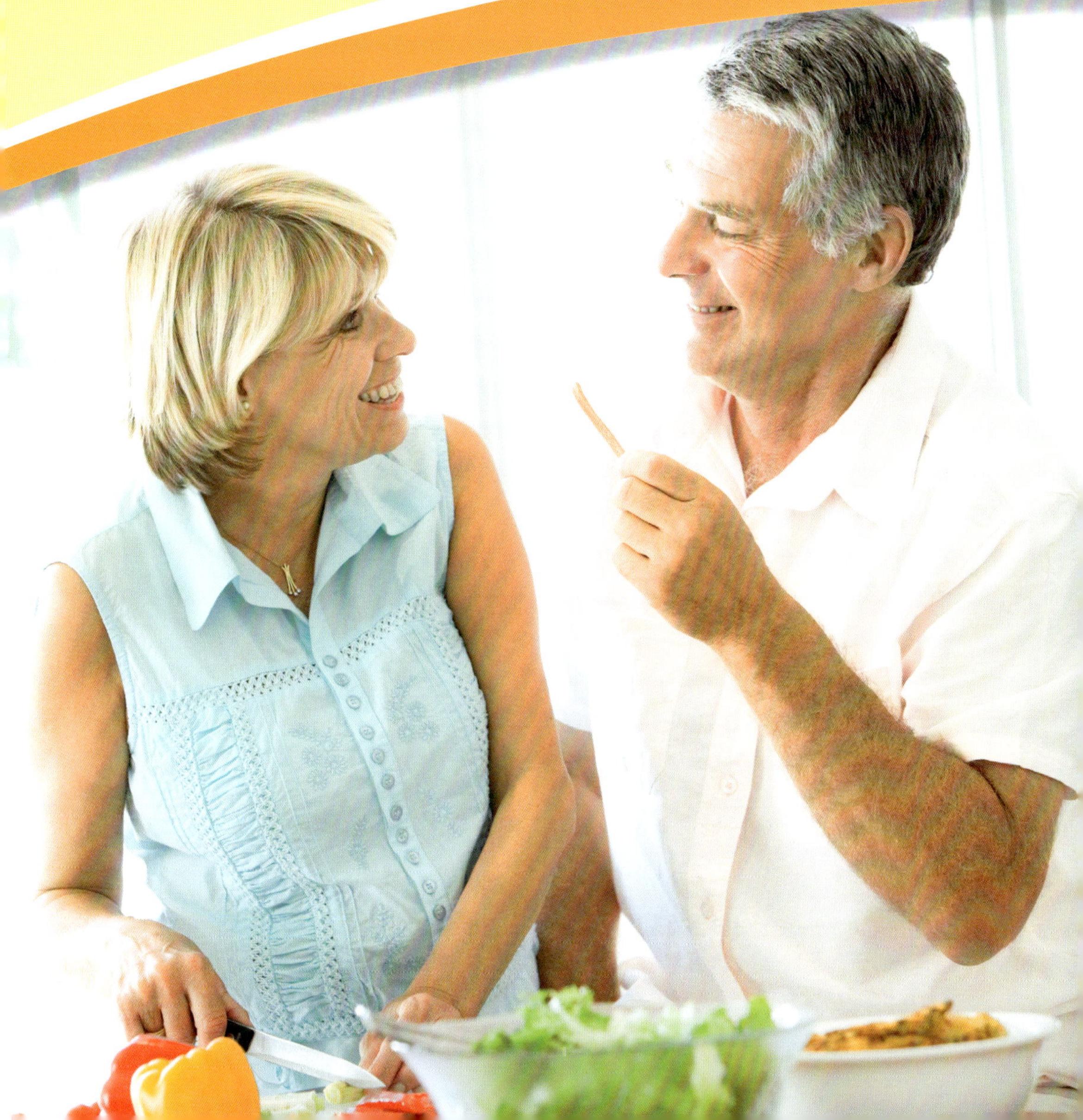

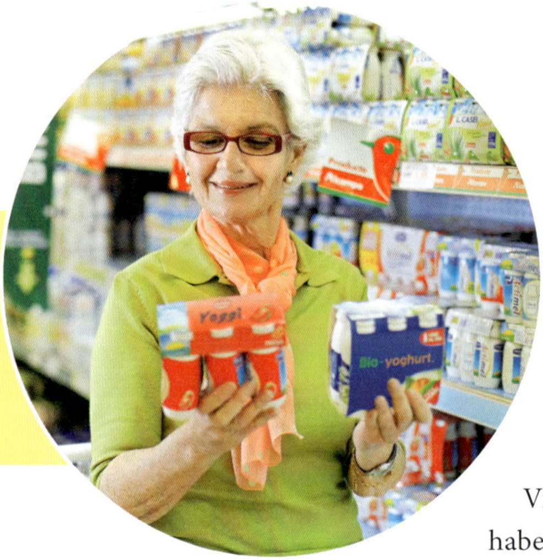

Bestandsaufnahme: der kleine Ernährungs-Check

Ein aktiver, gesunder und gleichzeitig genussvoller Lebensstil ist Garant für eine lang anhaltende Vitalität. Wie schon anfangs gesagt: Essen und Trimmen – beides muss stimmen.

Was Sie konkret machen sollen, damit Sie unsere Vitalitätsformel auch in die Praxis umsetzen können, haben Sie – zumindest was die Bewegungskomponente betrifft – bereits erfahren: Im vorangegangenen Kapitel erhielten Sie Tipps und Tricks, wie Sie mehr körperliche Aktivität in Ihren Alltag einbauen können. In diesem Kapitel machen wir die Formel komplett und checken Ihren Speiseplan und Ihr Essverhalten. Die nachfolgenden, beispielhaften Tagespläne ab Seite 147 sind für all diejenigen gedacht, die ihr Körpergewicht halten oder wieder ins Lot bringen wollen.

Übertreiben Sie es aber nicht, und stellen Sie sich langsam darauf ein. Handeln Sie dabei nach dem Lustprinzip, und berücksichtigen Sie Ihre individuellen Wünsche und Interessen. Denn unser gemeinsames Ziel ist es, dass Well-Aging zu einem festen Bestandteil Ihres Lebens wird, und hierzu sind die kleinen Schritte erfolgversprechender. Packen Sie es also an!

Alles notieren – die preiswerteste Diät!

Schreiben Sie alles auf, was Sie von morgens bis abends essen und trinken. Führen Sie es sich buchstäblich vor Augen, was Sie tagtäglich konsumieren. Sie werden sehen: Das ist der beste Weg zu einer bewussten Ernährung und überdies – wie wir es aus Erfahrung mit diversen Abnehmprogrammen wissen – auch die preiswerteste Diät. Um sich einen Eindruck von der Qualität Ihres Speiseplans zu verschaffen, sollten Sie einen Ernährungs-Check durchführen. Wie das geht, lesen Sie im Anschluss.

Das habe ich heute gegessen und getrunken:

Tagesmahlzeit	Lebensmittel/Gericht	Menge

Überprüfen Sie Ihren Speiseplan

Unser Mini-Check auf den nachfolgenden Seiten gibt Ihnen einen Überblick, ob Ihr Speiseplan stimmt oder ob er Defizite in einzelnen Bereichen aufweist. Markieren Sie zu jeder Frage spontan die für Sie passende Antwort. Zur Auswertung addieren Sie jeweils die Punktwerte in den sechs Produktgruppen, teilen Sie das Ergebnis durch die jeweilige Anzahl der Einzelfragen und tragen den Mittelwert in die jeweilige Gruppe ein.

Mini-Ernährungs-Check

	Nahrungsmittel	Nr.	Essen Sie
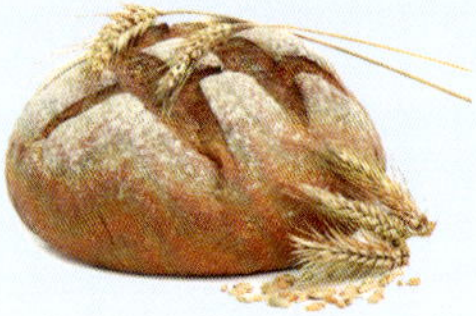	Gruppe 1: Stärke- und ballaststoffreiche Lebensmittel	1	Vollkornbrot/-brötchen
		2	Weißbrot/Mischbrot
		3	Haferflocken/Müsli
		4	Nudeln
		5	Reis
		6	Kartoffeln (fettarm zubereitet)
		7	Kartoffeln (mit Fett zubereitet)
		8	Hülsenfrüchte (z. B. Bohnen, Erbsen, Linsen)
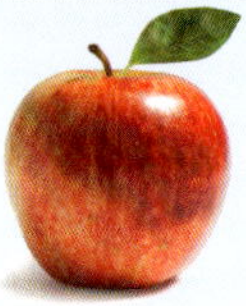	Gruppe 2: Gemüse und Obst	1	Gemüse (gekocht, frisch oder tiefgefroren)
		2	Gemüsekonserve
		3	Rohkostsalat/Gemüse, roh
		4	Obst, frisch
		5	Obstkonserve
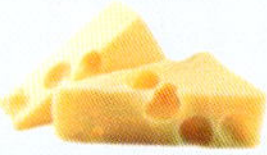	Gruppe 3: Milch und Milchprodukte	1	Trinkmilch, Sauermilch (z.B. Joghurt), Quark
		2	Käse bis 30 % Fett i.Tr.
		3	Käse über 30 % Fett i.Tr.
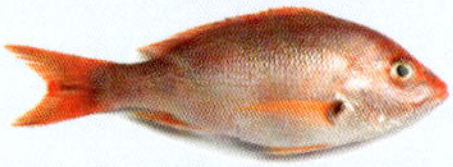	Gruppe 4: Fisch, Fleisch und Ei	1	Wurst/Aufschnitt (fettarm)
		2	Wurst/Aufschnitt (fettreich)
		3	Fleisch, mager (z. B. Steak, Schnitzel, Geflügel
		4	Fleisch, mittelfett (z. B. Kotelett)
		5	Fisch (gekocht, gegrillt, gedünstet)
		6	Fisch (gebraten, fritiert)
		7	Fischkonserven oder Fisch, geräuchert
		8	Eier
		9	Butter, Margarine, Öl
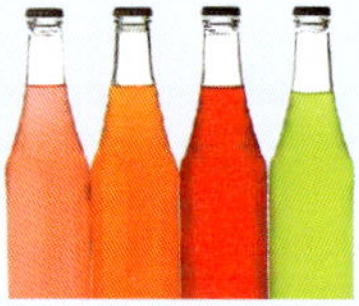	Gruppe 5: Zucker, Süßigkeiten und nichtalkoholische Getränke	1	Zucker, Süßigkeiten
		2	Limonaden/Colagetränke
		3	Frucht-, Gemüsesaft
		4	Mineralwasser
		5	Früchtetee, grüner Tee, Kräutertee
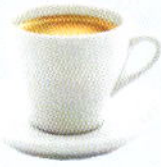	Gruppe 6: Kaffee, schwarzer Tee, alkoholische Getränke	1	Kaffee, schwarzer Tee
		2	Wein oder Bier
		3	Hochprozentige Alkoholika

zu ihrem Speiseplan

mehrmals täglich	täglich	mehrmals in der Woche	1- bis 2-mal in der Woche	selten/ nie?	Gesamt-punktzahl	Mittelwert*
3 ☐	3 ☐	2 ☐	1 ☐	0 ☐		
0 ☐	1 ☐	1 ☐	1 ☐	2 ☐		
2 ☐	3 ☐	2 ☐	1 ☐	0 ☐		
0 ☐	2 ☐	2 ☐	3 ☐	0 ☐		
0 ☐	2 ☐	2 ☐	3 ☐	0 ☐		
0 ☐	2 ☐	2 ☐	3 ☐	0 ☐		
0 ☐	0 ☐	1 ☐	1 ☐	2 ☐		
0 ☐	2 ☐	2 ☐	3 ☐	0 ☐		
3 ☐	3 ☐	2 ☐	1 ☐	0 ☐		
1 ☐	2 ☐	2 ☐	2 ☐	2 ☐		
3 ☐	3 ☐	2 ☐	1 ☐	0 ☐		
3 ☐	3 ☐	2 ☐	1 ☐	0 ☐		
0 ☐	1 ☐	2 ☐	2 ☐	2 ☐		
2 ☐	3 ☐	2 ☐	1 ☐	0 ☐		
2 ☐	3 ☐	2 ☐	1 ☐	0 ☐		
1 ☐	1 ☐	2 ☐	1 ☐	2 ☐		
0 ☐	1 ☐	1 ☐	2 ☐	2 ☐		
0 ☐	0 ☐	0 ☐	1 ☐	3 ☐		
0 ☐	1 ☐	2 ☐	3 ☐	0 ☐		
0 ☐	0 ☐	0 ☐	1 ☐	3 ☐		
0 ☐	1 ☐	2 ☐	3 ☐	0 ☐		
0 ☐	0 ☐	1 ☐	2 ☐	1 ☐		
0 ☐	1 ☐	1 ☐	2 ☐	0 ☐		
0 ☐	1 ☐	2 ☐	3 ☐	1 ☐		
1 ☐	2 ☐	2 ☐	0 ☐	0 ☐		
0 ☐	0 ☐	1 ☐	2 ☐	2 ☐		
0 ☐	0 ☐	1 ☐	1 ☐	2 ☐		
2 ☐	2 ☐	2 ☐	1 ☐	0 ☐		
3 ☐	3 ☐	2 ☐	0 ☐	0 ☐		
2 ☐	3 ☐	3 ☐	1 ☐	0 ☐		
1 ☐	2 ☐	2 ☐	2 ☐	2 ☐		
0 ☐	1 ☐	1 ☐	1 ☐	2 ☐		
0 ☐	0 ☐	0 ☐	0 ☐	3 ☐		

ddieren Sie in jeder Gruppe die angekreutzten Punkte, und teilen Sie das Ergebnis durch die Anzahl der zur ruppe gehörigen Fragen.

ewertung Ihrer Mittelwerte pro Lebensmittelgruppe: ≥ 2 – 3: gut, ≥ 1 – 2: mittel, 0 – 1: schlecht

Fragebogen zu Ihrem Ernährungsverhalten

	ja	nein
Essen Sie regelmäßig, d. h. mindestens drei feste Mahlzeiten am Tag?	3 ☐	0 ☐
Nehmen Sie sich Zeit zum Essen?	3 ☐	0 ☐
Sind Sie ein Fast-Food- und „Zwischendurch-Esser“?	0 ☐	3 ☐
Essen Sie eher eiweißbetont (Fisch, Käse, Fleisch, Ei und Soja)?	2 ☐	1 ☐
Essen Sie eher kohlenhydratbetont (viel Brot, Kuchen, Gebäck, Süßigkeiten)?	1 ☐	3 ☐
Trinken Sie regelmäßig Wein und/oder Bier? (1 – 2 Glas)	1 ☐	2 ☐
Trinken Sie öfter hochprozentigen Alkohol?	0 ☐	3 ☐
Ernähren Sie sich gemüse- und obstreich („5 am Tag“)?	3 ☐	1 ☐
Verwenden Sie regelmäßig ein Nahrungsergänzungsmittel (z. B. Fischöl-Omega-3-Kapseln) oder angereicherte Lebensmittel (z. B. Jodsalz mit Fluorid und Folsäure)?	2 ☐	1 ☐

Die Auflösung

Addieren Sie alle angekreuzten Punkte, und teilen Sie das Ergebnis durch die Anzahl aller Fragen (9).

≥ 2 – 3: gut ≥ 1 – 2: mittel 0 – 1: schlecht

Ziel der Übungen

Der Mini-Check (s. vorherige Seiten) erfolgt in seiner Bewertung nach der Qualität und wünschenswerten Verzehrsmenge der Lebensmittel. Einzelne Positionen können bei unterschiedlichen Voraussetzungen und Zielsetzungen durchaus zu einer anderen Einstufung führen. Er dient deshalb vor allem zur Orientierung und Bewusstmachung Ihres Essverhaltens, nicht aber zur übergenauen Überprüfung. Wiederholen Sie hin und wieder sowohl Mini-Check als auch diesen Test, um zu sehen, was Sie verbessern konnten.

Die 7 Vitalregeln zur Ernährung

Jeder kleine Schritt, den Sie unternehmen, um Ihr Ernährungsverhalten zu ändern, ist ein Pluspunkt auf Ihrer Vitalskala. Jedes Pfund Übergewicht, das Sie **langsam** abspecken, ist ein dauerhafter Gewichtserfolg. Wir empfehlen Ihnen die folgenden sieben Vitalregeln zur Ernährung, damit Sie auf Dauer fit und gesund bleiben.

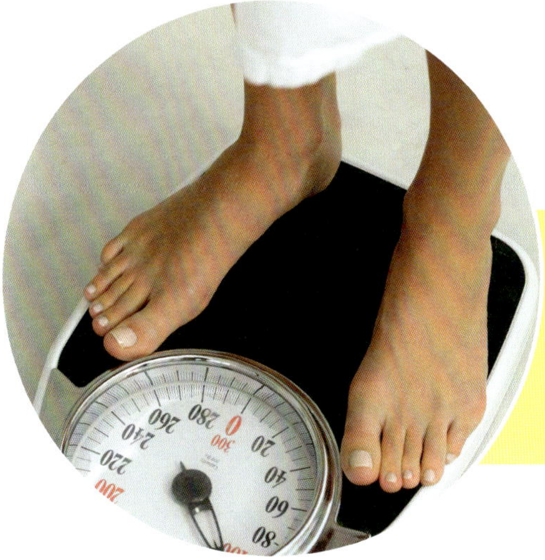

Ein Blick auf die Waage zeigt, wie erfolgreich Sie mit Ihrem Vitalplan sind.

1. Sanftes Gewichtsmanagement

Anfängliche Gewichtsverluste sind hauptsächlich Wasserverluste, und die zählen nicht. Denn das eigentliche Ziel ist, die Pfunde endgültig loszuwerden und sowohl Figur als auch Gesundheit durch den Fettabbau zu verbessern. Oft bringt es bereits den gewünschten Gewichtserfolg, wenn Sie eine kohlenhydratbewusste, am glykämischen Index orientierte Ernährung umsetzen und diese mit einer gesunden Fettauswahl nach dem Vorbild der Mittelmeerländerküche kombinieren. Das Ganze verbunden mit gezielter Bewegung führt dann Schritt für Schritt zum Ziel – bei guter Sättigung und Erhaltung der stoffwechselaktiven Muskulatur. Und Ihre Lebensfreude bleibt Ihnen erhalten. Hier die Spielregeln auf einen Blick.

Leichter leben

- Energiebilanz im Auge behalten.
- Bei Fetten und Kohlenhydraten auf Menge und Qualität achten.
- Großes Nahrungsvolumen mit niedriger Energiedichte und einem höheren Eiweißanteil macht satt.
- Reichlich Wasser ist ein Schlankmacher.
- Mehr Bewegung erhöht Ihren Spielraum für mehr „Essen-Dürfen“ und „Genießen-Können“.

2. Weniger konzentrierte Kalorien, dafür höhere Nährstoffdichte

Wer eine energiedichte, also an konzentrierten Kalorien reiche Ernährung gegen eine volumenreiche Ernährung mit einer hohen Dichte an Vitaminen, Mineralstoffen sowie Ballaststoffen und bioaktiven Pflanzenstoffen austauscht, sorgt nicht nur für eine schlanke Linie, sondern vor allem für einen aktiven Gesundheitsschutz. Und d. h. weniger Krankheiten, die oft mit Überernährung und Übergewicht verbunden sind, wie z. B. Arteriosklerose, Typ-2-Diabetes, Infarkt. Also: Nicht einfach weniger, sondern anders essen!

i wissenswert

Was macht eigentlich Lutein?
*Das Lutein aus der Nahrung reichert sich im Auge am gelben Fleck (***Makula***), der Stelle des schärfsten Sehens, an. Dort schützt es die empfindlichen Zellen der Netzhaut durch seine antioxidative, lichtfilternde Wirkung und beugt so der altersbezogenen Makuladegeneration vor.*

3. Stets den Überblick und einen guten Durchblick behalten

Der Mensch ist so gesund wie seine Gefäße. Gefäßgesundheit ist somit eine der wichtigsten Säulen eines vitalen Lebens. Einerseits „ernährt" körperliche Bewegung unser Gehirn, weil sie die Durchblutung und damit die Nährstoff- und Sauerstoffversorgung unserer Denkzentrale gewährleistet.

Andererseits kommt hier auch die Ernährung ins Spiel. **Brainfood** (wörtlich: Hirnnahrung) ist eine kohlenhydratbewusste und fettgesunde Kost mit dem richtigen „Nervenfutter" aus B-Vitaminen und dem Antistress-Mineral Magnesium. Und für gesunde Blutgefäße sorgen neben den einfach ungesättigten Fettsäuren und den mehrfach ungesättigten Omega-3-Fettsäuren aus Fisch die antioxidativen Nahrungsbestandteile wie Vitamin C und E sowie Carotinoide und Polyphenole. Für gesunde Augen und zur Erhaltung der Sehkraft (auch was die Hell-Dunkel-Anpassung in der Dämmerung betrifft) ist schließlich der natürliche Pflanzenfarbstoff Lutein zuständig, der in grünem Gemüse wie Spinat und Kohlsorten enthalten ist (s. Kasten links oben).

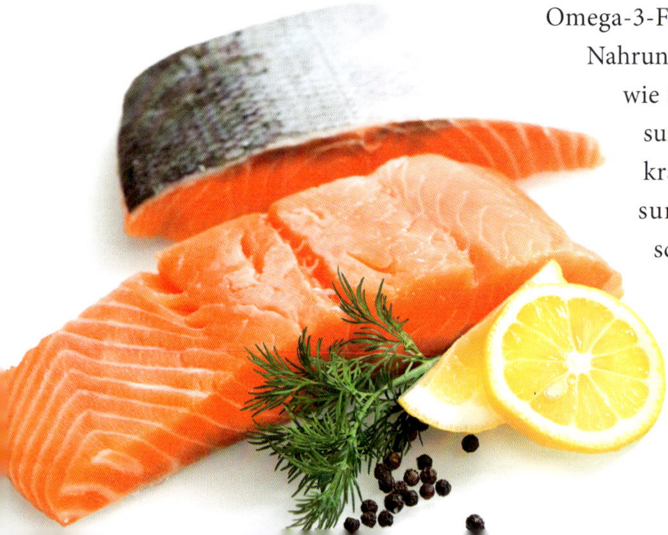

4. Knochenfreundlich ernähren

Die beste Vorsorgestrategie für stabile Knochen ist eine kalziumreiche Ernährung in jungen Jahren, weil damit bereits früh eine gute Knochenfestigkeit fürs Alter angelegt werden kann. Mit dieser Substanz lässt sich ein späterer Kalziumverlust der Knochen besser verkraften. Kalziumhaushalt und Knochenstoffwechsel werden von verschiedenen Faktoren beeinflusst, unter anderem vom Ausmaß der körperlichen Bewegung, vom Hormonspiegel (z. B. Östrogen) und von Nahrungsinhaltsstoffen wie Kalzium und Vitamin D. Natürlich sind noch weitere Einflüsse zu bedenken: Je höher die Proteinaufnahme, desto mehr Kalzium wird über den Urin ausgeschieden. Aber nicht alle Proteine haben die gleiche Wirkung. Für die geringere Kalziumausscheidung nach Soja-Eiweiß spricht ihr geringerer Gehalt an schwefelhaltigen Aminosäuren (Eiweißbausteinen) im Vergleich zu tierischen Proteinen. Diese Sojaeiweißeigenschaft könnte dann zusammen mit den Soja-Isoflavonen den günstigen Einfluss auf den Kalziumhaushalt erklären. Eine entscheidende Bedeutung kommt deshalb folgender Überlegung zu: Die Verminderung der **Kalziumausscheidung** über die Nieren ist bei der Osteoporosebekämpfung vielleicht genauso wichtig wie die Anhebung der **Kalziumaufnahme** über die Nahrung. So kann sich möglicherweise eine Akzentverschiebung zugunsten der pflanzlichen Lebensmittel, Proteine sowie Phytoöstrogene in Sojaprodukten (so genannte Soja-Isoflavone) auf den Kalziumhaushalt und Knochenstoffwechsel ebenso positiv auswirken wie ein vermehrter Konsum von Milchprodukten. Jedenfalls ist eine neue ganzheitliche Sichtweise zur Osteoporose-Prophylaxe (Vorbeugung) erforderlich. Dazu gehört ohne Zweifel – als Dritter im Bunde – die Bewegung.

wissenswert

Eine Studie, in der Freiwillige zwar alle die gleiche Kalziummenge, aber aus unterschiedlichen Proteinquellen zu sich nahmen, zeigte, dass die Kalziumausscheidung über den Urin nach dem Verzehr von Sojaproteinen 33 Prozent (50 mg) geringer ist als nach dem Verzehr von ausschließlich tierischen Proteinen.

wissenswert

Eine im Jahr 2003 veröffentlichte Studie fand heraus, dass gerade Frauen in der Postmenopause (also der Zeit in und nach den Wechseljahren), die keine Hormontherapie bekamen, in diesem Zusammenhang wahrscheinlich den größten Nutzen aus dem Sojaverzehr ziehen.

Tipp

Wundermittel: Obst und Gemüse!
Es ist bekannt, dass sich die Kalziumausscheidung ebenfalls verringert, wenn der Mensch deutlich mehr Obst und Gemüse isst als gewöhnlich. Das hängt damit zusammen, dass der Säure-Basen-Haushalt besser ausgeglichen wird. Und das kommt wiederum der Knochengesundheit zugute.

5. Essen Sie sich richtig satt!

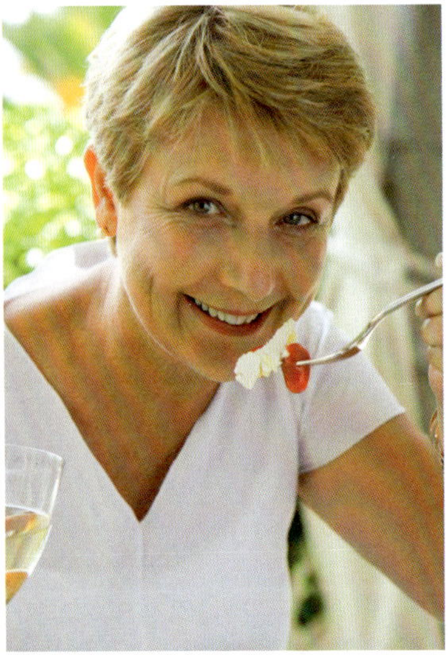

Langsam essen und mit Genuss satt werden

Hungrig oder satt – das sind die Start- und Stopp-Signale beim Essen. Doch bekanntlich essen wir längst nicht nur, wenn wir hungrig sind. Zu den physiologischen Hungerbremsen zählen Ballaststoffe, die aufgrund ihres Volumens und Quellvermögens den Magen füllen und deshalb gut sättigen, sowie Kohlenhydrate mit einem niedrigen glykämischen Index, die den Blutzuckerspiegel nur mäßig ansteigen lassen und dadurch das Hormon Insulin in Schach halten. Für den bewegungsarmen Sitzmenschen sind volumenreiche Salate und Gemüsegerichte, wasserreiche Früchte und an quellfähigen Ballaststoffen reiche Haferprodukte die besten Sättigungshelfer! Übrigens auch ein großes Glas Wasser, schluckweise vor dem Essen getrunken. Konzentrierte Energieträger wie Fett, isolierte Stärke (Weißbrot!) und Zucker (also Haushaltszucker) halten dagegen weniger lange vor. Ebenfalls gut sättigend sind eiweißreiche Lebensmittel wie Fisch, Ei, Quark, Käse und mageres Fleisch sowie Soja. Aber auch die Essgeschwindigkeit spielt eine Rolle. Bedenken Sie, dass das Gehirn etwa 20 Minuten Zeit braucht, bis es die ersten Sättigungssignale aus dem Stoffwechsel registriert.

6. Fett sparen ohne Genussverlust

Fett ist bekanntlich ein Geschmacksträger. Doch wer die Tricks der leichten Küche beherrscht und Kräuter und Gewürze entsprechend großzügiger dosiert, muss sich um den Genuss beim Essen keine Sorgen machen. Außerdem bleiben bei der neuen, leichten Art zu garen auch die Vitamine und andere wertvolle Inhaltsstoffe optimal erhalten. So sparen Sie Fett schon beim Zubereiten:

- Grillen im Backofen oder auf dem heißen Stein
- Dämpfen im Siebeinsatz oder Dämpfkörbchen
- Garen in der Folie oder in einem Bratschlauch
- Garen im Tontopf („Römertopf“) im eigenen Saft
- Bratensoßen mit püriertem Gemüse statt mit Butter und Mehl binden
- Braten in beschichteten Pfannen

- Garen im Wok (dem Universalgerät der asiatischen Küche) durch so genanntes Pfannenrühren
- Johannisbrotkernpulver als pflanzliches Bindemittel verwenden. In kalten Speisen wird es eingestreut und gut verrührt, bei warmen Speisen erst danach aufkochen.
- Mayonnaise muss nicht sein. Probieren Sie für Ihre Salatsoße ruhig auch mal einen Joghurt.
- Vinaigrette mit Brühe oder Tomatensaft verlängern.
- Nicht mit Semmelbröseln, Ei und Mehl panieren. Panade saugt viel Fett auf, deshalb z. B. Fisch nur in Mehl oder Speisestärke wenden.
- Reichlich frische Kräuter und Gewürze verwenden. So können Sie getrost auf den Geschmacksträger Fett verzichten.
- Fettspar-Tipp: Speiseöl lässt sich besser mit einem Tee- oder Esslöffel dosieren als direkt aus der Flasche.

7. Schritt für Schritt die Ernährung optimieren

Wir möchten Ihnen einen Vorschlag machen, wie Sie Ihre Ernährungsgewohnheiten schrittweise umstellen und verbessern können:

1. Woche: Trinken Sie mehr Wasser und energiearme Getränke. Führen Sie einmal ein Trinkprotokoll.

2. Woche: Steigern Sie Ihren Obst- und Gemüseverzehr – probieren Sie zu jeder Mahlzeit einmal eine Portion Frischkost.

3. Woche: Werten Sie Ihre Mahlzeiten mit dem Protein-Plus auf – z. B. Quark zum Müsli, Käsewürfel zum Salat, Buttermilch oder Joghurt zu frischem Obst, geröstete Sojakerne als Snack.

4. Woche: Nehmen Sie einen „Ölwechsel“ in Ihrer Küche vor. Oliven- oder Rapsöl sind universell in der kalten und warmen Küche verwendbar.

5. Woche: Finden Sie Ihren eigenen, auf Sie persönlich abgestimmten Mahlzeitenrhythmus, z. B. drei- oder fünfmal, aber nicht ständig zwischendurch.

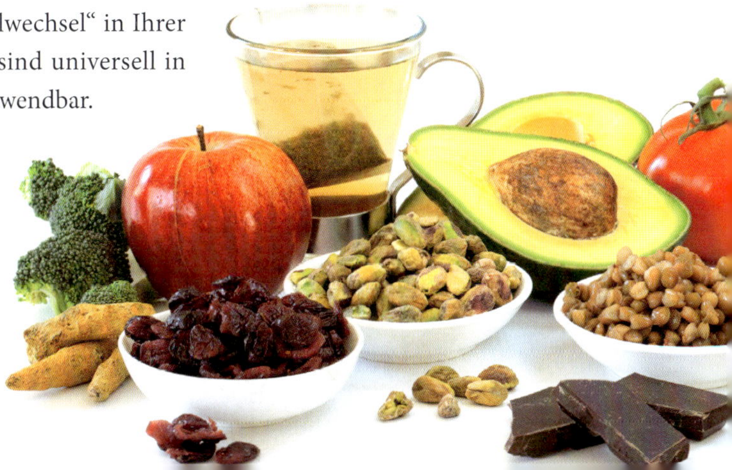

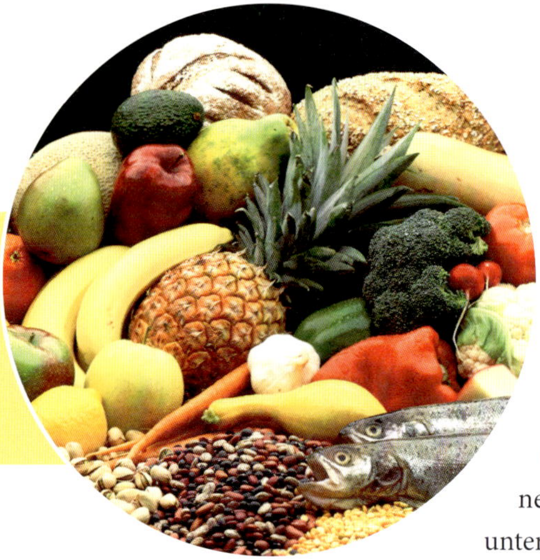

Essfahrplan – das Baukastensystem

Alle Ernährungsempfehlungen müssen in erster Linie Lebensmittelempfehlungen sein. Aber anstatt starrer Diätvorschriften und genauer Rezeptvorgaben möchten wir Ihnen ein flexibles Baukastensystem an die Hand geben. Wir stellen Ihnen im Folgenden **drei beispielhafte Tagespläne** mit unterschiedlichen Lebensmittelmengen vor, die Sie dann jeweils auf die verschiedenen Mahlzeiten verteilen können.

Grundsätzlich empfiehlt es sich möglichst frische, unverarbeitete Lebensmittel nach dem jeweiligen Angebot der Jahreszeit einzukaufen – das Ganze ergänzt durch tiefgefrorene Produkte wie Gemüse, Kräuter und Fisch, die sich – saison- und regionbedingt – nicht immer frisch besorgen lassen.

Was die Verteilung der verschiedenen Lebensmitteln angeht, so können Sie sich sehr gut an der Well-Aging-Pyramide auf Seite 151 orientieren.

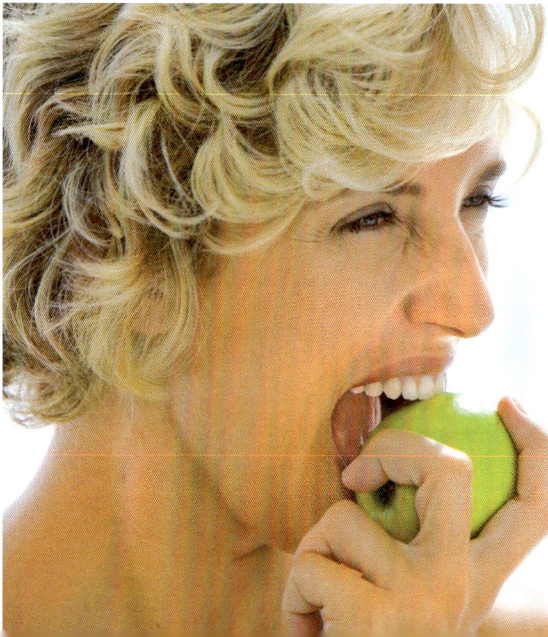

Gewicht halten und gesund bleiben mit ausgewogener Mischkost für Frauen (1800 – 2000 kcal):

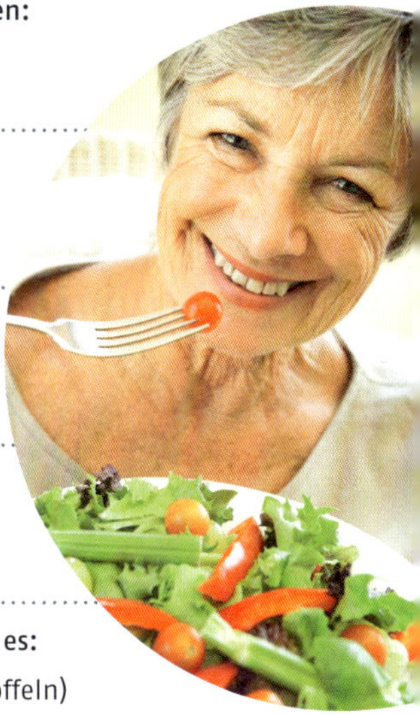

Aus der Gruppe „Milch und Milchprodukte" können Sie essen:

200 ml Milch, fettarm (1 kleines Glas) **+**
50 g Quark, mager (1 kleine Portion)

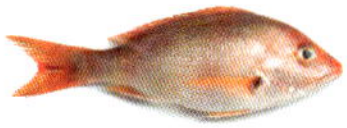

Aus der Gruppe „Fleisch, Fisch und Eier" können Sie essen:

100 g Fleisch (1 kleine Portion)

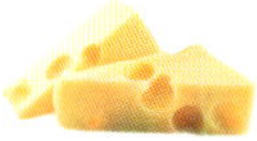

Als Brotbelag dürfen Sie wählen:

50 g Käse, fettarm (1,5 Scheiben)

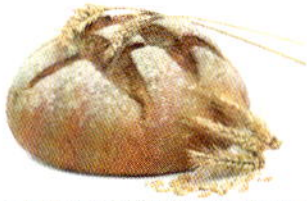

Aus der Gruppe „Brot und Getreideflocken" gibt es:

150 g Brot (3 Scheiben) **+**
50 g kernige Haferflocken

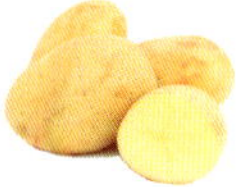

Aus der Beilagengruppe „Kartoffeln, Nudeln und Reis" gibt es:

150 g Kartoffeln (2 Stück, mittelgroß, möglichst als Pellkartoffeln)

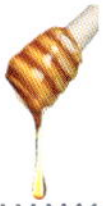

Süsses ist bekanntlich nicht verboten:

Als maßvolle Menge gilt: **20 g Zucker**

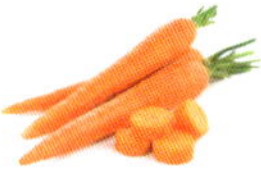

Reichlich dürfen Sie beim Gemüse zulangen:

250 g Gemüse (2 Portionen geputzte Rohware) **+**
100 g Salat (2 Portionen geputzte Rohware)

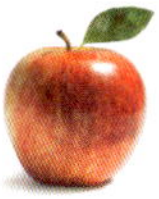

Hoffentlich sind Sie ein Obstfan, denn davon dürfen Sie reichlich essen:

300 g frisches Obst (2 mittlere Portionen)

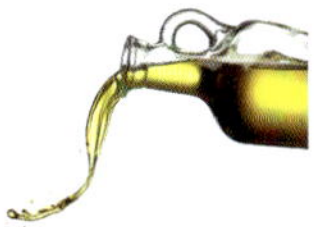

Sparsam umgehen sollten Sie dagegen mit Fett:

Der Esslöffel Oliven- oder Rapsöl zum Salat oder Dünsten sollte dagegen nicht fehlen. Insgesamt dürfen Sie an **„sichtbarem"** Fett so viel essen:
20 g Margarine oder Butter (2 Esslöffel) **+ 15 g Öl** (1 Esslöffel)

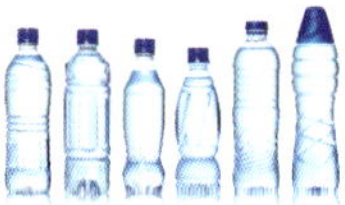

Trinken Sie täglich 1,5 – 2 Liter!

Ideal sind Mineralwässer, ungesüßte Früchte- und Kräutertees oder grüner Tee sowie mit Wasser verdünnte Fruchtsäfte.

Gewicht halten und gesund bleiben mit ausgewogener Mischkost für Männer (2250 kcal)

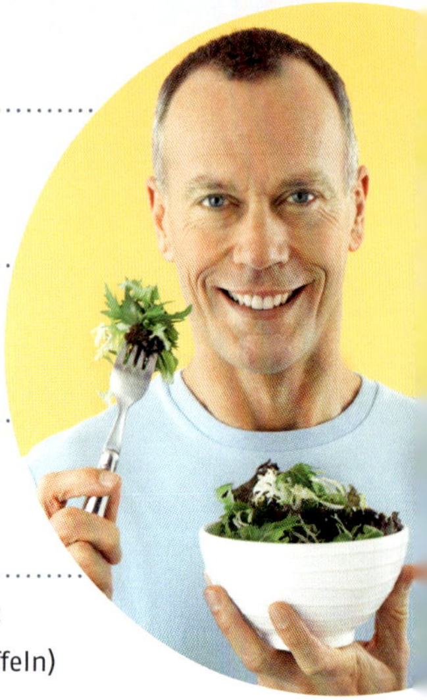

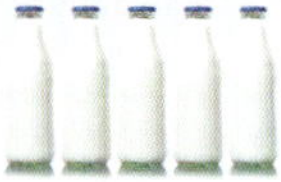

Aus der Gruppe „Milch und Milchprodukte" können Sie essen:

200 ml Milch, 1,5 % Fett (1 kleines Glas) **+**
50 g Quark, mager (1 kleine Portion)

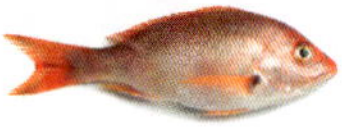

Aus der Gruppe „Fleisch, Fisch und Eier" können Sie essen:

120 g Fleisch (1 kleine Portion)

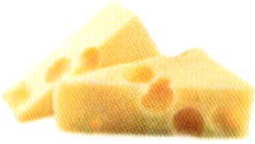

Als Brotbelag dürfen Sie wählen:

50 g Käse fettarm (1,5 Scheiben)

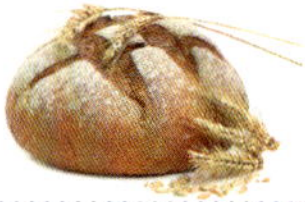

Aus der Gruppe „Brot und Getreideflocken" gibt es:

200 g Brot (4 Scheiben grobkörniges Vollkornbrot) **+**
75 g kernige Haferflocken

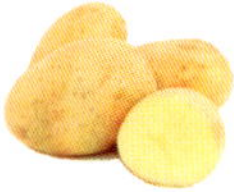

Aus der Beilagengruppe „Kartoffeln, Nudeln und Reis" gibt es:

200 g Kartoffeln (2,5 Stück, mittelgroß, möglichst als Pellkartoffeln)

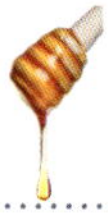

Süsses ist bekanntlich nicht verboten:

Als maßvolle Menge gilt: **30 g Zucker**

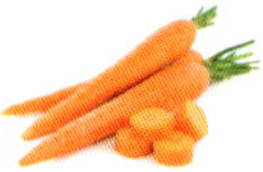

Reichlich dürfen Sie beim Gemüse zulangen:

250 g Gemüse (2 Portionen geputzte Rohware) **+**
100 g Salat (2 Portionen geputzte Rohware)

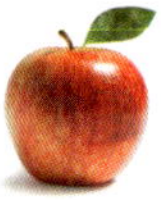

Hoffentlich sind Sie ein Obstfan, denn davon dürfen Sie reichlich essen:

300 g frisches Obst (2 mittlere Portionen)

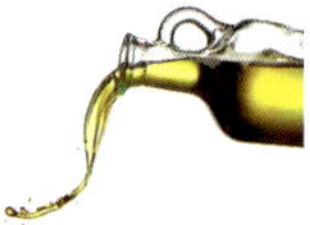

Sparsam umgehen sollten Sie dagegen mit Fett:

Der Esslöffel Oliven- oder Rapsöl zum Salat oder Dünsten sollte dagegen nicht fehlen. Insgesamt dürfen Sie an **„sichtbarem"** Fett so viel essen:
20 g Margarine oder Butter (2 Esslöffel) **+ 20 g Öl** (1,5 Esslöffel)

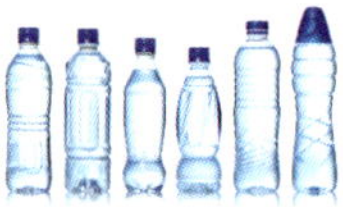

Trinken Sie täglich 1,5 – 2 Liter!

Ideal sind Mineralwässer, ungesüßte Früchte- und Kräutertees oder grüner Tee sowie mit Wasser verdünnte Fruchtsäfte.

Ausgewogene Mischkost (2300 – 2500 kcal) für sportlich aktive Frauen und Männer – ohne Gewichtsprobleme –

Aus der Gruppe „Milch und Milchprodukte" können Sie essen:

250 ml Milch, 1,5 % Fett (1 großes Glas) **+**
50 g Quark, mager (1 kleine Portion)

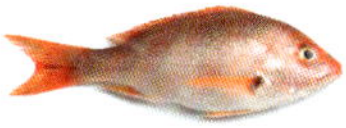

Aus der Gruppe „Fleisch, Fisch und Eier" können Sie essen:

150 g Fleisch (1 mittelgroße Portion)

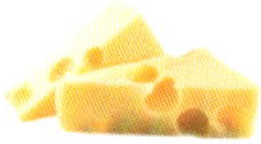

Als Brotbelag dürfen Sie wählen:

70 g Käse, fettarm (2 Scheiben)

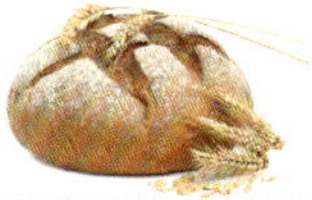

Aus der Gruppe „Brot und Getreideflocken" gibt es:

250 g Brot (5 Scheiben grobkörniges Vollkornbrot) **+ 70 g kernige Haferflocken** oder
50 g Müslimischung (mit **Vollkornflocken + Trockenfrüchten)**

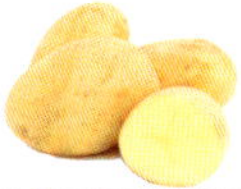

Aus der Beilagengruppe „Kartoffeln, Nudeln und Reis" gibt es:

300 g Kartoffeln (3,5 Stück, mittelgroß,
möglichst als Pellkartoffeln)

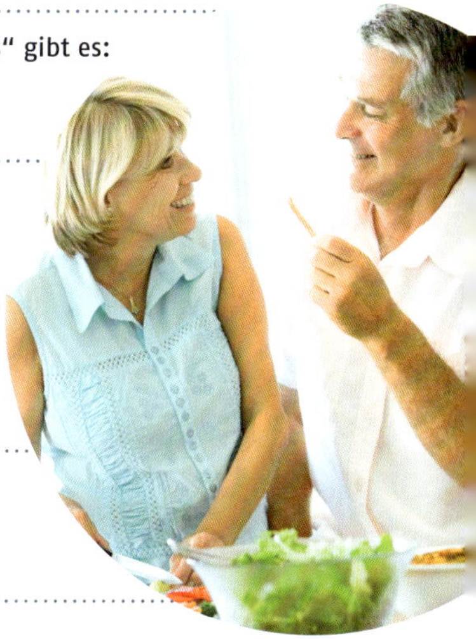

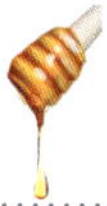

Süsses ist bekanntlich nicht verboten:

Als maßvolle Menge gilt: **30 g Zucker**

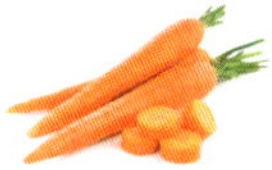

Reichlich dürfen Sie beim Gemüse zulangen:

300 g Gemüse (2 Portionen geputzte Rohware) **+**
100 g Salat (2 Portionen geputzte Rohware)

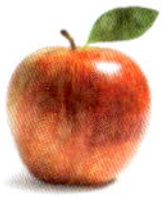

Hoffentlich sind Sie ein Obstfan, denn davon dürfen Sie reichlich essen:

300 g frisches Obst (2 mittlere Portionen)

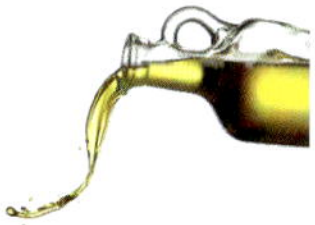

Sparsam umgehen sollten Sie dagegen mit Fett:

Der Esslöffel Oliven- oder Rapsöl zum Salat oder Dünsten sollte dagegen nicht fehlen.
Insgesamt dürfen Sie an **„sichtbarem"** Fett so viel essen:
20 g Margarine oder Butter (2 Esslöffel) **+ 25 g Öl (**2 Esslöffel)

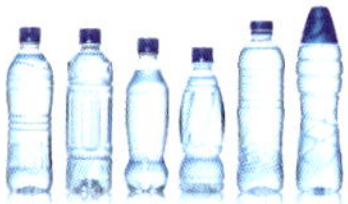

Trinken Sie täglich mindestens 1,5 – 2 Liter!

Ideal sind Mineralwässer, ungesüßte Früchte- und Kräutertees oder grüner Tee sowie mit Wasser verdünnte Fruchtsäfte.

Austauschtabelle

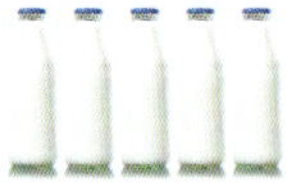

Gruppe „Milch und Milchprodukte“

30 g Quark
entspricht 125 ml Buttermilch
entspricht 125 ml Trinkmilch, fettarm
entspricht 125 ml Sojadrink (ungesüßt)

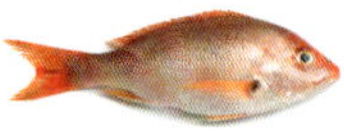

Gruppe „Fleisch, Fisch und Eier“

100 g Fleisch
entspricht 150 g Fisch
entspricht 2 Eiern (Größe M)

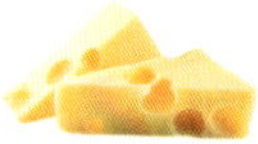

Gruppe „Brotbelag“

50 g Käse, fettarm
entspricht 50 g fettarme Wurst (ca. 1,5 Scheiben)
entspricht 35 g Fisch in Soße (1 kleine Portion)

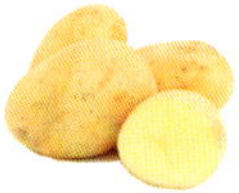

Gruppe „Kartoffeln, Nudeln und Reis“

100 g Kartoffeln
entspricht 20 g Nudeln (Trockengewicht)
entspricht 20 g Reis (Trockengewicht)
entspricht 20–25 g Hülsenfrüchte (Trockengewicht)

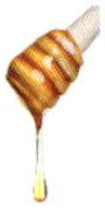

Gruppe „Süßes“

10 g Zucker
entspricht 15 g Honig
entspricht 15 g Marmelade

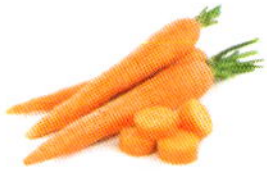

Gruppe „Gemüse“

300 g frisches Gemüse
entspricht 200 g Nasskonserve

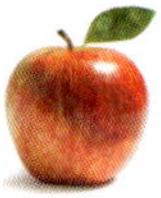

Gruppe „Obst“

100 g frisches Obst
entspricht 100 ml Fruchtsaft

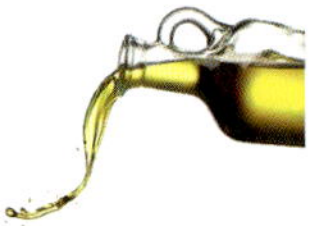

Gruppe „Fett“

10 g Butter
entspricht 10 g Margarine
entspricht 8 g Öl
entspricht 25 ml Sahne (30% Fett)

Die mediterrane Vitalküche und die Well-Aging Pyramide

1. **Genügend bewegen** mit Alltagsaktivitäten und Sport.
2. **Reichlich Wasser trinken**, d.h. mindestens 1,5 l pro Tag!
3. **„5 – 7 am Tag“ sollten es sein“**, und zwar Obst und Gemüse mit einem günstigen, also niedrigen glykämischen Index, ballaststoffreich und mit hoher Nähr- und Schutzstoffdichte.
4. **Eiweißhochwertig essen** mit dem „Protein-Plus“: 2-mal Fisch und 3 – 4 Portionen mageres Geflügel oder Fleisch pro Woche, öfters Hülsenfrüchte und Sojalebensmittel, täglich fettarme Milchprodukte/Käse sowie kernige Vollkornprodukte und ca. 2 – 3 Eier pro Woche.
5. **Kohlenhydratbewusst genießen** mit stärkereichen Kohlenhydrat-Lebensmitteln wie Kartoffeln, Reis, Nudeln und Brot mit einem mittleren bis höheren glykämischen Index oder höherer glykämischer Last mit Augenmaß.
6. **Fettgesund leben** mit Raps-, Oliven-, Walnussöl, Pflanzenmargarine, Nusskernen und Ölsaaten.
7. **Ab und zu Süßes und ein Gläschen Wein**. Konzentrierte Kalorien wie Zucker, Süßigkeiten, Gebäck, Chips, Schokoriegel, alkoholische Getränke sind ab und zu erlaubt.

Die ursprüngliche Mittelmeerküche stellt eine ideale Synthese von Genuss- und Gesundheitsansprüchen beim Essen dar. Sie ist gekennzeichnet durch eine Fülle an pflanzlichen Lebensmitteln – ergänzt durch tierische Eiweißträger. Die Lebensmittelauswahl der Well-Aging-Pyramide entspricht weitgehend den typischen traditionellen Ernährungsgewohnheiten in den Mittelmeerländern.

Der Sockel jedoch, auf dem unsere Pyramide ruht, ist und bleibt die körperliche Bewegung. Deshalb: „Arbeiten“ Sie sich täglich von unten nach oben, aber treiben Sie es nicht auf die Spitze!

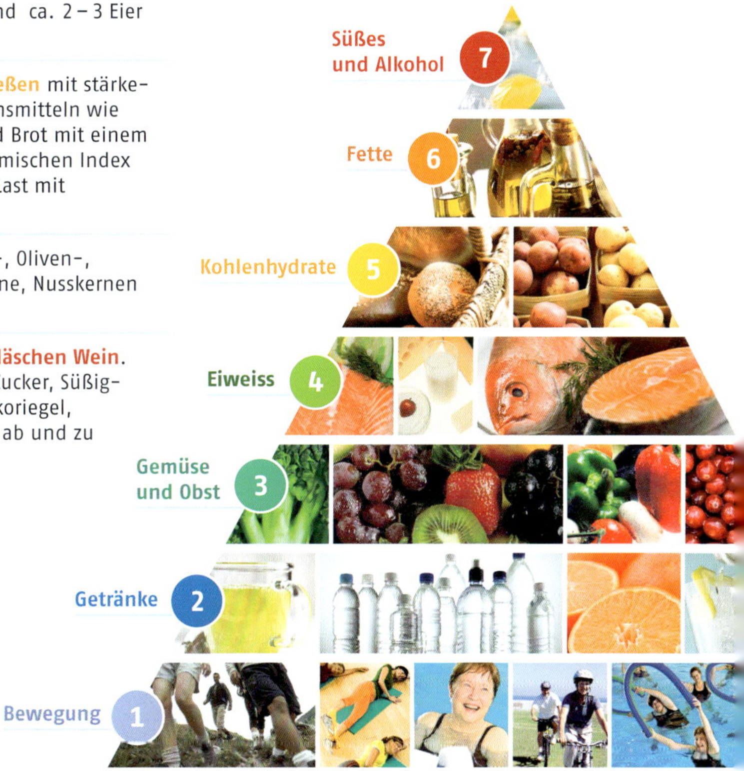
Süßes und Alkohol 7
Fette 6
Kohlenhydrate 5
Eiweiss 4
Gemüse und Obst 3
Getränke 2
Bewegung 1

Serviceteil: Einkaufstipps und Zubehör

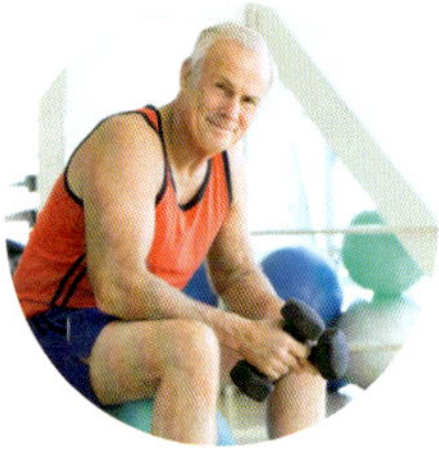

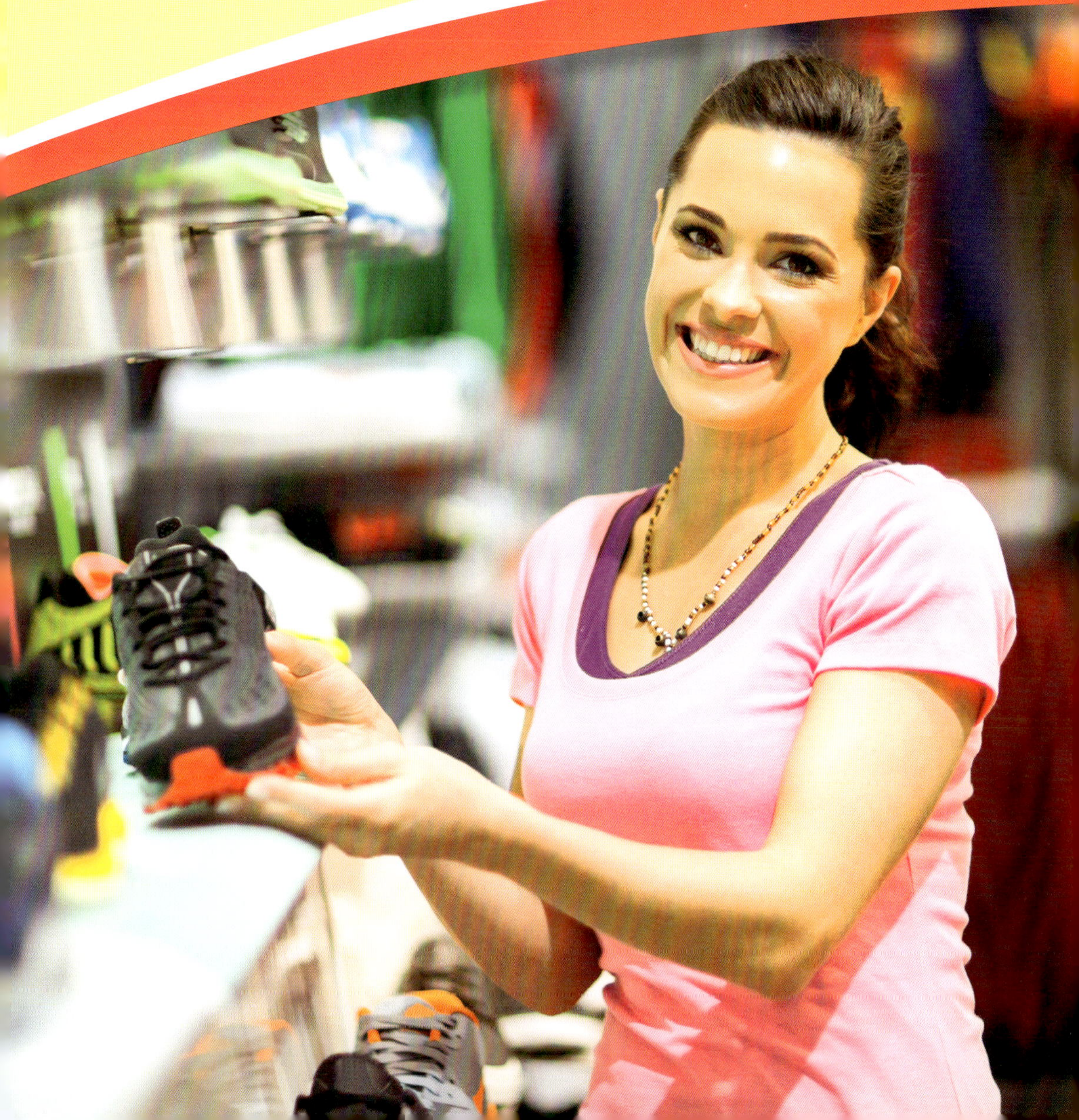

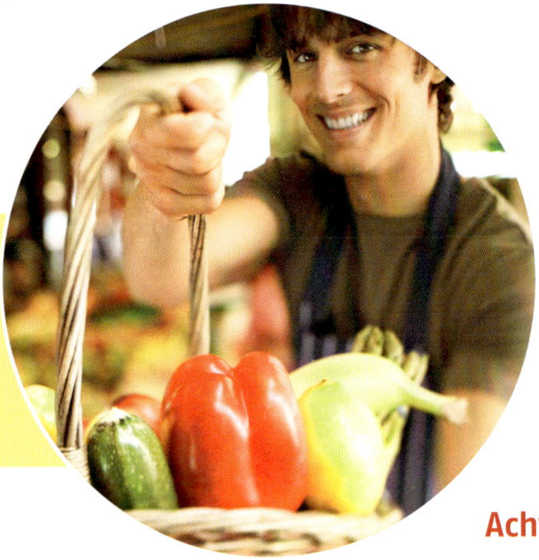

Richtig einkaufen und essen – auf einen Blick

Die Weichen für eine schmackhafte und gesundheitsfördernde Ernährung stellen Sie nicht erst in der Küche oder wenn Sie im Restaurant bestellen, sondern bereits bei Ihrem täglichen Einkauf.

Achten Sie immer auf die Qualität!

- Bevorzugen Sie frische, möglichst wenig verarbeitete Lebensmittel.
- Verlassen Sie sich mehr auf Ihre Nase! Denn das beste Erkennungszeichen für optimale Ware ist nicht ihr makelloses Aussehen, sondern ein gutes Aroma.
- Bevorzugen Sie Produkte aus der Region, die wegen der kürzeren Transportwege meist frischer sind.
- Genießen Sie Obst und Gemüse gemäß den Jahreszeiten! Sie sind in aller Regel aromatischer, frischer und – nicht zu vergessen – oft preisgünstiger als Produkte, die lange Lagerzeiten und Transportwege hinter sich haben.
- Bevorzugen Sie, wo immer es geht, Lebensmittel aus ökologischem Anbau und artgerechter Tierhaltung. Sie haben meist einen besseren Geschmack und enthalten weniger Rückstände. Zudem leisten Sie damit einen Beitrag zum Umwelt- und Naturschutz.
- Seien Sie sorgfältig, wenn Sie Lebensmittel lagern und zubereiten. So können Sie sich vor Lebensmittelvergiftungen schützen und die Vitamine und den Geschmack erhalten. Dem oft zu lange gelagerten Gemüse aus dem Supermarkt ist erntefrisch eingefrorenes Tiefkühlgemüse sicherlich vorzuziehen.

- Achten Sie beim sinnvollen Einsatz von Fertigprodukten auf die Zutatenliste. Wählen Sie nur Produkte mit einer eindeutigen und offenen Deklaration.
- Kaufen Sie frische Produkte, also Brot, Kartoffeln, Gemüse, Obst, Fisch, Eier, Milchprodukte und Fleisch, möglichst nur im Fachgeschäft und auf dem Wochenmarkt oder beim Erzeuger ein. Lebensmittelkauf ist Vertrauenssache. Als Stammkunde sind Sie sicherlich gut beraten. Fragen Sie nach der Herkunft der Lebensmittel, und achten Sie auf Qualitätshinweise und Prüfsiegel.

Essen im Restaurant

Wenn Sie häufig außer Haus essen, gilt die Empfehlung: Gehen Sie am besten italienisch (Antipasti, Salate, gegrillter Fisch, Gemüsebeilagen) oder japanisch (Fisch, Gemüse in leichter Zubereitung) essen. Beide Küchen entsprechen einer herzgesunden und kulinarisch anspruchsvollen Fitnesskost. Natürlich bieten auch einheimische Feinschmeckerrestaurants mit regionaler und saisonaler Frischeküche vorbildhafte Gerichte. Für das Restaurantessen gelten einfache Tipps:

- Vor der Mahlzeit und dem Genuss von Alkohol schluckweise ein Glas Wasser bzw. Mineralwasser trinken.
- Auf Brot und Butter zur Überbrückung der Wartezeit vor dem Essen verzichten. Besser sind Rohkost / Gemüsestifte mit Kräuterquarkdip oder ein kleiner, leichter „Gruß aus der Küche“.
- Hochprozentige alkoholische Getränke meiden; halb volle Gläser schützen etwas davor, dass man Ihnen unerwünscht und unkontrollierbar nachschenkt; immer wieder zwischendurch reichlich Mineralwasser trinken.

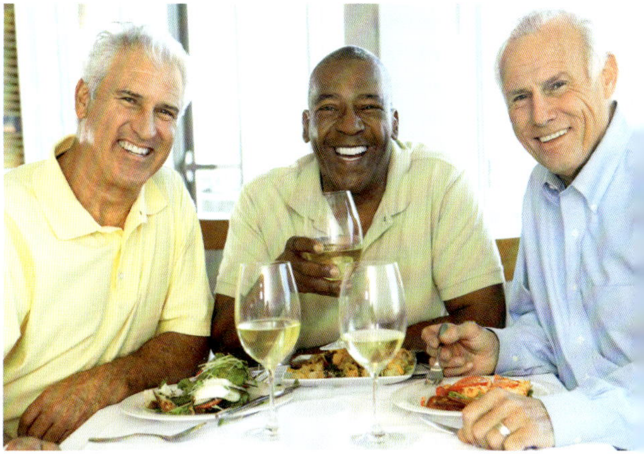

Leicht und bekömmlich können Sie auch im Restaurant essen.

Und hier einige Tipps für die Auswahl von Vorspeise, Hauptgang und Nachspeise:

- Salat der Jahreszeit mit Sprossen und einer Kräutervinaigrette oder Rindercarpaccio oder klare Bouillon mit Gemüseeinlage
- Gedünsteter oder gegrillter Fisch
- Kurz gebratenes Fleisch, z. B. Filet
- Gemüsebeilage der Saison
- Frisches Obst oder Sorbet
- Schlankmacher-Tipp: Kombinieren Sie eiweißreiche Speisen wie Fisch oder Fleisch lieber mit einer großen Portion Gemüse oder Salat. Stärkereiche Beilagen wie Kartoffeln, Nudeln oder Reis – wenn überhaupt – in kleineren Portionen genießen.

Warum Nahrungsergänzungen?

In unserem alltäglichen Leben ist der Nährstoffmangel oft schon vorprogrammiert. Denn viele Gegebenheiten und Gewohnheiten verhindern eine ausgewogene und vollwertige Ernährung nach den Nährstoffzufuhr-Empfehlungen: Oft fehlt uns die Zeit zum Einkaufen und Kochen. Frisches Obst und Gemüse haben durch ungünstige und zu lange Lagerung wertvolle Inhaltsstoffe verloren. Die falsche Zubereitungsmethode mindert den Nährwert. Oder aber man will sich nicht groß um den Einkauf und die Zubereitung des Essens kümmern, sondern lieber die Freizeit nutzen, um wenigstens Sport zu treiben. Sie sehen: Zum Teil sind Nährstoffdefizite eindeutig hausgemacht!

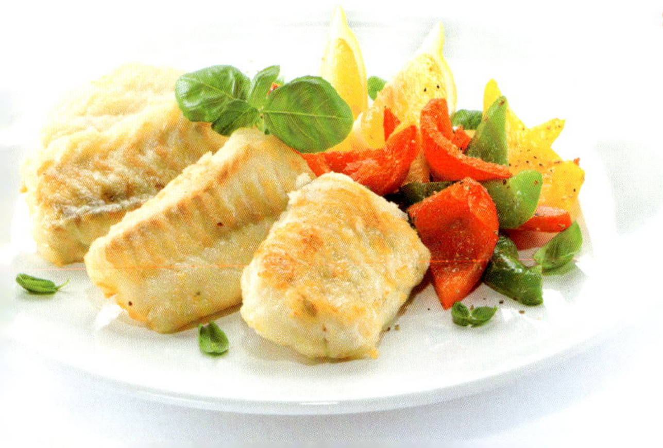

Hauptgang: lieber mehr Gemüse zum Fisch als zu viele Kartoffeln

Für wen sind Nahrungsergänzungen sinnvoll?

Oft hat man den Eindruck, dass diejenigen, die sich am wenigsten Gedanken um ihre Ernährung machen, am häufigsten auf Nahrungsergänzungen zurückgreifen bzw. am meisten davon profitie-

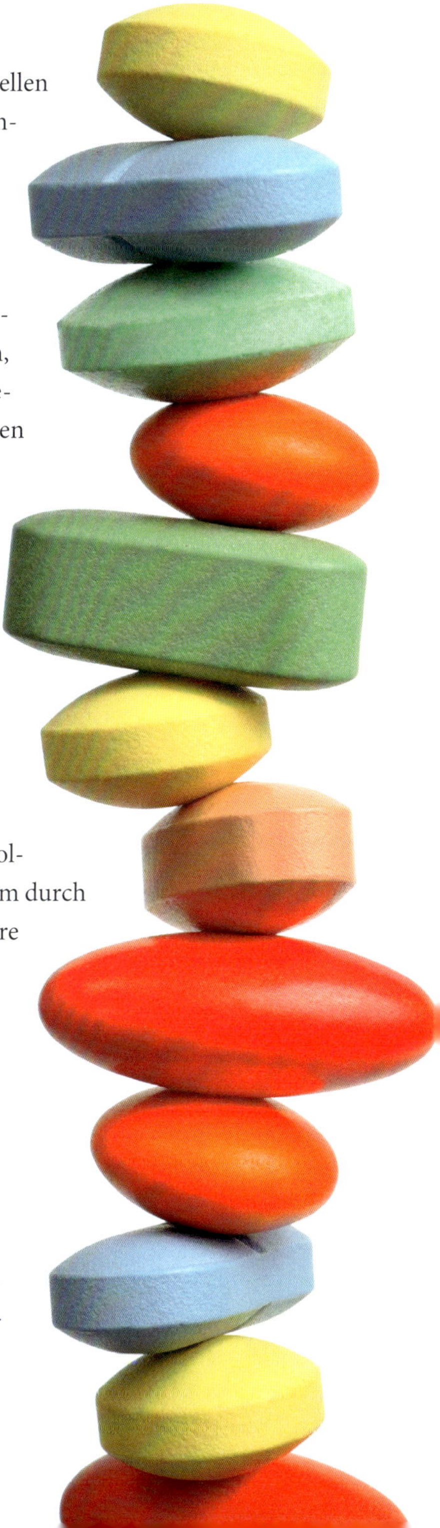

ren würden. Tatsächlich kann man aber nicht von einer generellen „Kaschierungstaktik“ in der Bevölkerung sprechen. Im Gegenteil, vor allem Gesundheitsbewusste oder Personen, die ihren Gesundheitszustand als nicht zufriedenstellend betrachten, nehmen Nahrungsergänzungsmittel ein.

In der Wissenschaft ist man sich einig, dass der gezielte Einsatz von Nahrungsergänzungen bei so genannten Risikogruppen sinnvoll ist. Zu diesen zählen beispielsweise Personen, die über längere Zeit eine Reduktionsdiät machen, die bestimmte Magen- und Darmerkrankungen oder einen erhöhten Nährstoffbedarf haben (z. B. Schwangere und Stillende) sowie Senioren und alle, die sich, aus welchen Gründen auch immer, einseitig ernähren. Auch regelmäßige Medikamenteneinnahme kann einen Mehrbedarf an bestimmten Vitaminen und Mineralstoffen und damit eventuell eine Nahrungsergänzung erforderlich machen.

Es versteht sich von selbst, dass Nahrungsergänzungsmittel kein Alibi für fehlendes Bemühen um eine ausgewogene Ernährung sein dürfen. Sinnvoll angewendet erleichtern sie aber eine optimale Nährstoffversorgung.

Während eine nahrungsergänzende Zufuhr von Jod und Folsäure nahezu für alle empfohlen werden kann und dies vor allem durch angereicherte Lebensmittel (u. a. Speisesalz mit Jod und Folsäure oder funktionelle Lebensmittel wie Brot) vorgenommen wird, sind für „Well-Ager“ als Nahrungsergänzung sinnvoll:

- Vitamin D und Kalzium
- Folsäure, Vitamin B_6 und B_{12}
- Omega-3-Fettsäuren (EPA und DHA)
- Lutein, Omega-3-Fettsäure DHA und weitere Mikronährstoffe für die Augengesundheit

Fragen Sie Ihren Arzt oder Apotheker und / oder eine Ernährungsberatungsstelle nach der für Sie richtigen Nahrungsergänzung und Dosierung.

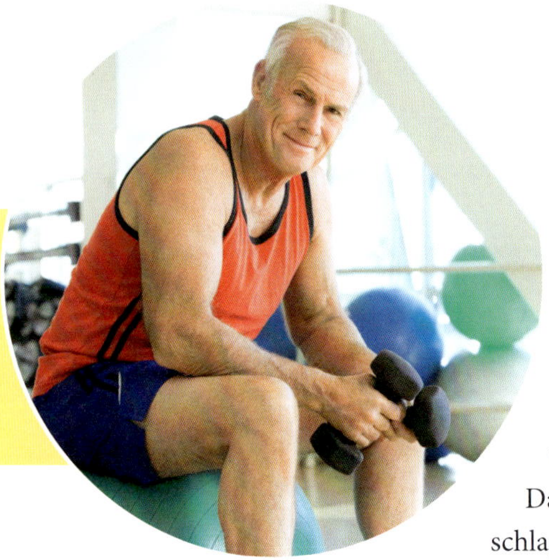

Zubehör für sportlich Aktive

Die Pulsuhr

Braucht man eigentlich eine Pulsuhr?

Der richtige Trainingspuls ist entscheidend für den Erfolg des Trainings. Sie können den Puls über die Handmessung (palpatorisch) ermitteln. Dazu erfühlen Sie am Handgelenk oder an der Halsschlagader den Puls, zählen die Schläge 15 Sekunden und multiplizieren das Ergebnis mit 4. So erhalten Sie die Pulsfrequenzwerte für eine Minute.

Komfortabler, sicherer und auch während der Aktivität möglich ist die Messung mit Pulsuhren. Besonders für Anfänger, die noch keine so gute Körperwahrnehmung haben und die Belastung nicht richtig einschätzen können, ist es sinnvoll, sich eine Pulsuhr anzuschaffen. Erfahrene Sportler kennen Ihren Körper meist sehr genau und brauchen daher dieses Hilfsmittel nur, um das Training zu steuern.

Was müssen Pulsuhren leisten?

Es gibt mittlerweile Uhren in allen Preiskategorien von 30 bis 400 Euro. Anfänger benötigen die technischen Details der teuren Uhren nicht. Diese sind den fortgeschrittenen Sportlern aber wichtig, um das Training exakter verfolgen zu können.

Eine Standarduhr reicht daher für Anfänger aus. Sie sollte folgende Funktionen besitzen:

- Start- und Stoppfunktion der Zeit, Uhrzeit
- Pulsfrequenzmessung und Anzeige
- Beleuchtung des Displays
- evtl. Funktion zur Festlegung der Ober- und Untergrenze der Pulsfrequenz

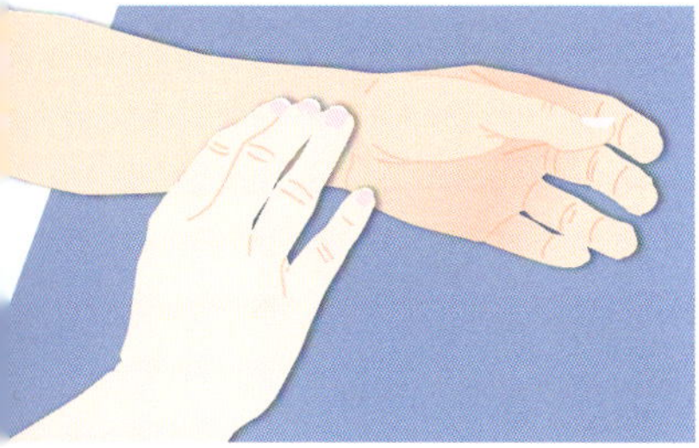

So fühlen Sie den Puls am Handgelenk.

Wichtig ist, dass die Werte der Herzfrequenz in kurzen Taktabschnitten, d. h. alle drei bis fünf Sekunden, ermittelt werden. Sehr preiswerte Modelle messen häufig nur in einem Intervall von 30 Sekunden, was nur unzureichend wäre.

Wie findet man den richtigen Laufschuh?

Der Service in vielen Sportgeschäften ist mittlerweile so gut, dass Sie als Anfänger dort meist sehr gut beraten werden. Da sich jeder Sportler von der Anatomie des Fußes, dem Körpergewicht, dem Einsatzgebiet unterscheidet, ist es wichtig, diese Beratung anzunehmen und nicht irgendwelche Schuhe zu kaufen. Probieren Sie viele verschiedene Schuhe an, damit Sie auch den bequemsten Schuh finden. Eigenschaften eines guten Laufschuhs sind:

- etwas Dämpfung (Zwischensohle des Schuhs) – und auf keinen Fall zu weich!
- hohe Stabilität, d. h. stabile Fersenschale
- optimale Breite im Vorfußbereich, d.h. keine Bewegungseinschränkung
- Länge: etwa eine Daumenbreite Spielraum nach vorne

Beachten Sie: Sportschuhe kaufen Sie am besten abends, denn dann hat Ihr Fuß durch die Belastung des Tages an Volumen zugelegt. So ähnlich geschieht es auch, wenn er beim Sport beansprucht wird, sodass die Fußform mit der am Abend vergleichbar ist.

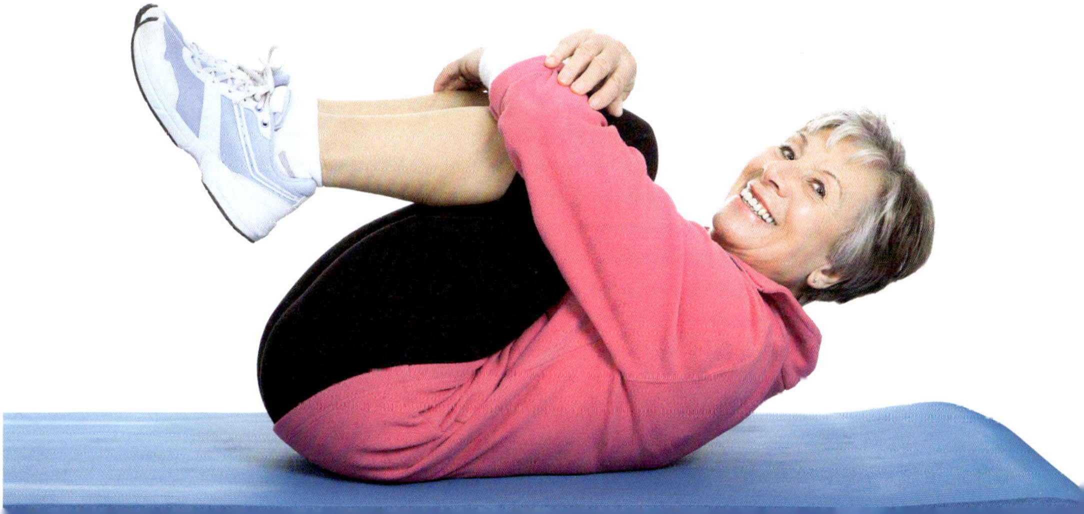

Fitness-Studios als Motivationshelfer

Fitness-Studios schießen wie Pilze aus dem Boden. In jedem Stadtteil, in kleineren Dörfern – immer mehr Menschen haben ein Studio in ihrer Nähe und überlegen, ob der regelmäßige Besuch dort nützlich sein könnte oder nicht. Mit den oft geschmähten „Mucki-Buden" haben viele der neuen Fitness-Center nur mehr wenig gemeinsam. Sie verstehen sich als Gesundheitszentren, und ihre Philosophie heißt: rundum Gesundheitstraining für jede Altersstufe, für Untrainierte sowie für Sportfreaks. Sie locken mit persönlicher Beratung und individuell abgestimmten Trainingsplänen, modernsten Einrichtungen, raffinierten Trainingsgeräten, neuesten Pulsmessmethoden und Fettverbrennungsanzeigen, Wellness-Oasen sowie Fitness-Bars und -Restaurants.

Doch aufgepasst: Sehen Sie sich das Angebot vorher gut an, prüfen Sie erst in Probestunden, wie gut die Beratung wirklich ist. Ein (Sport-)Mediziner sollte mit zum Beratungsteam gehören bzw. regelmäßig hinzugezogen wer-

Fitness-Spaß: Gemeinsam geht's besser.

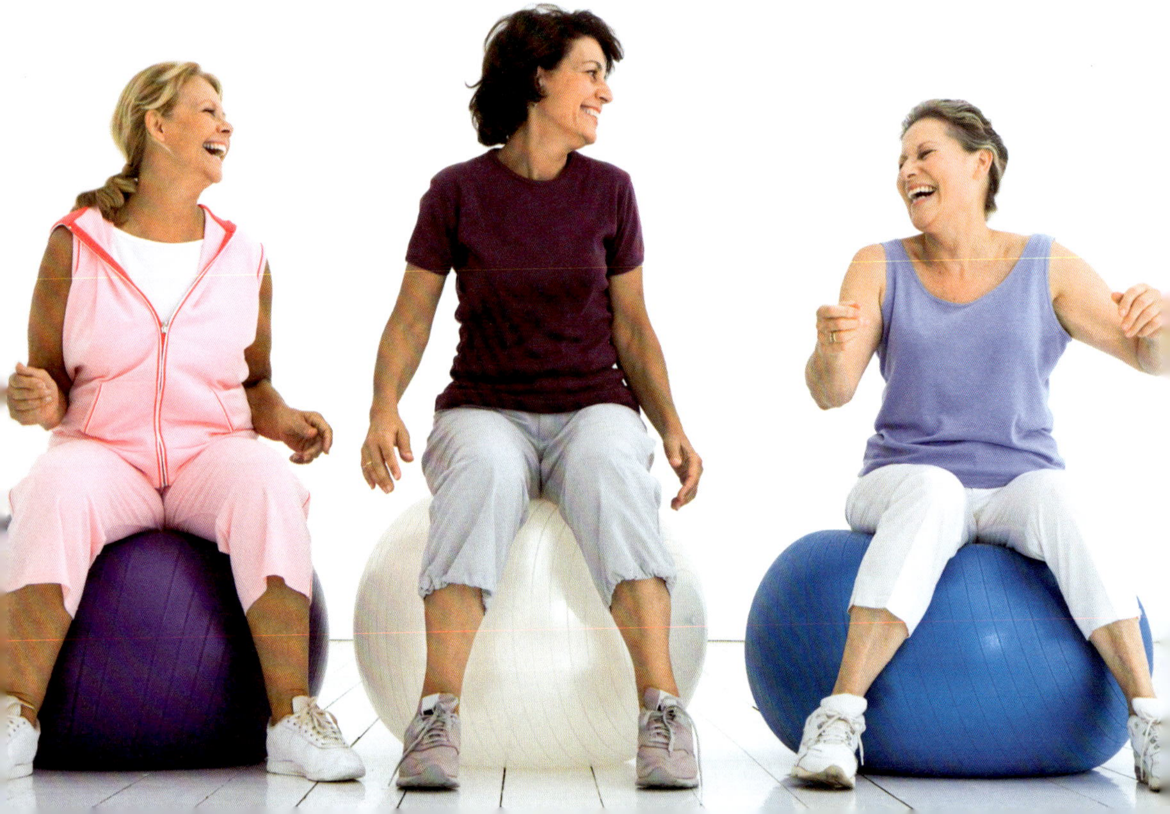

den. Gewissenhaft arbeitende Studios verlangen von Teilnehmern ab 40 einen ärztlichen Gesundheitscheck. Sie berechnen z. B. Ihren individuellen Trainingspuls immer wieder neu, achten darauf, dass Sie die Belastungen ganz langsam und angepasst steigern, und kontrollieren in regelmäßigen Abständen (alle sechs bis acht Wochen) Ihre Fortschritte. Eine gute Orientierung für ein gutes Studio bieten die vom TÜV Rheinland zertifizierten „gesundheitsorientierten Studios". Fragen Sie nach diesem Qualitätszeichen!

Der Vorteil von Studios ist sicher, dass Sie durch die Mitgliedschaft mit den oft nicht gerade niedrigen Beiträgen eher motiviert sind, „dranzubleiben". In der Fülle des Angebots vor Ort finden Sie leichter die für Sie passende Aktivität. Und wer in der Gruppe trainiert, hat oft mehr und schneller Spaß an der Sache. Eine Hilfe sind auch die vorgegebenen Trainingszeiten und -einheiten. Selbst wenn Sie sich nach einiger Zeit sicher genug fühlen, um alleine weiterzumachen, ist es sinnvoll, in gewissen Abständen wieder im Studio nachzuprüfen, ob Sie noch alles richtig machen, und sich neue Anregungen zu holen.

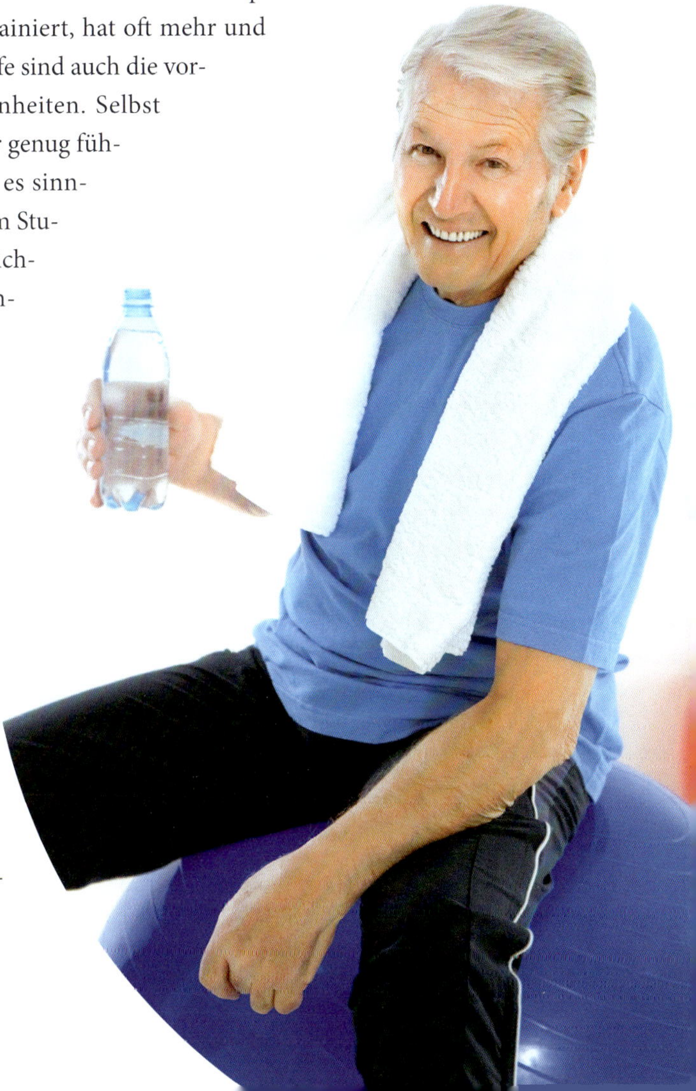

Viele Fitness-Studios werben mit speziellen Programmen gerade auch um ältere Menschen. Wirbelsäulen-Gymnastik und gezielter Muskelerhalt bzw. -aufbau sowie Yoga gehören zum grundlegenden Krafttraining, das das Ausdauertraining vorbereitet und begleitet. Keine Angst übrigens vor dem „Fitness-Chic": In den meisten Studios geht es sehr leger und natürlich zu, normale Trainingskleidung genügt, gute Hallen-Turnschuhe und Funktionshemden sind aber zu empfehlen.

Glossar: Voll im Trend – neue Namen und was dahinter steckt

Die Liste der Sportarten, die „in" sind, wird immer länger. Hinter meist englischen Wortschöpfungen verbergen sich oft neu kombinierte, klassische Bewegungsformen. Hier nur einige Beispiele:

Aerobic: (aerob + gymnastic) Gymnastikform als Ausdauertraining mit Musik und modernen Tanzstilen kombiniert. Oft verbunden mit Kraftausdauer, Dehnen, Koordination und abschließender Entspannung.

Balance-Workout: Gleichgewichtstraining

BOP: Bauch-, Oberschenkel-, Po-spezielles Gymnastikprogramm für die „Problemzonen"

Boule: die sportliche Variante des Bocciaspiels (frz. Kugel)

Cross-(country) running: Querfeldeinlauf

Fatburning: Programm zum Fettabbau

Outdoor: Sport und Bewegung im Freien

Pilates: (Begründer Joseph Pilates). Kleine Bewegungen und Veränderungen der Körperhaltung im Einklang mit der richtigen Atmung. Die Konzentration liegt auf der Entwicklung einer stabilen Körpermitte mit Bauch- und Rückenmuskulatur.

Power Yoga: Klassische Yoga-Übungen als schnellere Bewegungsfolgen, die sich nach Atemrhythmus richten.

Rope-Skipping: Seilhüpfen mit verschiedenen Sprungvarianten

Speed Skating: Rennen fahren mit Inlineskates

Spinning (Indoor Cycling): Radfahren mit einem speziellen Studiorad zu Musik

Trekking: Wandern mit Gepäck, auch im nicht markierten Gelände

Workout: Muskelkraft und -ausdauer-Training(sprogramm), kurze Gymnastikübungen

Wichtige Adressen

Deutsche Seniorenliga e.V.
Heilsbachstraße 32
53123 Bonn
Tel. 02 28 / 36 79 30
Fax: 02 28 / 36 79 390
E-Mail: info@deutsche-seniorenliga.de
Internet: www.deutsche-seniorenliga.de

Deutscher olympischer Sportbund
Otto-Fleck-Schneise 12
60528 Frankfurt am Main
Tel. 0 69 / 6 70 00
Fax: 0 69 / 67 49 06
E-Mail: office@dosb.de
Internet: www.dosb.de
www.richtigfit-ab50.de

Zentrum für Gesundheit der Deutschen Sporthochschule Köln
Am Sportpark Müngersdorf 6
50933 Köln
Tel. 02 21 / 49 82-71 10
Fax: 02 21 / 49 82-83 90
E-Mail: info@zfg-koeln.de
Internet: www.zfg-koeln.de

M.O.B.I.L.I.S. e.V.
Zentrale Geschäftsstelle
Geschäftsführung
Guntramstraße 9
79106 Freiburg
Tel. 07 61 / 5 03 91-0
Fax: 07 61 / 5 03 91-17
E-Mail: info@mobilis-programm.de
Internet: www.mobilis-programm.de

Deutsche Gesellschaft für Ernährung (DGE) e.V.
Godesberger Allee 18
53175 Bonn
Tel. 02 28 / 3 77 66 00
Fax: 02 28 / 3 77 68 00
Internet: www.dge.de

aid infodienst Ernährung, Landwirtschaft, Verbraucherschutz e.V.
Heilsbachstraße 16
53123 Bonn
Tel. 02 28 / 84 99-0
Fax: 02 28 / 84 99-177
E-Mail: aid@aid.de
Internet: www.aid.de
www.was-wir-essen.de

Literaturnachweis

AID-Broschüre Nr. 1510/2004 „Fit ab 50 durch richtige Ernährung".

AID (Hrsg.): Gesund mit Obst und Gemüse. Sekundäre Pflanzenstoffe. Broschüre Nr. 1426/2004, S. 9, Bonn.

Froböse, I.: Das Anti-Jo Jo Prinzip – Gräfe und Unzer 2012

Froböse, I., Grossmann, P.: Ist es wahre Leidenschaft oder nur erhöhter Blutdruck? Bastei Lübbe 2012

Froböse, I.: Versteckte Krankheiten – Gräfe und Unzer 2009

Hamm, M.: Die richtige Ernährung für Sportler, riva, München 2011.

Hamm, M.: Kann denn Essen Sünde sein? Goldmann, München 2011.

Hamm, M.; Neuberger, D.: Gesunde Augen – ein Leben lang. Goldmann, München 2012.

Jacobi, G. et al. (Hrsg.): Kursbuch Anti-Aging. Georg Thieme Verlag, Stuttgart 2005.

Kasper, H.: Ernährungsmedizin und Diätetik. Urban und Fischer, München 2009.

Quellennachweis „Mini-Check" und Tabelle „Sekundäre Pflanzenstoffe":

Trunz, E.; Hamm, M.: Style your body. Midena Verlag, München, 2001.

Abbildungs- und Quellennachweis

Vordere Innenklappe: Thinkstock/AbleStock.com/Comstock Images/Getty Images/ iStock/Jupiterimages/Photos.com
Seite 4: Thinkstock/iStock - Hanna Monika Cybulko
Seite 5: privat Dr. Koch
Seite 6: privat Pütz
Seite 8: privat Prof. Hollmann
Seite 10: Thinkstock/BananaStock/Getty Images / Wavebreakmedia, Thinkstock/iStock - Catherine Yeulet, fotolia – momius
Seite 11: Thinkstock/Banana Stock/Jupiterimages, AbleStock.com/Jupiterimages, Thinkstock/iStock - Catherine Yeulet, Hongqi Zhang
Seite 12: Thinkstock/BananaStock/Getty Images/Jupiterimages, Thinkstock/iStock - Catherine Yeulet
Seite 13: Thinkstock/iStock - Catherine Yeulet
Seite 14: Thinkstock/BananaStock/Getty Images
Seite 15: Thinkstock/iStock - Ljupco
Seite 16: Thinkstock/iStock - Catherine Yeulet
Seite 17: Thinkstock/Monkey Business
Seite 18: Thinkstock/iStock - Catherine Yeulet
Seite 19: Thinkstock/Jupiterimages/Getty Images
Seite 20: Thinkstock/iStock - Igor Dutina
Seite 21: Thinkstock/iStock - Jakub Pavlinec
Seite 22: VIS-Schreiber Bickenbach, unter Verwendung von eyetronic und Monkey Business
Seite 23: Thinkstock/iStock
Seite 24: Photos.com/Jupiterimages/Monkey Business, Thinkstock/iStock - Konstantin Yuganov
Seite 25: fotolia/momius
Seite 26: Thinkstock/Monkey Business
Seite 27: fotolia - Gernot Krautberger
Seite 28: fotolia - contrastwerkstatt
Seite 29: Thinkstock/iStock - Catherine Yeulet
Seite 30: Thinkstock/iStock - Konstantin Yuganov
Seite 31: Thinkstock/Photodisc - Ryan McVay
Seite 32: VIS-Schreiber Bickenbach
Seite 33: Thinkstock/iStock - Okea
Seite 34: Photos.com/Jupiterimages
Seite 35: Thinkstock/Hemera - Cathy Yeulet
Seite 36: Thinkstock/Goodshot/Getty Images/Wavebreakmedia/iStock
Seite 37: Thinkstock/Wavebreakmedia
Seite 38: Thinkstock/iStock
Seite 39: VIS-Schreiber Bickenbach, unter Verwendung von ap_i
Seite 40: Thinkstock/Wavebreakmedia

Seite 41: VIS-Schreiber Bickenbach
Seite 42: Thinkstock/Photodisc
Seite 43: VIS-Schreiber Bickenbach
Seite 44: Thinkstock/Wavebreakmedia
Seite 45: Thinkstock/iStock - Sebastian Kaulitzki, Thinkstock/Wavebreakmedia
Seite 46: VIS-Schreiber Bickenbach, Thinkstock/Wavebreakmedia
Seite 47: VIS-Schreiber Bickenbach, Thinkstock/iStock - Piotr Marcinski
Seite 48: Thinkstock/Hemera - Patrizia Tilly
Seite 49: Thinkstock/iStock/Wavebreakmedia
Seite 50: Thinkstock/Goodshot/Getty Images
Seite 51: Thinkstock/Fuse
Seite 52: Thinkstock/Pixland/Getty Images BananaStock/Eyecandy Images
Seite 53: Thinkstock/BananaStock/Getty Images
Seite 54: Thinkstock/Pixland/Getty Images
Seite 55: Thinkstock/Goodshot
Seite 57: Thinkstock/Wavebreakmedia
Seite 58: VIS-Schreiber Bickenbach
Seite 60: VIS-Schreiber Bickenbach
Seite 61: National Institutes of Health, U.S. federal government
Seite 62: Thinkstock/iStock - Tetiana Vitsenko
Seite 63: Thinkstock/BananaStock/Getty Images
Seite 64: Thinkstock/iStock - Liv Friis-Larsen
Seite 65: Thinkstock/BananaStock
Seite 66: Thinkstock/Hemera - Laurent Renault, Thinkstock/iStock - Barbara Dudzińska
Seite 67: Thinkstock/Stockbite/Comstock
Seite 68: fotolia/Spofi
Seite 69: VIS-Schreiber Bickenbach
Seite 70: Thinkstock/Eyecandy Images
Seite 71: Thinkstock/iStock - Andrzej Podsiad
Seite 72: Thinkstock/iStock - Maksym Narodenko
Seite 73: Thinkstock/iStock - Nastco
Seite 74: Thinkstock/Hemera - Rana Mujahid ali
Seite 77: Thinkstock/iStock - dondoc-foto
Seite 78: Thinkstock/iStock - nitrub
Seite 79: Thinkstock/Monkey Business
Seite 80: Thinkstock/Wavebreakmedia, Thinkstock/iStock - Robert Kneschke, Alexander Raths, Jacob Wackerhausen
Seite 81: AbleStock.com/Jupiterimages
Seite 82: Thinkstock/Wavebreakmedia
Seite 83: Brand X pictures/Jupiterimages
Seite 84: VIS-Schreiber Bickenbach
Seite 85: Pixland/Jupiterimages
Seite 86: Thinkstock/Blend images - Plush Studios
Seite 87: Thinkstock/iStock - Jacob Wackerhausen

Seite 88 – 93: VIS-Schreiber Bickenbach
Seite 94: Thinkstock/iStock - Alexander Raths
Seite 95: Thinkstock/iStock - Catherine Yeulet
Seite 96: VIS-Schreiber Bickenbach
Seite 97: Thinkstock/Monkey Business
Seite 100: Thinkstock/iStock - Robert Kneschke
Seite 102: Thinkstock/Dynamic Graphics/Getty Images/Comstock Images/Jupiterimages, Thinkstock/iStock - Alexander Raths, Catherine Yeulet
Seite 103: Thinkstock/iStock - Catherine Yeulet
Seite 106: Thinkstock/iStock - Catherine Yeulet
Seite 107: Polka Dot Images/Jupiterimages
Seite 108: Thinkstock/iStock - AndreyPopov
Seite 109: Goodshot/Jupiterimages
Seite 110: photos.com/Jupiterimages
Seite 113: Thinkstock/Dynamic Graphics/Getty Images
Seite 114: Thinkstock/iStock
Seite 117: Thinkstock/iStock - Alexander Raths
Seite 119: BananaStock/Jupiterimages, Thinkstock/iStock - Heike Brauer
Seite 121: VIS-Schreiber Bickenbach
Seite 122: Thinkstock/Wavebreakmedia: Wavebreakmedia Ltd
Seite 125: Comstock Images/Jupiterimages
Seite 127: Thinkstock/PhotodiscSteve Mason
Seite 129: Comstock Images/Jupiterimages
Seite 130: Thinkstock/iStock - Marius Graf
Seite 131: Thinkstock/moodboard
Seite 133: Thinkstock/Goodshot
Seite 134: Goodshot/Jupiterimages, Thinkstock/Fuse/AbleStock.com
Seite 135: Thinkstock/Banana Stock/Jupiterimages
Seite 136: Thinkstock/Fuse
Seite 138: Thinkstock/Fuse, Thinkstock/iStock - Natallia Yaumenenka, Xiangdong Li, Frans Rombout, Maksym Narodenko
Seite 141: Goodshot/Jupiterimages
Seite 142: Thinkstock/iStock - Alexander Raths
Seite 144: Goodshot/Jupiterimages
Seite 145: Thinkstock/iStock - Robyn Mackenzie
Seite 146: Thinkstock/Goodshoot/AbleStock.com
Seite 147: Thinkstock/iStock, Nahrungsmittel: Thinkstock/iStock - Natallia Yaumenenka, Alexander Bryljaev, ManuWe, Maksym Narodenko, Xiangdong Li, Frans Rombout, Ferli Achirulli, Rtimages, Okea
Seite 148: Thinkstock/Fuse, Nahrungsmittel: siehe Seite 147
Seite 149: Thinkstock/Hemera - Cathy Yeulet, Nahrungsmittel: siehe Seite 147
Seite 150: Nahrungsmittel: siehe Seite 147

Seite 151: Thinkstock/AbleStock.com/Brand X pictures/Comstock Images/digital vision/ Getty Images/ Goodshot/iStockphoto/Jupiterimages/liqiuslibrary/Pixland/ Polka Dot Images/Photos.com

Seite 152: Brand X pictures/Jupiterimages, Thinkstock/iStock – Catherine Yeulet

Seite 153: Thinkstock/iStock – Hongqi Zhang

Seite 154: Brand X pictures/Jupiterimages

Seite 155: Thinkstock/iStock/Monkey Business Images

Seite 156: Thinkstock/iStock – Jacek Chabraszewski

Seite 157: Thinkstock/iStock – ajt

Seite 158: VIS-Schreiber Bickenbach, Thinkstock/iStock – Catherine Yeulet

Seite 159: Thinkstock/iStock – AndreyPopov

Seite 160: Thinkstock/Getty Images

Seite 161: Thinkstock/iStock – diego cervo

Hintere Innenklappe: Thinkstock/Comstock Images/Dynamic Graphics/Getty Images/ Goodshot/Jupiterimages/Pixland/moodboard

Hintere Klappe: privat Hamm, privat Froböse – Monika Sandel

Umschlag Rückseite: Thinkstock/BananaStock/Getty Images/Goodshot/Jupiterimages

Stichwortverzeichnis

Impressum

Bibliografische Information der Deutschen Nationalbibliothek
Die Deutsche Nationalbibliothek verzeichnet diese Publikation in der Deutschen Nationalbibliografie; detaillierte bibliografische Daten sind im Internet unter http://dnb.d-nb.de abrufbar.

1. Auflage 2006
2., aktualisierte und neu gestaltete Auflage 2014
ISBN 978-3-7776-2255-2 (Print)
ISBN 978-3-7776-2398-6 (E-Book, PDF)

Birkenwaldstr. 44, 70191 Stuttgart
www.hirzel.de

Printed in Germany

Satz: abavo GmbH, Nebelhornstraße 8, 86807 Buchloe
Druck und Bindung: Himmer AG, Augsburg
Umschlaggestaltung: Schreiber VIS, Bickenbach
unter Verwendung eines Fotos von WavebreakMediaMicro@fotolia.com